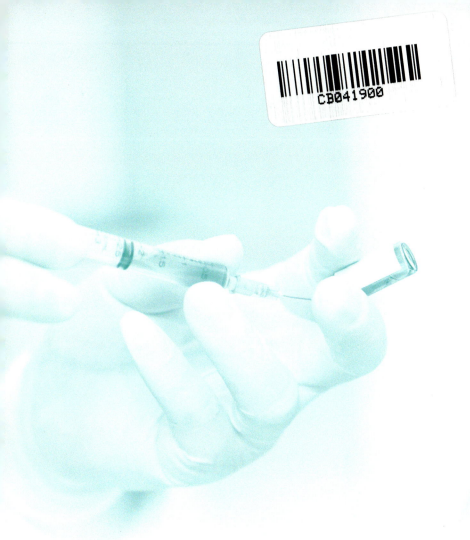

Medicamentos em Enfermagem
FARMACOLOGIA E ADMINISTRAÇÃO

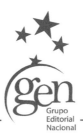

O GEN | Grupo Editorial Nacional – maior plataforma editorial brasileira no segmento científico, técnico e profissional – publica conteúdos nas áreas de ciências da saúde, exatas, humanas, jurídicas e sociais aplicadas, além de prover serviços direcionados à educação continuada e à preparação para concursos.

As editoras que integram o GEN, das mais respeitadas no mercado editorial, construíram catálogos inigualáveis, com obras decisivas para a formação acadêmica e o aperfeiçoamento de várias gerações de profissionais e estudantes, tendo se tornado sinônimo de qualidade e seriedade.

A missão do GEN e dos núcleos de conteúdo que o compõem é prover a melhor informação científica e distribuí-la de maneira flexível e conveniente, a preços justos, gerando benefícios e servindo a autores, docentes, livreiros, funcionários, colaboradores e acionistas.

Nosso comportamento ético incondicional e nossa responsabilidade social e ambiental são reforçados pela natureza educacional de nossa atividade e dão sustentabilidade ao crescimento contínuo e à rentabilidade do grupo.

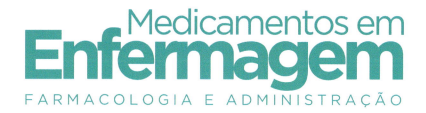

Medicamentos em Enfermagem
FARMACOLOGIA E ADMINISTRAÇÃO

Ana Paula Dias França Guareschi
Enfermeira. Especialista em Administração Hospitalar pela Universidade de Ribeirão Preto (UNAERP), em Psicopedagogia pelo Centro Universitário São Camilo e em Educação a Distância pelo SENAC-RJ. Especialista e Mestre em Enfermagem Pediátrica pela Universidade Federal de São Paulo (UNIFESP). Doutora em Ciências da Saúde pela Escola de Enfermagem da Universidade de São Paulo (EEUSP). Professora de Graduação e Pós-graduação em Enfermagem.

Luciane Vasconcelos Barreto de Carvalho
Enfermeira. Especialista em Geriatria e Gerontologia pela Unifesp. Mestre em Saúde do Adulto pela USP. Professora de Graduação e Pós-graduação em Enfermagem.

Maria Inês Salati
Enfermeira e Farmacêutica. Especialista em Nefrologia pela Sociedade Brasileira de Enfermagem em Nefrologia (SOBEN) e em Enfermagem Médico-cirúrgica pela Unifesp. Mestre em Bioética pelo Centro Universitário São Camilo. Professora de Graduação e Pós-graduação em Enfermagem.

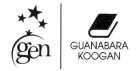

- As autoras deste livro e a EDITORA GUANABARA KOOGAN empenharam seus melhores esforços para assegurar que as informações e os procedimentos apresentados no texto estejam em acordo com os padrões aceitos à época da publicação, *e todos os dados foram atualizados pelas autoras até a data da entrega dos originais à editora*. Entretanto, tendo em conta a evolução das ciências da saúde, as mudanças regulamentares governamentais e o constante fluxo de novas informações sobre terapêutica medicamentosa e reações adversas a fármacos, recomendamos enfaticamente que os leitores consultem sempre outras fontes fidedignas, de modo a se certificarem de que as informações contidas neste livro estão corretas e de que não houve alterações nas dosagens recomendadas ou na legislação regulamentadora.

- As autoras e a editora se empenharam para citar adequadamente e dar o devido crédito a todos os detentores de direitos autorais de qualquer material utilizado neste livro, dispondo-se a possíveis acertos posteriores caso, inadvertida e involuntariamente, a identificação de algum deles tenha sido omitida.

- **Atendimento ao cliente: (11) 5080-0751 | faleconosco@grupogen.com.br**

- Direitos exclusivos para a língua portuguesa
  Copyright © 2017, 2023 (4ª impressão) by
  Editora Guanabara Koogan Ltda.
  Uma editora integrante do GEN | Grupo Editorial Nacional
  Travessa do Ouvidor, 11
  Rio de Janeiro – RJ – CEP 20040-040
  www.grupogen.com.br

  Reservados todos os direitos. É proibida a duplicação ou reprodução deste volume, no todo ou em parte, em quaisquer formas ou por quaisquer meios (eletrônico, mecânico, gravação, fotocópia, distribuição pela Internet ou outros), sem permissão, por escrito, da EDITORA GUANABARA KOOGAN LTDA.

- Capa: Bruno Sales

- Editoração eletrônica: Denise Nogueira Moriama

- Ficha catalográfica

G948m

    Guareschi, Ana Paula Dias França
    Medicamentos em enfermagem : farmacologia e administração / Ana Paula Dias França Guareschi, Luciane Vasconcelos Barreto de Carvalho, Maria Inês Salati. - 1. ed. - [Reimpr.]. - Rio de Janeiro: Guanabara Koogan, 2023.
    224 p. : il. ; 21 cm.

    Inclui bibliografia e índice
    ISBN 978-85-277-3089-1

    1. Farmácia. 2. Enfermagem. I. Carvalho, Luciane Vasconcelos Barreto de. II. Salati, Maria Inês. III. Título.

16-38230   CDD: 615.4
                         CDU: 615.33

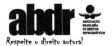

Colaboradoras

Ana Maria Auricchio
Enfermeira. Especialista em Enfermagem em Terapia Intensiva e Mestre em Administração de Serviços de Enfermagem com ênfase em Ética pela Universidade de São Paulo (USP). Professora da disciplina Procedimentos Básicos e Bioética do Centro Universitário São Camilo, da Universidade São Judas Tadeu e da Universidade Paulista (Unip).

Elaine Corrêa da Silva
Enfermeira. Especialista em Enfermagem em Pediatria e Puericultura pela UNIFESP e em Bioética e Pastoral da Saúde pelo Centro Universitário São Camilo. Mestre em Ciências da Saúde pela UNIFESP. Doutoranda do Programa de Pós-Graduação em Gerenciamento em Enfermagem da Escola de Enfermagem da USP. Professora-assistente da disciplina Procedimentos Básicos de Enfermagem e Relacionamento Interpessoal do Departamento de Enfermagem do Centro Universitário São Camilo.

Dedicatória

Aos estudantes, que nos inspiram diariamente na busca da excelência na educação superior de Enfermagem.

Aos nossos colegas docentes de Enfermagem, que arduamente contribuem para uma Enfermagem baseada em evidências científicas e, assim como Paulo Freire, acreditam que a "educação transforma as pessoas e as pessoas transformam o mundo".

Aos nossos familiares, pelo apoio e pela torcida para realização deste projeto.

A Deus, que nos capacita para sermos enfermeiras e educadoras.

Ana Paula Dias França Guareschi
Luciane Vasconcelos Barreto de Carvalho
Maria Inês Salati

Agradecimentos

À enfermeira e amiga Profa. Dra. Dirce Laplaca, por acreditar neste projeto e ter nos apoiado em todos os momentos.

A enfermeira Profa. Dra. Ana Maria Calil Sallum, pela maestria do prefácio e disponibilidade.

Ana Paula Dias França Guareschi
Luciane Vasconcelos Barreto de Carvalho
Maria Inês Salati

Material Suplementar

Este livro conta com o seguinte material suplementar:

- Plano de aula para as disciplinas que abordam a atuação do profissional na administração de medicamentos (restrito a docentes).
- Grupo Farmacológico: Analgésico, Anti-inflamatório e Antipirético.

O acesso ao material suplementar é gratuito. Basta que o docente se cadastre e faça seu *login* em nosso *site* (www.grupogen.com.br), clicando no menu superior do lado direito e, após, em Ambiente de aprendizagem. Em seguida, clique no menu retrátil (≡) e insira o código (PIN) de acesso localizado na primeira orelha deste livro.

O acesso ao material suplementar online fica disponível até seis meses após a edição do livro ser retirada do mercado.

Caso haja alguma mudança no sistema ou dificuldade de acesso, entre em contato conosco (gendigital@grupogen.com.br).

Apresentação

Esta obra foi inspirada na nossa vivência como docentes de graduação e pós-graduação em Enfermagem. Durante as discussões sobre o Projeto Político Pedagógico do curso de Enfermagem no qual atuamos, houve consenso do corpo docente em considerar a Farmacologia conteúdo básico para a atuação do enfermeiro e que deve ser contemplado nas matrizes curriculares.

Após anos de experiência com a inserção deste conteúdo no currículo, observamos a dificuldade dos discentes em compreender este saber atrelado ao dia a dia do enfermeiro, principalmente por ser um conteúdo ministrado nos primeiros semestres do curso de Enfermagem, distantes das experiências práticas. Outro fator limitante identificado foi a ministração do conteúdo por docente graduado em Farmácia, o que, em alguns momentos, dificultava o entendimento dos estudantes, em virtude da escassez de exemplos práticos do uso da farmacologia pelo enfermeiro.

Diante desse cenário, houve um ajuste no Projeto Político Pedagógico, com a inserção da disciplina Farmacologia aplicada à Enfermagem, ministrada por docente com *expertise* e formação em ambas as ciências: Farmácia e Enfermagem. Com isso, percebemos que o discente de Enfermagem passou a dispor de uma aprendizagem mais significativa para seu futuro profissional.

Outro aspecto a ser sanado era a lacuna de um referencial teórico que possibilitasse ao discente aprofundar seu conhecimento sobre os aspectos éticos e legais referentes ao preparo e à administração de fármacos; a articulação dos fármacos com o Processo de Enfermagem, pautado na segurança do paciente; o conhecimento dos grupos farmacológicos; e as ações de enfermagem pertinentes para cada um deles.

A partir dessa necessidade, aceitamos o desafio de elaborar este livro, que auxiliará o estudante e o profissional de enfermagem na instrumentalização dos aspectos farmacológicos na atuação do enfermeiro. Esperamos que esta obra contribua para atuação qualificada dos profissionais de Enfermagem.

Ana Paula Dias França Guareschi
Luciane Vasconcelos Barreto de Carvalho
Maria Inês Salati

Prefácio

O conhecimento e a criatividade são as ferramentas mais eficazes para o desenvolvimento científico da humanidade. Por meio delas o homem tem evoluído e enfrentado grandes adversidades impostas ao longo do tempo.

Assim ocorre também com o desenvolvimento da Enfermagem, que há séculos caminha em busca de melhores formas de cuidar, assistir, gerenciar, educar e pesquisar, visando a contribuir para a prevenção, a atuação e o tratamento de pacientes e clientes, em diversos cenários e condições clínicas.

Muitos desafios se apresentam na formação do enfermeiro, e talvez um dos mais difíceis, na graduação, seja o aprendizado da disciplina Farmacologia – as dificuldades podem permanecer ao longo de toda a vida profissional, caso não haja um esforço pessoal contínuo em seu aprendizado e domínio.

É comum ouvir discentes relatarem seus medos ao longo da trajetória acadêmica, sobre o pavor na realização das provas e a insegurança no preparo e na aplicação das mais diversas formas medicamentosas. Nós, profissionais, também passamos por isso, em maior ou menor grau. Quantos anos de experiência são necessários para adquirir segurança na aplicação de um opioide?

Isso pode parecer um contrassenso, uma vez que os profissionais da área de enfermagem, em seu cotidiano, convivem com o uso medicamentoso em quase todos os ambientes, desde a administração de um analgésico até as mais diversas e complexas formas de aplicação medicamentosa – soma-se a isso a combinação de fármacos em ambientes como unidades de terapia intensiva, prontos-socorros, unidades cirúrgicas, entre outros.

Sob minha ótica, após mais de duas décadas como docente de enfermagem, essa fragilidade na formação acadêmica não advém de uma ineficiência dos docentes ou de desinteresse acadêmico da parte dos alunos, mas da falta de inter-relação entre a disciplina Farmacologia e sua associação com as demais matérias e a aplicação prática e sistematizada durante os anos de graduação.

A partir disso, levanta-se a seguinte questão: o ensino da Farmacologia não deveria se estender por mais anos de graduação, estabelecendo continuamente uma relação lógica e clínica com os diversos cenários de atuação profissional?

Inúmeros estudos nacionais e internacionais apresentam essa fragilidade na prática, a qual resulta em iatrogenias, inadequações medicamentosas e perda de qualidade na assistência prestada. Quantos equívocos irreparáveis ainda são cometidos diariamente por desconhecimento da área? Um exemplo clássico é o uso medicamentoso relacionado ao controle álgico em nosso meio – inúmeros pacientes permanecem com dor ou a tem subtratada em decorrência do receio dos profissionais de saúde quanto ao uso medicamentoso para o alívio da dor.

Nesse sentido, este livro apresenta um caminho seguro, prático e eficaz para que docentes e alunos de graduação e pós-graduação na área de saúde sintam-se mais confiantes no manuseio farmacológico e medicamentoso. A apresentação prática segue um caminho didático e sistematizado, além de salientar pontos importantes de cada fármaco, suas consequências desejadas e esperadas, de abordar os cuidados gerais e específicos em seu manuseio. Estabelece, para o enfermeiro e sua equipe, uma responsabilidade muito maior do que unicamente a administração medicamentosa — determina ações que garantem a segurança e na atuação profissional por meio do saber científico, o qual qualifica os profissionais para a discussão clínica e o raciocínio lógico.

Os profissionais de saúde precisam compreender que o uso medicamentoso não se restringe à prescrição de um fármaco por um profissional, à anotação dos horários de administração por um segundo profissional e à administração das doses por um terceiro, como se essas atividades ocorressem de modo independente. O uso e a ação medicamentosa pertencem a uma equipe composta por pessoas que agem com um objetivo comum: o bem-estar e a segurança do paciente. A ação conjunta e sistematizada desses atores, bem como a compreensão da união de suas ações e responsabilidades, garantirão a eficácia e a qualidade de sua prática.

Esta obra apresenta-se como um caminho eficaz e útil na busca da competência profissional, pois se baseia no conhecimento científico aliado à capacitação técnica e à atitude ativa em uma área de extrema necessidade na formação profissional. Aponta uma sequência de conhecimentos, ações e atitudes que garantirão eficácia no atendimento, bem como uma atuação rápida e eficaz na prevenção de possíveis efeitos indesejáveis.

É importante ressaltar a continuidade dessa formação após a graduação, nas diferentes áreas de atuação profissional. A segurança que os profissionais da área de saúde devem apresentar no momento da atuação medicamentosa (não somente em sua administração, mas em todo o processo que envolve essa atividade) é fundamental para garantir uma relação de confiança entre as equipes, com o paciente e suas famílias.

A adoção desta obra será de grande valia para as instituições de saúde, uma vez que as autoras são detentoras de grande saber na área de Farmacologia, atuam como enfermeiras e docentes há muitos anos e dispõem de enorme comprometimento com o saber em Enfermagem. Todas as pessoas envolvidas buscaram, em sua trajetória profissional, atuar de forma digna e honrar a profissão.

Este livro é indicado a todos os enfermeiros e profissionais que desejam atuar com confiança em seu trabalho, pois essa segurança é libertadora.

Boa leitura.

Profa. Dra. Ana Maria Calil Sallum

Lista de Medicamentos

Anestésicos gerais
Cetamina, 28
Etomidato, 29
Propofol, 30
Sevoflurano, 32

Anestésicos locais
Lidocaína, 33

Ansiolíticos e hipnóticos
Bromazepam, 36
Clonazepam, 36
Diazepam, 36
Midazolam, 36

Anti-Alzheimer
Donepezila, 38
Memantina, 40
Rivastigmina, 41

Antianginosos
Dinitrato de isossorbida, 42
Mononitrato de isossorbida, 42
Nitroglicerina, 44

Antiarrítmicos
Adenosina, 46
Cloridrato de amiodarona, 48
Cloridrato de procainamida, 50
Propranolol, 51

Antibióticos
Albendazol, 52
Amicacina, 53
Amoxacilina, 54
Ampicilina, 57
Anfotericina, 58
Azitromicina, 59
Aztreonam, 60
Cefalotina, 61
Cefoxitina, 62
Ceftriaxona, 64
Cetoconazol, 65
Ciprofloxacin, 66
Claritromicina, 67
Meropeném, 69
Metronidazol, 70
Oxacilina, 71
Penicilina G benzatina, 72
Penicilina G cristalina, 74
Piperacilina, 75
Polimixina, 76
Teicoplanina, 78
Vancomicina, 79

Anticoagulantes
Heparina, 80
Dalteparina, 82
Enoxaparina, 82
Nadroparina, 82
Varfarina, 83

Antieméticos
Cloridrato de ondansetrona, 85
Dimenidrinato, 86
Metoclopramida, 87

Antiepléticos
Carbamazepina, 88
Diazepam, 90
Etosuximida, 91
Fenitoína, 92
Fenobarbital, 93
Lamotrigina, 95
Valproato, 95

Anti-hipertensivos
Anlodipino, 97
Captopril, 99
Clonidina, 100
Diltiazem, 97
Enalapril, 99
Lisinopril, 99
Losartano, 101
Nifedipina, 97
Nitroprussiato de sódio, 102
Verapamil, 97

Anti-histamínicos
Cetirizina, 105
Loratadina, 105
Maleato de dexclorfeniramina, 103
Prometazina, 103

Antilipêmicos
Atorvastatina, 109
Colestiramina, 107
Fibratos, 108
Lovastatina, 109
Pravastatina sódica, 109
Rosuvastatina, 109
Sinvastatina, 109

Antiparkinsonianos
Amantandina, 111
Biperineno, 112
Bromocriptina, 113
Carbidopa + levodopa, 115
Levodopadopa + benserazida, 115
Pramipexol, 116
Selegilina, 117

Antipsicóticos
Clorpromazina, 119
Clozapina, 121
Haloperidol, 122
Quetiapina, 123
Risperidona, 124

Antivirais
Aciclovir, 127
Ganciclovir, 128
Interferon alfa, 129
Lamivudina, 131
Ribavirina, 132

Broncodilatadores
Budesonida, 133
Fluticasona, 133
Fenoterol, 135
Formoterol, 136
Salmeterol, 136
Ipratrópio, 138
Metilxantina, 139
Salbutamol, 141

Diuréticos
Diuréticos tiazídicos, 143
Espironolactona, 145
Furosemida, 146

Fármacos vasoativos | Simpaticomiméticos
Dobutamina, 148
Dopamina, 149
Epinefrina, 150
Norepinefrina, 152

Fármacos de ação na tireoide
Levotiroxina sódica, 153
Tiamazol, 155

Fármacos fibrinolíticos
Alteplase, 157
Estreptoquinase, 158
Tenecteplase, 159

Fármacos na doença óssea
Bifosfonatos, 162
Calcitriol, 163
Moduladores seletivos de receptores de estrógenos de segunda geração, 164
Teriparatida, 165

Fármacos que alteram a motilidade uterina
Atosibana, 166
Ergometrina, 167
Ocitocina, 168
Terburalina, 170
Salbutamol, 170

Glicosídeos cardíacos
Digoxina, 172

Hipoglicemiantes injetáveis
Insulina bovina/suína NPH, 174
Insulina glargina, 177
Insulina humana recombinante NPH, 175
Insulina lispro, 174
Insulina regular bovina/suína, 174
Insulina regular humana biossintética, 174
Insulina regular suína, 174
Insulina suína NPH, 175

Hipoglicemiantes orais
Arcabose, 178
Biguanidas, 181
Glibenclamida, 179
Glinidas, 180
Glitazonas, 182
Pioglitazona, 182
Repaglinida, 180
Rosiglitazona, 182
Tiozolidinadionas, 182

Opioides
Citrato de fentanila, 184
Cloridrato de tramadol, 186
Fosfato de codeína, 187
Morfina, 188

Protetores da mucosa gástrica
Cimetidina, 191
Ranitidina, 191
Omeprazol, 192

Lista de Abreviações

AAS: ácido acetilsalicílico
ACTH: hormônio adrenocorticotrófico
AINE: anti-inflamatórios não esteroidais
AMPc: adenosina monofosfato cíclico
ATP: trifosfato de adenosina
AV: atrioventricular
AVC: acidente vascular cerebral
BAV: bloqueio atrioventricular
BHE: barreira hematoencefálica
BHL: barreira hematoliquórica
CMV: citomegalovírus
CO_2: gás carbônico
COMT: catecol-O-metiltransferase
COX-2: ciclo-oxigenase
CPK: creatinofosfoquinase
DA: dopamina
DPOC: doença pulmonar obstrutiva crônica
ECA: enzima conversora da angiotensina
ECG: eletrocardiograma
EDTA: ácido etilenodiamino tetra-acético
FA: fibrilação atrial
FC: frequência cardíaca
FR: frequência respiratória
GABA: ácido gaba-aminobutírico
GMPc: monofosfato cíclico de guanosina
GTP: guanosina trifosfato
HAD: hormônio antidiurético
HMG-CoA: 3-hidroxi-3-metilglutaril-coenzima A
IAM: infarto agudo do miocárdio
ICC: insuficiência cardíaca congestiva
IECA: inibidores da enzima conversora da angiotensina
IgE: imunoglobulina
IM: via intramuscular
IMAO: inibidor da monoamina-oxidase
INR: Índice Internacional Normalizado
IO: intraoral
IV: via intravenosa
MAO: monoamina-oxidase
MMII: membros inferiores
MMSS: membros superiores
NMDA: N-metil-D-aspartato
PA: pressão arterial
PCO_2: pressão parcial de gás carbônico
PGE2: prostaglandina E2
PGI2: prostaciclina
PTH: paratormônio
pKa: valor negativo do logaritmo da constante de dissociação de um ácido
RCP: ressuscitação cardiopulmonar
RNI: Razão Normalizada Internacional
SA: sinoatrial
SC: via subcutânea
SF: soro fisiológico
SG: soro glicosado
SL: via sublingual
SNA: sistema nervoso autônomo
SNC: sistema nervoso central
T: temperatura
TEP: tromboembolismo pulmonar
TP: tempo de tromboplastina
TSH: hormônio estimulante da tireoide
TSV: taquicardia supraventricular
TTPA: tempo de tromboplastina parcial ativada
TVP: trombose venosa profunda
VLDL: lipoproteína de densidade muito baixa
VO: via oral

Interpretação das Tabelas

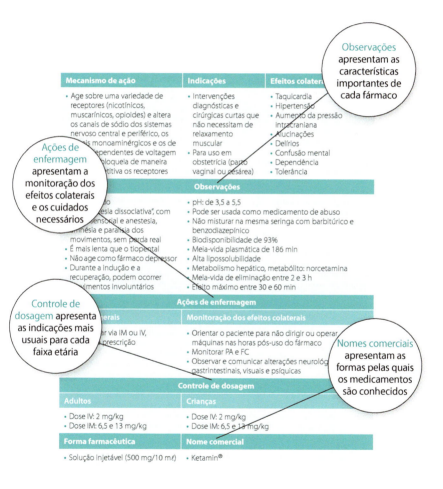

Sumário

Capítulos

1. Processo de Enfermagem | Intervenções Farmacológicas 1
2. Responsabilidade Ética e Legal do Profissional de Enfermagem 9
3. Aspectos Básicos da Farmacoterapia 17
4. Grupos Farmacológicos 27

Índice Alfabético 195

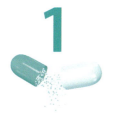

1 Processo de Enfermagem | Intervenções Farmacológicas

Ana Paula Dias França Guareschi
Luciane Vasconcelos Barreto de Carvalho

Introdução

Historicamente, a enfermagem organiza suas ações no cuidado e na assistência ao indivíduo, à família e à comunidade, por meio da sistematização da assistência de enfermagem (SAE), que, pela lei do Conselho Federal de Enfermagem (Cofen), é constituída como privativo do enfermeiro. A SAE busca o conhecimento científico específico e organizado em um sistema de proposições que se relacionam entre si, baseado em teorias que procuram explicar os fatos à luz das suas concepções.

A teoria de enfermagem embasa o processo de enfermagem (PE), que tem como objetivo a assistência integral ao ser humano. Esse processo é composto por seis etapas:

- Histórico de enfermagem
- Diagnóstico de enfermagem
- Plano assistencial
- Plano de cuidados ou prescrição de enfermagem
- Evolução
- Prognóstico de enfermagem.

Entretanto, a implementação do PE demanda habilidades e capacidades cognitivas, psicomotoras e afetivas que colaboram na determinação do fenômeno observado, de seu significado e das ações necessárias para alcançar determinado resultado.

A mudança no modo do enfermeiro articular a dimensão assistencial e administrativa lhe possibilitará maior visibilidade profissional e social. Assim, a autonomia do ser e fazer da enfermagem também está atrelada à busca de fundamentação teórica sobre a prática.

A sistematização da assistência é eficiente quando todas as fases do PE são realizadas, uma vez que elas são interdependentes. Nesse sentido, vários fatores podem interferir na operacionalização eficaz do PE, como a falta de conhecimento de todas as etapas envolvidas, o excesso de atribuições para o enfermeiro e a má qualidade na formação profissional.

Com relação às intervenções farmacológicas que fazem parte do cotidiano da enfermagem, o profissional necessita compreender todas as etapas do PE envolvidas, como demonstrado a seguir, e não simplificar a ação de enfermagem somente no preparo e na administração de fármacos.

Etapas do processo de enfermagem

Serão apresentadas as etapas do PE com foco nas intervenções farmacológicas, para maior compreensão dessa correlação.

Primeira etapa

A primeira etapa do PE deve ser realizada com base na coleta de dados de enfermagem com a investigação sobre o histórico farmacológico do indivíduo, ou seja, frequência, dosagem e tipo de medicação ingerida, hábitos de automedicação, presença de efeitos colaterais e compreensão sobre o uso adequado das medicações, conforme prescrição médica, bem como análise dos exames laboratoriais, principalmente dos que sinalizam a toxicidade medicamentosa, como as enzimas hepáticas e de função renal.

Com relação ao exame físico, é necessário realizar inspeção minuciosa da rede venosa, compatível com o tipo de tratamento medicamentoso instituído e com os achados clínicos relacionados com os efeitos colaterais dos fármacos administrados.

Segunda etapa

A segunda etapa do PE é elencada, após a análise dos achados da primeira etapa investigativa, como características definidoras e fatores relacionados. Os diagnósticos de enfermagem, segundo a North American Nursing Diagnosis Association (Nanda), pertinentes ao contexto farmacológico, como mostra a Tabela 1.1, devem ser criteriosamente definidos após o raciocínio clínico de cada indivíduo.

Existem, ainda, os diagnósticos de enfermagem que podem ser elencados dependendo das características definidoras, relacionadas com os efeitos colaterais de fármacos.

Terceira etapa

A terceira etapa do PE está associada ao resultado esperado para cada um dos diagnósticos de enfermagem escolhidos, com projeção do período em que se espera a resolutividade das características definidoras e dos fatores de risco ou relacionados.

Os resultados esperados para os diagnósticos de enfermagem correlacionados com os aspectos farmacológicos estão atrelados à prevenção dos fatores de risco, cuja meta é que estes não apareçam durante o tratamento farmacológico.

TABELA 1.1 DIAGNÓSTICOS DE ENFERMAGEM CORRELACIONADOS COM O PREPARO E A ADMINISTRAÇÃO DE FÁRMACOS.[1]

Domínio 1	Promoção da saúde
Diagnósticos de enfermagem	Característica definidora
• Proteção ineficaz	• Administração de medicamentos que alteram a coagulação, diminuem a imunidade e causam anorexia (p. ex., sulfato de vincristina)

Domínio 2	Nutrição
Diagnósticos de enfermagem	Fator de risco
• Risco de função hepática prejudicada	• Administração de medicamentos hepatotóxicos (p. ex., paracetamol)
• Risco de glicemia instável	• Administração de medicamentos de ação pancreática (p. ex., insulina)
• Risco de desequilíbrio hidreletrolítico	• Administração de medicamentos que alteram o equilíbrio hidreletrolítico (p. ex., digoxina)
• Risco de volume de líquidos deficiente	• Administração de medicamentos que alteram a volemia (p. ex., hidroclorotiazida)
• Risco de volume de líquidos desequilibrado	• Administração de fármacos que atuam no controle da osmolaridade (p. ex., albumina)

Domínio 3	Eliminação e troca
Diagnósticos de enfermagem	Fator de risco
• Risco de constipação intestinal	• Administração de medicamentos cujo efeito colateral é a constipação intestinal (p. ex., ibuprofeno)
• Risco de incontinência urinária de urgência	• Administração de medicamentos cujos efeitos colaterais são o relaxamento da musculatura da bexiga e do esfíncter uretral, a sedação e a poliúria (p. ex., alfuzosina)
• Risco de motilidade gastrintestinal disfuncional	• Administração de medicamentos cujo efeito colateral altera a motilidade gastrintestinal (p. ex., orlistat)

Domínio 4	Atividade/repouso
Diagnósticos de enfermagem	Fator de risco
• Risco de débito cardíaco diminuído	• Administração de medicamentos de ação beta-adrenérgica (p. ex., cloridrato de propranolol)
• Risco de função cardiovascular prejudicada	• Administração de medicamentos cujo efeito colateral prejudica a função cardiovascular (p. ex., tartarato de vareniclina)
• Risco de intolerância à atividade	• Administração de medicamentos de ação no sistema nervoso central (p. ex., diazepam)
• Risco de perfusão renal ineficaz	• Administração de medicamentos nefrotóxicos (p. ex., amicacina)
• Risco de perfusão tecidual cerebral ineficaz	• Administração de medicamentos neurotóxicos (p. ex., cisplatina)

(continua)

TABELA 1.1 *(Continuação)* DIAGNÓSTICOS DE ENFERMAGEM CORRELACIONADOS COM O PREPARO E A ADMINISTRAÇÃO DE FÁRMACOS.[1]

Domínio 4 | Atividade/repouso	
Diagnósticos de enfermagem	**Fator de risco**
• Risco de perfusão tecidual cardíaca diminuída	• Administração de medicamentos que causam vasoconstrição cardíaca (p. ex., atenolol)
• Risco de perfusão tecidual periférica ineficaz	• Administração de medicamentos que causam vasoconstrição periférica (p. ex., dopamina)
Domínio 5 | Percepção/cognição	
Diagnósticos de enfermagem	**Fator de risco**
• Risco de confusão aguda	• Administração de medicamentos de ação no sistema nervoso central (p. ex., carmazepina)
Domínio 11 | Segurança/proteção	
Diagnósticos de enfermagem	**Fator de risco**
• Risco de infecção	• Preparo e administração de medicamentos contaminados
• Risco de choque	• Administração de medicamentos vasodilatadores (p. ex., nitroprussiato de sódio)
• Risco de integridade da pele prejudicada	• Administração de medicamentos que possam causar efeitos colaterais cutâneos (p. ex., benzilpenicilina potássica)
• Risco de integridade tecidual prejudicada	• Administração de medicamentos intravasculares com risco de infiltração e extravasamento e tópicos que possam causar efeitos colaterais (p. ex., cloreto de cálcio)
• Risco de mucosa oral prejudicada	• Administração de quimioterápicos que tenham como efeito colateral a mucosite (p. ex., metotrexato)
• Risco de sangramento	• Administração de anticoagulantes (p. ex., heparina)
• Risco de trauma vascular	• Administração de medicamentos intravenosos irritantes (p. ex., quimioterápicos)
• Risco de hipotermia	• Administração de superdosagem de antitérmicos (p. ex., dipirona)

Quarta etapa

A quarta etapa do PE é constituída das intervenções e ações de enfermagem, segundo a Nursing Interventions Classification (NIC), correlacionadas com cada diagnóstico de enfermagem e resultado esperado, como mostra a Tabela 1.2.

O foco das intervenções de enfermagem é o comportamento do enfermeiro, ou seja, as atitudes tomadas por este profissional no intuito de ajudar o paciente a caminhar para um melhor resultado.

Uma intervenção é baseada no julgamento e no conhecimento clínico, para que o enfermeiro melhore os resultados do paciente. Seguindo o mesmo conceito, as intervenções de enfermagem são ações executadas pelo enfermeiro, alicerçadas em evidências científicas e realizadas para atingir o resultado esperado, de acordo com o diagnóstico de enfermagem pertinente.

TABELA 1.2 INTERVENÇÕES DE ENFERMAGEM CORRELACIONADAS COM DIAGNÓSTICOS DE ENFERMAGEM PERTINENTES AO CONTEXTO FARMACOLÓGICO.[2]

Diagnósticos de enfermagem	Intervenções de enfermagem
• Proteção ineficaz	• Proteção contra infecção • Supervisão: segurança • Controle da quimioterapia • Precauções contra sangramento
• Risco de função hepática prejudicada	• Monitoramento das enzimas hepáticas
• Risco de glicemia instável	• Controle glicêmico • Monitoramento de sinais de hipo ou hiperglicemia
• Risco de desequilíbrio hidreletrolítico	• Controle hídrico • Monitoramento de eletrólitos e hídrico
• Risco de volume de líquidos deficiente	• Controle de líquidos/eletrólitos • Supervisão de terapia intravenosa
• Risco de volume de líquidos desequilibrado	• Controle de medicamentos • Terapia intravenosa
• Risco de constipação intestinal	• Controle de constipação intestinal • Controle de medicamentos • Controle da nutrição • Controle hídrico
• Risco de incontinência urinária de urgência	• Treinamento do hábito urinário • Controle de medicamentos
• Risco de motilidade gastrintestinal disfuncional	• Controle de diarreia e vômito • Cuidados na incontinência intestinal • Supervisão da pele
• Risco de débito cardíaco diminuído	• Administração de medicamentos • Controle do choque
• Risco de função cardiovascular prejudicada	• Cuidados cardíacos • Cuidados circulatórios • Regulação hemodinâmica
• Risco de intolerância à atividade	• Assistência no autocuidado • Supervisão • Controle de medicamentos
• Risco de perfusão renal ineficaz	• Controle de líquidos/eletrólitos
• Risco de perfusão tecidual cerebral ineficaz	• Promoção da perfusão cerebral • Monitoramento neurológico
• Risco de perfusão tecidual cardíaca diminuída	• Cuidados circulatórios • Cuidados cardíacos
• Risco de perfusão tecidual periférica ineficaz	• Cuidados circulatórios • Controle da sensibilidade periférica
• Risco de confusão aguda	• Orientação para realidade • Controle do ambiente • Prevenção de quedas • Supervisão: segurança
• Risco de infecção	• Proteção contra infecção • Controle de infecção

(continua)

TABELA 1.2 *(Continuação)* INTERVENÇÕES DE ENFERMAGEM CORRELACIONADAS COM DIAGNÓSTICOS DE ENFERMAGEM PERTINENTES AO CONTEXTO FARMACOLÓGICO.[2]

Diagnósticos de enfermagem	Intervenções de enfermagem
• Risco de choque	• Monitoramento dos sinais vitais • Controle hídrico • Controle dos eletrólitos • Cuidados circulatórios • Monitoramento neurológico
• Risco de integridade da pele prejudicada	• Administração de medicamentos: cutânea • Cuidados com a pele: tratamentos tópicos
• Risco de integridade tecidual prejudicada	• Supervisão da pele • Cuidados com lesões
• Risco de mucosa oral prejudicada	• Manutenção da saúde oral • Promoção da saúde oral
• Risco de sangramento	• Controle de medicamentos • Monitoramento de exames laboratoriais
• Risco de trauma vascular	• Supervisão: segurança
• Risco de hipotermia	• Regulação da temperatura • Monitoramento dos sinais vitais

Quinta etapa

A quinta etapa do PE, conceituada como a avaliação do PE, deve seguir os passos descritos por Taffner *et al.*[3]

Passo 1. Não repetir dados do histórico de enfermagem. A primeira questão importante a ser apontada, quando se inicia uma evolução, é compreender que muitos dados do paciente estão contidos no histórico de enfermagem e não precisam ser repetidos na evolução diária.

Passo 2. Avaliar as últimas 24 h de registros do paciente. Considerar todas as anotações e controles, gerenciar riscos, diagnósticos e prescrições de enfermagem, além dos dados significativos dos resultados de exames laboratoriais e de imagem.

Passo 3. Realizar o exame físico do paciente direcionado. Ter como foco as necessidades afetadas e os diagnósticos de enfermagem que estão sendo trabalhados ou que surgiram durante a avaliação.

Passo 4. Redigir sua evolução refletindo sobre os seguintes resultados: houve modificações identificáveis no comportamento do paciente? Em caso positivo, quais intervenções de enfermagem contribuíram para isso? Em caso negativo, quais intervenções de enfermagem serão adequadas para que o resultado seja atingido?

Passo 5. Revisar sua redação antes de finalizá-la e certificar-se de que utilizou descritores comparativos a fim de salientar as modificações evidenciadas.

Verifica-se que a avaliação dos resultados após o cuidado de enfermagem determina todas as outras fases do processo de enfermagem. O enfermeiro analisa se os diagnósticos propostos foram adequados e se as intervenções atingiram os objetivos esperados, atentando-se constantemente para a identificação das variáveis que afetam a obtenção dos resultados, decidindo quando continuar, modificar ou finalizar o plano de cuidados.

Relato de caso

Paciente com antecedentes de infarto agudo do miocárdio (IAM) e que realizou há 3 meses uma angioplastia com *stent* procura o serviço de saúde com dor precordial e relata fazer uso contínuo dos seguintes medicamentos: betabloqueador, inibidores da enzima de conversão da angiotensina (IECA), antianginoso e antiagregante plaquetário. Nesse caso, devem ser analisados os seguintes aspectos:

- Exame físico e sinais vitais: o uso do betabloqueador pode diminuir a frequência cardíaca (FC), o IECA pode desencadear tosse e diminuir a pressão arterial (PA), em decorrência do uso do antiagregante, e o paciente pode apresentar equimoses
- Exames laboratoriais: alteração no coagulograma e nos eletrólitos
- Exames de imagem: alteração no eletrocardiograma (ECG)
- Adesão à terapêutica farmacológica: o paciente pode não ter tomado o antiagregante e ter feito uma obstrução do *stent*.

Para compreender a importância do PE e a relevância da farmacologia na condução dos casos, deve-se questionar os seguintes aspectos:

- Ao realizar o histórico de enfermagem, o profissional pensa nas informações coletadas?
- Ao levantar os diagnósticos de enfermagem e traçar um plano de intervenções, o enfermeiro analisa o histórico de uso dos medicamentos?
- Ao realizar o exame físico e analisar os exames laboratoriais e de imagem, o profissional estabelece o raciocínio clínico e crítico associando os achados à tomada de medicamentos?
- O enfermeiro avalia o ECG, o coagulograma e os sinais vitais associando esses itens aos medicamentos de que o paciente faz uso?
- O profissional investiga dados da adesão terapêutica farmacológica?

Referências bibliográficas

1. Herdman TH. Diagnóstico de enfermagem da Nanda: definições e classificação 2012-2014. Porto Alegre: Artmed; 2013.
2. McCloskey JC, Bulechek GM. Classificação das intervenções de enfermagem (NIC). 3. ed. Porto Alegre: Artmed; 2011.
3. Taffner VBM, Garzin ACA, Guareschi APDF. Evolução de enfermagem: dicotomia entre teoria e prática. Boletim Científico do Instituto de Ensino e Pesquisa. 2014;(4):6-9.

Bibliografia

Casafus KCU, Dell'Acqua MCQ, Bocchi SCM. Entre o êxito e a frustração com a sistematização da assistência de enfermagem. Escola Anna Nery Revista de Enfermagem. 2013; 17(2):313-21.
Garcia TR, Nóbrega MM. Processo de enfermagem: da teoria à prática assistencial e de pesquisa. Escola Anna Nery Revista de enfermagem. 2009;13(1):118-93.
Horta VA. Processo de enfermagem. São Paulo: EPU; 2001. 99 p.
Kletemberg DF, Siqueira MTD, Mantovani MF, Padilha MI, Amantel LN, Anders JC. O processo de enfermagem e a lei do exercício profissional. Revista Brasileira de Enfermagem. 2010;63(1):26-32.

2 Responsabilidade Ética e Legal do Profissional de Enfermagem

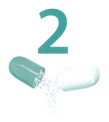

Elaine Corrêa da Silva
Ana Maria Auricchio

Introdução

A administração de medicamentos é uma das atividades do enfermeiro, do técnico e do auxiliar de enfermagem e constitui, seguramente, uma das maiores responsabilidades profissionais da equipe de enfermagem. Está prevista em lei e é uma das práticas mais frequentes no cotidiano de trabalho.

É um procedimento complexo, que exige o cumprimento de várias etapas: a prescrição médica, a provisão e a dispensação do medicamento pela farmácia, o aprazamento, o preparo e a administração aos pacientes pelos profissionais de enfermagem, o monitoramento individual do paciente e a anotação minuciosa em seu prontuário.[1]

O processo de administração de medicamentos demanda uma série de ações e decisões que envolvem a equipe multiprofissional – o médico, o farmacêutico e a equipe de enfermagem – e inclui, também, o próprio paciente. Os técnicos e os auxiliares de enfermagem possuem importância crucial para a correta execução desse processo, pois são estes profissionais que, efetivamente, administram os medicamentos e monitoram as reações adversas que possam ocorrer com os pacientes.[1]

Essa atividade exige conhecimento técnico-científico atualizado e deve ser realizada com rigor, isenta de riscos e danos aos pacientes, para garantir uma assistência segura e eficaz. No entanto, o erro na administração de medicamentos é um dos eventos mais recorrentes em hospitais[2,3], pode acontecer em qualquer etapa do processo e promove efeitos nocivos aos pacientes, à instituição e aos profissionais.[4]

Para o paciente, o erro na administração de medicamentos pode ter como consequência desde um pequeno hematoma decorrente de uma falha técnica na aplicação do medicamento, até a morte do paciente pelo recebimento de uma dose errada. Para a instituição, pode acarretar maior custo pela necessidade de prolongamento da internação do paciente, bem como refletir negativamente na sua imagem.

Já para o profissional de enfermagem, um erro dessa natureza pode resultar em punições ou medidas disciplinares, como advertência verbal e escrita, ou mesmo levar à sua demissão. Pode, ainda, de acordo com a gravidade do erro, ocasionar, ao profissional, o enfrentamento de processos éticos, civis e penais, e culminar na cassação do direito de exercer a profissão.

Tecnicamente, o erro na administração de medicamentos ou erro de medicação é definido como o uso não intencional de um plano incorreto para alcançar um objetivo (erro de execução) ou como a não execução a contento de uma ação planejada (erro de planejamento).[5] Entretanto, nem todo erro de medicação resulta em dano ou prejuízo ao paciente.

Pode ocorrer um erro com o paciente e ele não sofrer dano, o que se denomina incidente sem dano; um quase erro (*near miss*), que é um incidente que, por algum motivo, foi detectado e interrompido e não atingiu o paciente; ou o paciente pode sofrer o dano que é o advento adverso.[6] Qualquer erro, além de indesejável, coloca em questão a segurança do paciente e a qualidade dos serviços prestados.

O medo da punição faz com que, muitas vezes, o erro de medicação seja subnotificado ou mesmo omitido pelo profissional de enfermagem, o que dificulta sua identificação e compromete o trabalho das instituições que realizam o gerenciamento de eventos adversos à medicação.[6]

A redução dos erros de medicação é desejável e depende de uma análise sistêmica do processo, com identificação dos pontos vulneráveis e posterior implementação de medidas para diminuir o percentual dos eventos adversos preveníveis.[7]

Responsabilidade ética e legal na administração de medicamentos

O conhecimento dos profissionais de enfermagem sobre a responsabilidade ética e legal na administração de medicamentos e de suas implicações é fundamental tanto para sua conscientização quanto para a garantia da segurança da assistência e dos direitos dos pacientes.[8] Conceitualmente, o termo "responsabilidade" é definido como a obrigação de responder pelas próprias ações ou dos outros, bem como o dever jurídico resultante da violação de determinado direito, por meio da prática de um ato contrário ao ordenamento jurídico.[9] Na enfermagem, responsabilidade é o dever jurídico de responder pelos próprios atos ou de outros sempre que esses atos violem os direitos de terceiros protegidos por lei, garantindo o ressarcimento de danos causados culposamente, por imperícia, negligência ou imprudência, por parte do profissional.[10]

Do ponto de vista ético, a responsabilidade dos profissionais de enfermagem está inscrita no Código de Ética dos Profissionais de Enfermagem (CEPE)[11] e prevista na Lei do Exercício Profissional de Enfermagem (Lei n. 7.498/86).[12] O CEPE[11] expressa, nos Princípios Fundamentais, que "a enfermagem é uma profissão comprometida com a produção e gestão do cuidado prestado nos diferentes contextos socioambientais e culturais em resposta às necessidades da pessoa, da família e da coletividade". Nesse sentido, ao ingressar na enfermagem, o profissional concorda em agir de acordo com o conjunto de deveres inerentes à área e assume um compromisso com a ética profissional, que não somente permeia as ações de cuidado, como também se dá em todas as relações, processos e demandas da rotina de trabalho.[13] A responsabilidade dos profissionais de enfermagem em todos os âmbitos, inclusive na administração de medicamentos, abarca a responsabilidade ética, a responsabilidade civil e a responsabilidade penal.

Responsabilidade ética

A administração de medicamentos não deve ser vista apenas como um mero procedimento técnico, mas como uma atividade de interação entre o profissional e o paciente. Por essa razão, além do conhecimento técnico científico necessário para a correta execução dessa prática, exige-se dos profissionais de enfermagem a observância da responsabilidade ética e moral, bem como o respeito aos direitos legais e aos valores do indivíduo assistido.[14] O predomínio da técnica, com uma atuação pautada na estrita aplicação dos procedimentos, que não leva em conta as peculiaridades do indivíduo, viola sua dignidade.

É dever do profissional de enfermagem agir com base em princípios éticos para assegurar os interesses, os direitos e a segurança dos pacientes, conforme prevê a Lei n. 7.498/86[12], que estabelece as competências relativas ao exercício da profissão, e o CEPE[11], que regulamenta a conduta dos profissionais da área. A esse respeito, o CEPE[11] prevê:

> Art. 45 Prestar assistência de enfermagem livre de danos decorrentes de imperícia, negligência ou imprudência.

> Art. 47 Posicionar-se contra, e denunciar aos órgãos competentes, ações e procedimentos de membros da equipe de saúde, quando houver risco de danos decorrentes de imperícia, negligência e imprudência ao paciente, visando a proteção da pessoa, família e coletividade.

No que tange especificamente à administração de medicamentos, o Artigo 78 aponta como proibição aos profissionais "administrar medicamentos sem conhecer a indicação, a ação da droga, a via de administração e os potenciais riscos, respeitados os graus de formação do profissional", o que corrobora a determinação do Artigo 45.

Dessa forma, caso o profissional não possua conhecimento suficiente para a execução de um procedimento, tem o dever de recusar-se a executá-lo conforme recomenda o Artigo 22: "recusar-se a executar atividades que não sejam de sua competência técnica, científica, ética e legal ou que não ofereçam segurança ao profissional, à pessoa, à família e à coletividade".

Cabe destacar que, para respaldar sua atitude, o profissional de enfermagem também deve ser capaz de avaliar sua própria competência, condição prevista no Artigo 59: "somente aceitar encargos ou atribuições quando se julgar técnica, científica e legalmente apto para o desempenho seguro para si e para outrem". No caso em questão, o profissional deve ainda, obrigatoriamente, informar o enfermeiro responsável sobre sua recusa, pois deixar de informá-lo caracterizaria uma ocorrência ética.

Ocorrências éticas são eventos danosos causados por profissionais de enfermagem no decorrer do exercício e têm a ver com atitude inadequada face ao colega de trabalho, à clientela ou à instituição.[15] Designam o próprio evento, que pode se dar por ação ou omissão do profissional, intencional ou não. Quando a ocorrência causa dano ao paciente, caracteriza uma infração, denominada infração ética, o que infringe os princípios éticos da enfermagem e, por consequência, admite aplicação de pena. As ocorrências éticas caracterizadas como infrações éticas estão previstas no Artigo 104 do CEPE[11]: "considera-se infração ética e disciplinar a ação, omissão ou conivência que implique em desobediência e/ou inobservância às disposições do Código de Ética dos Profissionais de Enfermagem, bem como a inobservância das normas do Sistema Cofen/Conselhos Regionais de Enfermagem".

Nesse sentido, para estar à altura do grau de responsabilidade inerente à profissão, os profissionais de enfermagem devem estar atentos à necessidade de buscar aprimoramento constante, recursos técnicos e conhecimento legal para garantir uma assistência livre de danos decorrentes de ações negligentes, imprudentes e inaptas. Além disso, a responsabilidade ética requer do profissional, além da estrita observância da legislação e do CEPE[11], uma atuação consciente e a percepção exata da dimensão do seu trabalho e das implicações que dele advêm para o paciente.

Responsabilidade civil

A responsabilidade na esfera civil determina a obrigação de reparar um dano ou prejuízo a outros em razão de sua ação ou omissão.

A reparação civil é a denominação que se atribui à indenização ou ao ressarcimento do dano.[16] De acordo com o Artigo 927 do Código Civil: "aquele que, por ato ilícito (Artigos 186 e 187), causar dano a outrem, fica obrigado a repará-lo".[17] É definida como o restabelecimento, a restauração ou a indenização do mal causado, conste esse mal de ofensa à pessoa ou à coisa.[18] Significa a obrigatoriedade de retratação, ressarcimento ou indenização daquele que provocou o dano por violação do direito de outros.

Na enfermagem, a reparação é obrigatória quando a atuação inadequada do profissional provoca prejuízos de ordem física ou moral ao paciente. Os tipos de infração que exigem reparação legal são: imprudência, negligência e imperícia, mencionados no Artigo 186 do Código Civil: "aquele que, por ação ou omissão voluntária, negligência ou imprudência, violar direito e causar dano a outrem, ainda que exclusivamente moral, comete ato ilícito".[17]

O CEPE[11] também aborda o tema nos Artigos 45 e 47, citados anteriormente, e no Artigo 40: "posicionar-se contra falta cometida durante o exercício profissional seja por imperícia, imprudência ou negligência".

A imperícia caracteriza-se pela falta de conhecimento técnico da arte ou profissão, habilidade para executar determinada atribuição; a imprudência consiste na conduta comissiva, açodada, precipitada ou realizada sem a devida cautela; e a negligência caracteriza-se pela inação, indolência, passividade, inércia, indiferença, ausência de precaução ou omissão.[19,20]

A obrigação de reparação de danos está prevista no Artigo 951 do Código Civil, quando o profissional, "no exercício de atividade profissional, por negligência, imprudência ou imperícia, causar a morte do paciente, agravar-lhe o mal, causar-lhe lesão, ou inabilitá-lo para o trabalho".[17]

Especificamente quanto à administração de medicamentos, comete imperícia o profissional que, por desconhecimento ou inabilidade técnica no preparo e na administração de um medicamento que exige conhecimento específico, o faz de forma indevida, provocando dano ao paciente; imprudência o enfermeiro que delega um procedimento privativo de sua função, como a administração de um quimioterápico, para um auxiliar ou técnico; e negligência o profissional que, ao administrar a medicação, o faz em paciente errado. Neste ponto, reitera-se o que orienta o Artigo 78 do CEPE[11], que proíbe o profissional de administrar medicamentos sem conhecer a ação do fármaco e sem se certificar da possibilidade de riscos.

De acordo com o CEPE, a responsabilidade de reparação do dano pode ser extensiva a toda a equipe de enfermagem, conforme determina o Artigo 51: "responsabilizar-se por falta cometida em suas atividades profissionais, independentemente, de ter sido praticada individualmente ou em equipe, por imperícia, imprudência ou negligência, desde que tenha participação e/ou conhecimento prévio do fato".[11]
É o caso, por exemplo, do enfermeiro que delega a um membro da equipe determinada atividade. O ato de delegar a administração do medicamento ao auxiliar ou técnico de enfermagem não o exime de responder pelo ato. Delega-se a atribuição de executar, mas não a responsabilidade pela tarefa. Da mesma forma, responde pela execução da tarefa aquele que a assumiu.

Ainda sobre a obrigação de reparar, o Código do Consumidor[21] prevê que, "tendo mais de um autor a ofensa, todos responderão solidariamente pela reparação dos danos previstos". Nesse entendimento, na ocorrência do erro, médicos, farmacêuticos, enfermeiros, auxiliares e técnicos de enfermagem são todos passíveis de responder judicialmente pela reparação.

A responsabilidade indenizatória pode ser exigida do profissional – independentemente da sua categoria ou função – ou da instituição. O profissional deve estar ciente de que, ao provocar um dano físico no paciente, seja uma lesão decorrente de um extravasamento de medicamento, seja outro tipo de dano à saúde que exija mais tempo de internação ou leve a um impedimento temporário ao trabalho, ele fica obrigado a indenizá-lo de todas as despesas de tratamento e de lucros cessantes (valor dos ganhos que deixou de receber nesse período).[16]

Responsabilidade penal

Responsabiliade penal é o dever jurídico de responder por ato delituoso, a "obrigação de sofrer o castigo ou incorrer nas sanções penais impostas ao agente do fato ou omissão criminosa".[22] Na enfermagem, os profissionais estão sujeitos também à responsabilidade penal na medida em que podem, no cotidiano de trabalho, cometer um delito (crime ou contravenção penal) que os obrigue a responder criminalmente. O Artigo 18 do Código Penal[23] define imprudência, negligência ou imperícia como crime culposo, aquele cometido sem intenção.

A Constituição Federal institui os requisitos para o exercício de qualquer profissão ao declarar no Artigo 5º, XIII, que "é livre o exercício de qualquer trabalho, ofício ou profissão, atendidas as qualificações que a lei estabelecer".[24] Na área de enfermagem, é a Lei do Exercício Profissional (Lei n. 7.498/86), que reconhece os profissionais que têm capacidade legal para exercer a profissão no país, determina que estejam legalmente habilitados e inscritos no Conselho Regional de Enfermagem de sua área de jurisdição e relaciona as atividades técnicas que competem a cada categoria.[12]

Quando um indivíduo pratica a profissão sem atender a qualquer desses requisitos, incorre em um delito penal por exercer ilegalmente uma atividade privativa de quem é enfermeiro, técnico ou auxiliar de enfermagem.[25] Da mesma forma, o profissional técnico ou auxiliar de enfermagem que exercer atividade privativa do enfermeiro também comete delito.

No que concerne à administração de medicamentos, cabe apontar alguns procedimentos realizados cotidianamente e que têm grande impacto sobre os profissionais: delegação da atividade por parte do enfermeiro para um membro da equipe; preparação e administração da medicação, tanto pelo auxiliar quanto pelo técnico de enfermagem ou enfermeiro; e registro no prontuário do paciente.

O enfermeiro, quando delega o preparo ou a execução de uma medicação ou alguma outra atividade a outro profissional, seja o auxiliar, o técnico de enfermagem ou mesmo outro enfermeiro, torna-se corresponsável pela ação. Quem delega uma tarefa ou uma função assume a responsabilidade pelo que mandou executar, e quem recebe o que foi delegado assume a responsabilidade pelo que executou.[19] Por isso, o enfermeiro deve ser criterioso ao delegar uma tarefa, avaliando a competência técnica e legal do profissional que a assume. Do mesmo modo, o profissional que aceita a incumbência tem a responsabilidade e o dever de avaliar seu conhecimento e sua competência técnica e legal e assumi-la somente se estiver apto a um desempenho seguro para si e para os pacientes, como aponta o Artigo 59, já citado, do CEPE.[11]

A obrigatoriedade do registro das atividades realizadas pelos profissionais de enfermagem está prevista no CEPE[11], nos Artigos 36 e 38, e é de responsabilidade de toda a equipe de enfermagem.

O Artigo 299 do Código Penal[23] define como crime de falsidade ideológica:

> [...] omitir, em documento público ou particular, declaração que dele devia constar, ou nele inserir ou fazer inserir declaração falsa ou diversa da que devia ser escrita, com o fim de prejudicar direito, criar obrigação ou alterar a verdade sobre fato juridicamente relevante.

E prevê a penalidade de reclusão de 1 a 5 anos e multa, se o documento for público; e de 1 a 3 anos, se particular.

O prontuário do paciente é um tipo de documento particular[16], portanto o profissional incorre em crime de falsidade ideológica se, por exemplo, marcar precipitadamente como realizada uma medicação prescrita para o paciente antes de administrá-la ou omitir que não fez o procedimento. Nesse caso, poderá responder penal e eticamente. Cabe destacar que o profissional envolvido em uma ocorrência prejudicial ao paciente poderá responder penalmente mesmo quando desconhecer a previsão legal sobre o ato praticado, pois o Artigo 21 do Código Penal[23] estabelece que "o desconhecimento da lei é inescusável", o que reforça a necessidade de o profissional ter conhecimento e manter-se atualizado acerca da extensão da responsabilidade penal inerente à profissão.

Por fim, merece consideração o fato de que o profissional que executa a administração de medicamentos constitui a última barreira para o erro, razão pela qual deve esmerar-se em executar com critério, precisão e comprometimento ético um procedimento de tamanha importância.

Referências bibliográficas

1. Cassiani SHB. A segurança do paciente e o paradoxo no uso de medicamentos. Revista Brasileira de Enfermagem. 2005;58(1):95-9.
2. Mattozinho FCB. Processos ético-disciplinares julgados pelo Conselho Regional de Enfermagem de São Paulo: 2012-2013 [Dissertação]. São Paulo: EPM-Unifesp; 2015.
3. Schneider DG. Discursos profissionais e deliberação moral: análise a partir de processos éticos de enfermagem [Tese]. Florianópolis: Universidade Federal de Santa Catarina; 2010.
4. Miasso AI. Erros de medicação: tipos, fatores causais e providências tomadas em quatro hospitais brasileiros. Revista da Escola de Enfermagem da USP. 2006; 40(4):524-32.
5. Reason J. Human error. Nova York: Cambridge University Press; 1990.
6. Bohomol E, Ramos LH. Erro de medicação: importância da notificação no gerenciamento da segurança do paciente. Revista Brasileira de Enfermagem. 2007;60(1):32-6.
7. Rosa MB, Perini E. Erros de medicação: quem foi? Revista da Associação Médica Brasileira. 2003;49(3):335-41.
8. Fakih FT, Freitas GF, Secoli SR. Medicação: aspectos ético-legais no âmbito da enfermagem. Revista Brasileira de Enfermagem. 2009; 62(1):132-5.
9. Houaiss. Dicionário eletrônico Houaiss da língua portuguesa. Rio de Janeiro: Objetiva; 2009.
10. Freitas GF, Oguisso T. Ocorrências éticas na enfermagem. Revista Brasileira de Enfermagem. 2003;56(6):637-9.
11. Conselho Federal de Enfermagem. Resolução COFEN nº 564/2017. Aprova o novo Código de ética dos profissionais de Enfermagem. Disponível em: www.corensp.org.br. Acesso em: 15 ago 2018.
12. Brasil. Decreto-lei n. 7.498/86. Dispõe sobre a regulamentação do exercício da enfermagem e dá outras providências. Disponível em: www.corensp.org.br. Acesso em: 04 jun 2015.
13. Silva EC, Freitas GF. A ética no dia a dia. Enfermagem em Revista. 2014;9:12-4.
14. Coimbra JAH, Cassiani SHB. Administração de medicamentos: uma prática segura? Revista Ciência, Cuidado e Saúde. 2002;1(1):143-9.
15. Freitas GF, Oguisso T, Merighi MAB. Motivações do agir de enfermeiros nas ocorrências éticas de enfermagem. Acta Paulista Enfermagem. 2006;19(1).
16. Oguisso T, Silva EC, Freitas GF. Responsabilidade ética e legal do profissional de enfermagem. In: Oguisso T, Zoboli ELCP. Ética e bioética: desafios para a enfermagem e a saúde. 2. ed. Barueri, SP. Manole, 2017. (Série Enfermagem)
17. Brasil. Código Civil. 53. ed. São Paulo: Saraiva; 2002.
18. Rodrigues S. Direito Civil. 28. ed. v. 6. São Paulo: Saraiva; 2004.

19. Oguisso T, Schimdt MJ. O exercício da enfermagem: uma abordagem ético-legal. 4. ed. Rio de Janeiro: Guanabara Koogan; 2017.
20. Freitas GF. Ocorrências éticas com pessoal de enfermagem de um hospital do Município de São Paulo [Dissertação]. São Paulo: Escola de Enfermagem, Universidade de São Paulo; 2002.
21. Código de Defesa do Consumidor. Lei n. 8.078, de 11 de setembro de 1990. Disponível em: www.planalto.gov.br/ccivil_03/leis/l8078.htm. Acesso em: 08 nov 2015.
22. De Plácido e Silva. Vocabulário Jurídico Conciso. Atualizadores: Nagibi Slaíbi Filho e Gláucia Carvalho. Rio de Janeiro: Forense; 2008.
23. Brasil. Código Penal. São Paulo: Saraiva; 2008.
24. Brasil. Constituição da República Federativa do Brasil: promulgada em 5 de outubro de 1988. 2. ed. Oliveira J (org.). São Paulo: Saraiva; 1990. (Série Legislação Brasileira)
25. Freitas GF. A responsabilidade ético-legal do enfermeiro. In: Oguisso T. Trajetória histórica e legal da enfermagem. Barueri: Manole; 2005. (Série Enfermagem)

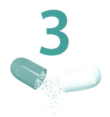

3 Aspectos Básicos da Farmacoterapia

Maria Inês Salati

Introdução

A farmacoterapia ocorre por meio de processos não muito simples, capazes de prevenir ou tratar uma doença. A terapia por meio de fármacos desenvolveu-se a partir de conhecimentos populares, leigos, empíricos, com viés de magia e também da observação de aspectos clínicos no processo de melhora. Historicamente, houve mudanças no conhecimento médico quanto ao diagnóstico e à compreensão das patologias, o que, em paralelo, incentivou o avanço da farmacologia básica e clínica a fim de melhorar a compreensão dos alvos farmacológicos, com o intuito de criar fármacos mais eficazes, específicos e com menos efeitos colaterais, tornando, assim, a farmacoterapia mais apropriada e segura, para que seu efeito farmacológico seja o mais próximo possível do desejado, diante de boa especificidade.

Segundo a Organização Mundial da Saúde (OMS), o conceito de droga restringe-se às substâncias usadas no ser humano para diagnóstico, prevenção e tratamento das doenças. Já o conceito de medicamento é mais limitado, pois diz respeito a drogas de ação preventiva, paliativa ou curativa no organismo doente. Contudo, habitualmente, os termos "droga", "fármaco" e "medicamento" são usados como sinônimos.

Estudar a eficácia e a segurança dos medicamentos é essencial para a prática clínica. Por isso, estudar os aspectos da farmacocinética e da farmacodinâmica é um importante ponto de suporte ao bom entendimento da farmacologia clínica.

Inicialmente, todo fármaco, para ter ação, precisa penetrar na corrente sanguínea, ser distribuído e atingir a concentração adequada nos tecidos-alvo. Para chegar ao efeito terapêutico apropriado, é preciso pensar em quatro aspectos relacionados com o fármaco, como demonstrado a seguir.

Aspectos relacionados com o fármaco

Formulação farmacêutica

Os aspectos relacionados com a propriedade da formulação do fármaco são:
- Miligramagem
- Tamanho do soluto
- Excipientes
- Desintegração

- Dissolução de comprimidos
- Tipo de absorção: intestinal, dérmica, subcutânea, intramuscular etc. Pode-se dizer aqui como o medicamento entrará no organismo, ou seja, sua penetração pelos tecidos, sua via de administração.

Farmacocinética

Estuda os processos de absorção, a distribuição e a eliminação dos fármacos. Na eliminação, consideram-se a biotransformação e a excreção desses medicamentos, geralmente estudados por meio da concentração dos fármacos e seus metabólitos no sangue e/ou na urina, após algum tempo de sua administração. Para isso, normalmente, as moléculas do fármaco devem vencer barreiras metabólicas e estruturais para chegar ao seu local de ação com concentração suficiente para exercer o efeito esperado com o mínimo de toxicidade. Portanto, características farmacocinéticas bem determinadas de uma medicação fornecem informações importantes para a terapia do paciente.

Alguns fatores podem interferir na farmacocinética, como:

- Peso
- Uso de álcool
- Sexo
- Idade
- Presença de doença hepática
- Doença renal
- Insuficiência cardíaca.

Farmacodinâmica

Considera o efeito farmacológico, os efeitos colaterais e seu mecanismo de ação. A relação existente entre a farmacocinética e a farmacodinâmica é complexa, pelos aspectos discutidos a seguir.

Muitas vezes, o fármaco pode ligar-se e desligar-se de seu receptor, de maneira que seu efeito aumenta e diminui conforme sua concentração sanguínea. Um exemplo disso é o nitroprussiato de sódio: ao aumentar sua infusão, potencializa-se seu efeito farmacológico e, ao diminuir a dose infundida, diminui-se esse efeito.

Há também fármacos que se ligam ao seu receptor, mas não se desligam facilmente, podendo, assim, ter persistência do efeito farmacológico apesar da redução da concentração sanguínea. Isso pode ser visto, por exemplo, no uso de fármacos inibidores de monoamina oxidase (IMAO).

Além dessas situações, há o fármaco que se liga ao receptor e, indiferente de se dissociar deste, continua a ter o efeito independente do decréscimo de sua concentração plasmática, como acontece com os corticosteroides.

Cabe ressaltar que, nos últimos dois casos, pode ser muito difícil relacionar o efeito farmacológico com a concentração plasmática.

Efeito terapêutico

O efeito farmacológico deve causar o efeito terapêutico esperado, ou seja, benefício clínico ao paciente, o que nem sempre é alcançado.

O efeito terapêutico depende das características do fármaco (forma farmacêutica, via de administração, dissolução etc.) e do indivíduo para promover a melhor biodisponibilidade.

Farmacocinética

É abordada sob os seguintes aspectos: absorção, distribuição, metabolismo ou biotransformação e excreção, isto é, os princípios de processamento dos fármacos pelo organismo. Deve-se levar em consideração, ainda, a biodisponibilidade e o índice terapêutico de cada fármaco.

Quanto à VO de administração de um fármaco, a absorção pelo trato digestivo para atingir a corrente sanguínea depende, em parte, do metabolismo pré-sistêmico, que extrai parte do fármaco, diminuindo sua biodisponibilidade. Então, biodisponibilidade ou disponibilidade sistêmica é a quantidade da medicação administrada que chega à circulação sistêmica na forma intacta. Nesse sentido, depende de fatores farmacêuticos e da absorção pelo trato digestivo.

Índice terapêutico é a diferença entre a dose terapêutica e a dose tóxica de um fármaco, sendo um dado importante da farmacocinética para formular um medicamento, sua dose, sua via de administração, a frequência de administração, entre outros aspectos clínicos relacionados. Fármacos com baixo índice terapêutico exigem ajustes posológicos, observação de possíveis efeitos colaterais, dosagem sérica e acompanhamento de exames laboratoriais que ajudam o médico no ajuste da dose para maximizar o efeito esperado e minimizar os colaterais.

Etapas farmacocinéticas

O efeito farmacológico em nível celular exige que o princípio ativo seja transportado pelo sangue até os tecidos previstos para a sua ação, dependendo da biotransformação, da excreção e também de possível armazenamento. Nesse sentido, ele sempre atravessará membranas biológicas.

Esse transporte depende de vários fatores físico-químicos, como demonstrado a seguir.

Absorção e distribuição de fármacos

A absorção pode ser definida como a passagem de um fármaco do seu local de administração para o plasma e deve ser considerada para todas as vias de administração, com exceção da IV, na qual a chegada do fármaco ao sangue é de 100%. Nesse sentido, a via de administração do fármaco tem papel fundamental em sua ação.

Existem propriedades químicas dos fármacos e variações fisiológicas individuais que podem interferir na absorção deles. De modo geral, as medicações são absorvidas na forma não ionizada. Então, o pH do local onde o fármaco se desintegra e se dissolve influencia diretamente em sua fração na forma não ionizada que atravessará as membranas celulares. Dessa maneira, as substâncias tendem a existir na forma ionizada se estiverem em local de pH diferente do seu.

Portanto, o coeficiente de partição tem papel relevante e indica a solubilidade da molécula em um solvente lipídico em relação à sua solubilidade em água ou em um tampão fisiológico.

Outros fatores também devem ser considerados quando se trata da absorção de medicamentos, como:

- Natureza química da molécula
- Peso molecular
- Motilidade gástrica
- Área de superfície de absorção
- Fluxo sanguíneo
- Eliminação pressistêmica
- Ingestão com ou sem alimentos.

Os dois processos que determinam a concentração de um fármaco em uma região corporal são: translocação de moléculas e transformação química. O movimento de um fármaco ocorre por fluxo de massa (corrente sanguínea) e por difusão, devendo atravessar barreiras biológicas e membranas com fortes características lipídicas.

Mecanismos de transporte através das membranas

A absorção, a distribuição, a biotransformação e a excreção de substâncias envolvem a passagem através das membranas celulares. Os principais mecanismos de transporte através de membranas são: difusão passiva, filtração, transporte ativo, transporte facilitado e pinocitose.

Difusão passiva de fármacos hidrossolúveis

Depende do tamanho molecular do fármaco. Os canais aquosos da membrana restringem a passagem de moléculas com peso molecular maior que 150 Å. Não é o principal mecanismo de transporte de fármacos.

Difusão passiva de fármacos lipossolúveis

Principal mecanismo de transporte de fármacos, depende da concentração da medicação, do coeficiente de partição óleo-água, do pH e da área disponível para absorção.

Transporte ativo

Ocorre em membranas neuronais, células tubulares renais e hepatócitos. Suas principais características são: seletividade, gasto de energia, saturabilidade e movimento contra o gradiente eletroquímico. O transporte ativo depende de energia e é contra o gradiente de concentração; porém, não é comum e, geralmente, o fármaco combina-se com um transportador.

Transporte facilitado

É mediado por transportadores, nos quais não há gasto energético e o movimento ocorre a favor do gradiente eletroquímico. Dá-se, principalmente, para substâncias endógenas que têm baixa difusão pelas membranas.

O transporte facilitado é parecido com o transporte ativo, porém a proteína transportadora tem ponto de saturação e é seletiva, além de ocorrer em região de maior para menor concentração.

Os fármacos atravessam as membranas lipídicas, principalmente por difusão passiva e transferência mediada por transportadores. A lipossolubilidade de um fármaco é o principal fator que determina a taxa de difusão passiva através das membranas. O peso molecular é menos importante.

Outro fator fundamental é o seu estado de ionização, com bases ou ácidos fracos. Apenas a parte apolar pode difundir-se através das membranas lipídicas, o que acarreta a partição pelo pH e significa que os ácidos fracos tendem a acumular-se em compartimentos com pH relativamente alto, enquanto as bases fazem o oposto.

A ionização afeta não apenas a velocidade com a qual os fármacos atravessam as membranas, mas também a distribuição de equilíbrio das moléculas dos fármacos entre os compartimentos aquosos, se houver uma diferença de pH entre eles. Portanto, a capacidade de um medicamento sofrer difusão através das membranas pode ser expressa em termos de seu coeficiente de partição lipídio-água. As moléculas apolares (nas quais os elétrons estão uniformemente distribuídos) se dissolvem livremente na camada lipídica da membrana.

A acidificação da urina acelera a eliminação de bases fracas e retarda a eliminação de ácidos fracos, enquanto a alcalinização tem o efeito oposto. O aumento do pH do plasma faz com que ácidos fracos sejam extraídos do sistema nervoso central (SNC) para o plasma e a redução do pH plasmático faz com que ácidos fracos sejam concentrados no SNC, aumentando sua neurotoxicidade.

Pinocitose

Envolve a invaginação de parte da membrana celular e produz uma vesícula contendo componentes extracelulares, principalmente macromoléculas, que podem ser transferidos para o interior da célula ou desprezados no outro lado dela.

Depois de absorvido para a corrente sanguínea, o fármaco circula rapidamente pelo corpo, mas o movimento da corrente sanguínea até os tecidos pode ser lento. Algumas substâncias tendem a ficar em tecidos aquosos, enquanto outras em tecidos específicos, como fígado, glândula tireoide, ossos, tecido adiposo etc., que podem funcionar como reservatórios dessas substâncias, prolongando sua distribuição. Outros ligam-se firmemente às proteínas do sangue, saem lentamente e circulam pela corrente sanguínea durante vários dias após sua administração.

Ligação dos fármacos às proteínas plasmáticas

Os fármacos que se encontram no compartimento vascular ligam-se reversivelmente a uma ou mais macromoléculas presentes no plasma. Embora algumas medicações sofram simples dissolução na água plasmática, a maioria está associada aos componentes plasmáticos, como albumina, globulina, transferrina, glicoproteína e beta e alfalipoproteínas.

A albumina plasmática é a proteína mais importante, mas a betaglobulina e a glicoproteína ácida também ligam alguns fármacos. A albumina liga, principalmente, fármacos ácidos. Os fármacos básicos podem ligar-se à betaglobulina e à glicoproteína ácida. A extensão dessa ligação influencia a distribuição e a velocidade de eliminação do fármaco, visto que apenas sua fração não ligada (livre) poderá produzir efeito, ser metabolizada e excretada.

Uma ligação extensa às proteínas pode diminuir a ação farmacológica. Quando o fármaco livre sai da corrente sanguínea, o complexo proteína-fármaco começa a dissociar-se e uma quantidade maior de fármaco livre torna-se disponível para difusão, o que retarda a eliminação.

A ligação dos fármacos às proteínas é, geralmente, inespecífica, isto é, muitos deles podem interagir com o mesmo local de ligação e aquele com maior afinidade pode deslocar outro com afinidade mais fraca. Essa competição leva a interações medicamentosas clinicamente importantes.

Biotransformação de fármacos

A eliminação de um fármaco pode ocorrer por meio de dois processos: biotransformação (metabolismo) e eliminação. A biotransformação é o processo pelo qual uma medicação é quimicamente alterada pelo corpo. O fígado é o principal local onde ocorre o metabolismo, mas não é o único. Além disso, o processo envolve a conversão enzimática de uma substância em outra dentro do organismo. Já a eliminação consiste na saída do fármaco do organismo (na forma intacta ou em seu metabólito).

Após as reações de metabolização, todos os compostos formados tendem a ser mais hidrossolúveis, polares e com atividade biológica menor. Essas reações foram classificadas em duas categorias com processos de fases 1 e 2.

Os processos de fase 1 envolvem oxidação, redução e hidrólise. São reações catabólicas e fornecem um grupo funcional que aumenta a polaridade do fármaco, e um sítio utilizado em reações para o metabolismo de fase 2. Nessa fase, ocorre conversão do fármaco original em um metabólito mais polar.

Normalmente, as reações da fase 1 introduzem, na molécula, um grupo reativo, como o grupo hidroxila, um processo conhecido como "funcionalização". Esse grupo serve como ponto de ataque para que o sistema de conjugação ligue um substituinte, como o glicuronídeo, o que explica por que as reações de fase 1 frequentemente precedem as reações de fase 2. Ambas as fases diminuem a lipossolubilidade e aumentam, assim, a eliminação renal.

O metabólito resultante pode ser farmacologicamente inativo, menos ativo ou, ocasionalmente, mais ativo que a molécula original. Às vezes, são quimicamente mais reativos, mais tóxicos ou carcinogênicos do que o fármaco original. Quando o próprio metabólito é a forma ativa, o composto original é chamado profármaco.

Grande parte do metabolismo oxidativo dos fármacos é catalisada pelas enzimas do citocromo P450, que constituem uma superfamília de isoformas enzimáticas de proteínas (chamadas de CYP e seguidas por números e letras). As enzimas do citocromo são suscetíveis à indução enzimática.

Já os processos de fase 2 envolvem conjugação ou reações sintéticas (anabólicas) em que um grande grupamento químico é ligado à molécula. Isso também aumenta a solubilidade em água e facilita a excreção do fármaco.

Os grupos mais frequentes envolvidos na formação de conjugados são glicuronil, sulfato, metil, acetil, glicil, glutamil.

O mesmo fármaco pode sofrer várias vias de metabolização no organismo, e não necessariamente ambas as fases ou na ordem em que se apresentam.

Alguns produtos conjugados são eliminados pela bile, reativados no intestino e depois reabsorvidos – "circulação êntero-hepática". Esse processo cria um "reservatório de fármaco recirculante" que pode representar até 20% do total de fármaco presente no organismo, prolongando sua ação.

No metabolismo de primeira passagem (pré-sistêmico), alguns fármacos, quando administrados VO, são eliminados intensamente pelo fígado, sendo a quantidade do fármaco que chega à circulação sistêmica bem menor do que a que foi absorvida, ou seja, reduz sua biodisponibilidade. Com isso, torna-se necessária uma dose maior do fármaco, que pode ter efeito imprevisível.

Excreção de fármacos

Os fármacos podem ser eliminados por biotransformação ou excreção, passando a maioria por ambos os processos. Excreção é a passagem dos fármacos da circulação sanguínea para o meio externo.

Os órgãos de excreção incluem rins, pulmões, suor, glândulas lacrimais, salivares e mamárias, fezes e secreção biliar. Entre todos, os rins têm maior importância na função excretora.

Os mecanismos fisiológicos para a excreção de fármacos são filtração glomerular, secreção tubular e reabsorção tubular passiva.

Filtração glomerular

Inicialmente, o fármaco é filtrado ou secretado para a luz tubular e, em seguida, pode ser eliminado na urina ou reabsorvido pelo epitélio tubular. A quantidade e a velocidade com que uma medicação é filtrada dependem da fração desta que está ligada à proteína plasmática, da taxa de filtração glomerular e do fluxo sanguíneo renal.

A lipossolubilidade, a ionização, a não ionização e o pH não influenciam a passagem dos fármacos para o filtrado glomerular. Não ocorre difusão de moléculas com peso molecular elevado, portanto os fármacos ligados às proteínas não são filtrados, com exceção daqueles na forma livre. Os capilares glomerulares só possibilitam a passagem de fármacos com peso molecular abaixo de 20.000 dáltons.

Secreção tubular ativa

Transporte mediado por carreadores de alta velocidade, que pode ser saturável. Substâncias exógenas têm transporte predominantemente secretor.

É o mecanismo mais eficaz para a eliminação de fármacos e ocorre nos túbulos. A transferência para a luz tubular se dá por transporte ativo, o qual também retorna ao plasma substâncias que foram filtradas, como glicose e aminoácidos.

Reabsorção tubular passiva

Ocorre por difusão passiva nos túbulos proximal e distal. Ácidos orgânicos fracos são reabsorvidos, porque não se dissociam em pH ácido. Para acelerar sua excreção, pode-se alcalinizar a urina, já que isso favorece sua conversão em formas ionizadas.

Fatores fisiológicos e patológicos que alteram a função renal influenciam diretamente a excreção de fármacos. Se há insuficiência renal, pode ocorrer toxicidade por conta do acúmulo dos fármacos no organismo, pela redução na sua excreção. Nessa situação, devem ser feitos ajustes posológicos.

O grau de redução da função renal é avaliado pelo *clearance* de creatinina, expresso com o volume plasmático no qual está contida a quantidade de substância que é retirada pelo rim por unidade de tempo e é fundamental no estabelecimento da dosagem do fármaco.

Alvos farmacológicos

As moléculas dos fármacos, para exercerem e produzirem uma resposta orgânica, precisam interagir com os constituintes celulares e provocar uma mudança neles. Esses locais de ligação são chamados de alvos farmacológicos e têm característica proteica.

Os principais alvos moleculares primários são receptores, canais iônicos, enzimas e transportadores (moléculas carregadoras). O termo "receptor" é descrito como moléculas proteicas que reconhecem os sinais químicos endógenos e respondem a eles, os quais podem agir como agonistas ou antagonistas. O termo "agonista" significa que o agente ativa os receptores e promove uma atividade celular. Já o termo "antagonista" significa que o agente combina-se com o receptor sem causar ativação e também bloqueia o efeito dos agonistas.

Nenhum fármaco é 100% específico. Muitas vezes, ao aumentar a dose de um fármaco, podem-se afetar outros alvos e provocar o aparecimento dos efeitos colaterais. A intensidade do efeito do fármaco dependerá de sua concentração no local do receptor, dependendo da dose administrada e das características do fármaco, como absorção, distribuição e biotransformação.

A tendência de um fármaco se ligar aos receptores depende da sua afinidade. Quanto mais um fármaco ligado provocar a ativação do receptor, mais eficácia ele terá. A potência do agonista depende, então, da afinidade e da eficácia (mecanismo de "chave-fechadura").

Os receptores podem promover diferentes efeitos celulares, rápidos (transmissão sináptica) ou demorados (hormônio da tireoide). Há quatro tipos de receptores:

- Tipo 1: canais iônicos controlados por ligantes – receptores ionotrópicos (p. ex., receptor do GABA A, receptor nicotínico da acetilcolina)
- Tipo 2: receptores acoplados à proteína G – receptores metabotrópicos (p. ex., receptores de hormônios, receptor muscarínico da acetilcolina, receptores adrenérgicos). Os principais alvos da proteína G são adenilciclase e fosfolipase C
- Tipo 3: receptores ligados à quinases – se for intracelular, geralmente a natureza é enzimática (p. ex., receptores para insulina e fatores de crescimento)
- Tipo 4: receptores nucleares – regulam a transcrição gênica (p. ex., receptores para hormônios esteroidais).

Bibliografia

Aronson JK, Graham DG. Tratado de farmacologia clínica e farmacoterapia. 3. ed. Rio de Janeiro: Guanabara Koogan; 2004.
Boas VLG. Farmacologia. Minas Gerais: EFOA/CEUPE; 2004.

Capítulo 3 • Aspectos Básicos da Farmacoterapia

Brasil. Lei n. 8.078. Dispõe sobre a proteção do consumidor e dá outras providências. Casa Civil da Presidência; 2006.

Brasil. Lei n. 10.406. Institui o Código Civil Brasileiro. Diário Oficial da União. Casa Civil da Presidência; 2006.

Brasil. Medicamentos genéricos. 2008. Disponível em: www.anvisa.gov.br. Acesso em: 17 nov 2015.

Brasil. Resolução Cofen n. 311/2007. Aprova a reformulação do Código de Ética dos Profissionais de Enfermagem. Diário Oficial da União. Conselho Regional de São Paulo; 2008.

Brody TM, Minneman P. Farmacologia humana. 4. ed. Rio de Janeiro: Elsevier; 2006.

Clayton BD. Farmacologia na prática da enfermagem. Rio de Janeiro: Elsevier; 2006.

Coimbra J. Conhecimento dos conceitos de erros de medicação, entre auxiliares de enfermagem, como fator de segurança do paciente na terapêutica medicamentosa [Dissertação]. Ribeirão Preto: Escola de Enfermagem de Ribeirão Preto, Universidade de São Paulo; 2004.

Craig CR, Stitze R. Farmacologia moderna com aplicações clínicas. 6. ed. Rio de Janeiro: Guanabara Koogan; 2005.

Fuchs FD. Farmacologia clínica: contribuição para a terapêutica racional. In: Fuchs FD, Wannmarcher L. Fundamentos da terapêutica racional. Rio de Janeiro: Guanabara Koogan; 2007.

Howland RD, Mycek MJ. Farmacologia ilustrada. Porto Alegre: Artmed; 2007.

Katsung BG, Trevor AJ. Farmacologia básica e clínica. 13. ed. São Paulo: Artmed, 2017;1.

Knobel E. Terapia intensiva cardiológica. São Paulo: Atheneu; 2002.

Obreli N, Paulo R. Farmacoterapia: guia terapêutico de doenças mais prevalentes. 2. ed. São Paulo: Pharmabook, 2017;380(1).

Rang HP, Dale MM. Farmacologia. 8. ed. Rio de Janeiro: Elsevier; 2016.

Trevisani FF. Medicação: aspectos ético-legais no âmbito da enfermagem. Revista Brasileira de Enfermagem. 2009;62(1):132-5.

4 Grupos Farmacológicos

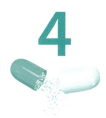

Ana Paula Dias França Guareschi
Maria Inês Salati
Luciane Vasconcelos Barreto de Carvalho

Anestésicos gerais

Os anestésicos são usados para que o paciente não tenha consciência e não sinta dor nos procedimentos cirúrgicos. Seus principais efeitos são no sistema nervoso central (SNC).

Dividem-se em dois grandes grupos: agentes inalados e agentes intravenosos, ambos devendo ser prontamente controláveis e ajustáveis de acordo com a necessidade cirúrgica.

Com a introdução dos agentes inalatórios, as cirurgias tornaram-se amplamente difundidas e possíveis. O óxido nitroso (gás hilariante), o clorofórmio e o éter foram substâncias inicialmente utilizadas para redução da dor e perda da consciência.

Os anestésicos intravenosos são usados para a indução (p. ex., tiopental e etomidato) e a manutenção da anestesia (p. ex., propofol, associado a relaxantes musculares e analgésicos); já os inalatórios (gases ou líquidos voláteis) para a manutenção da anestesia durante o processo cirúrgico.

A maioria dos agentes anestésicos produz efeitos semelhantes e causa depressão cardiovascular nos vasos e no SNC, diferindo na farmacocinética e nos seus efeitos tóxicos.

Atualmente, os agentes inalatórios fazem parte de um grupo de fluranos: enflurano, isoflurano (em desuso), sevoflurano, desflurano.

O anestésico ideal deve promover indução e recuperação rápidas, possibilitando, assim, um ajuste mais preciso da dose.

A anestesia balanceada costuma ser a mais utilizada.

Anestésicos gerais intravenosos

São utilizados para induzir a anestesia, fornecer anestesia complementar ou tornar possível a anestesia nos procedimentos operatórios curtos e agem mais rapidamente que os fármacos inalatórios – em cerca de 20 s, provocam inconsciência. De modo geral, são insuficientes para manter uma anestesia sustentada.

As Tabelas 4.1 a 4.3 apresentam os principais anestésicos gerais intravenosos.

TABELA 4.1 CETAMINA.

Mecanismo de ação	Indicações	Efeitos colaterais
• Age sobre uma variedade de receptores (nicotínicos, muscarínicos, opioides) e altera os canais de sódio dos sistemas nervoso central e periférico, os canais monoaminérgicos e os de cálcio dependentes de voltagem • Também bloqueia de maneira não competitiva os receptores NMDA (de aminoácido excitatório), e, quanto menor sua dose, maior sua afinidade por esses receptores	• Intervenções diagnósticas e cirúrgicas curtas que não necessitam de relaxamento muscular • Para uso em obstetrícia (parto vaginal ou cesárea)	• Taquicardia • Hipertensão • Aumento da pressão intracraniana • Alucinações • Delírios • Confusão mental • Dependência • Tolerância • Anafilaxia • Diplopia • Vômitos • Lacrimejamento • Salivação • Pesadelos no pós-operatório

Observações	
• Uso limitado • Faz "anestesia dissociativa", com perda sensorial e anestesia, amnésia e paralisia dos movimentos, sem perda real • É mais lenta que o tiopental • Não age como fármaco depressor • Durante a indução e a recuperação, podem ocorrer movimentos involuntários • Frequentemente usada com benzodiazepínico	• pH: de 3,5 a 5,5 • Pode ser usada como medicamento de abuso • Não misturar na mesma seringa com barbitúrico e benzodiazepínico • Biodisponibilidade de 93% • Meia-vida plasmática de 186 min • Alta lipossolubilidade • Metabolismo hepático, metabólito: norcetamina • Meia-vida de eliminação entre 2 e 3 h • Efeito máximo entre 30 e 60 min • Provoca amnésia

Ações de enfermagem	
Cuidados gerais	**Monitoração dos efeitos colaterais**
• Administrar via IM ou IV, conforme prescrição	• Orientar o paciente para não dirigir ou operar máquinas nas horas pós-uso do fármaco • Monitorar PA e FC • Observar e comunicar alterações neurológicas, gastrintestinais, visuais e psíquicas • Atentar para sinais de reação alérgica e intensidade da sialorreia

Controle de dosagem	
Adultos	**Crianças**
• Dose IV: 2 mg/kg ou 1 a 4,5 mg/kg • Dose IM: 6,5 a 13 mg/kg ou 3 a 8 mg/kg	• Dose IV: 2 mg/kg ou 2 a 4 mg/kg • Dose IM: 6,5 a 13 mg/kg ou 2 mg/kg
Forma farmacêutica	**Nome comercial**
• Solução injetável (500 mg/10 mℓ)	• Ketamin®

Saiba mais em: Lupton T, Pratt O. Fármacos endovenosos utilizados para indução anestésica. Tutorial de Anestesia, Minas Gerais, 2015;1(1):1-6.

TABELA 4.2 ETOMIDATO.

Mecanismo de ação	Indicações
• Facilitador da inibição mediada pelo GABA	• Indutor de anestesia geral em procedimentos curtos, de diagnóstico e ambulatorial • Como suplemento em anestesia regional • Hipnótico

Efeitos colaterais	Observações
• Apneia • Dor no local de injeção • Tromboflebite • Náuseas e vômitos no pós-operatório • Laringoespasmo • Taquicardia e bradicardia • Mioclonias • Supressão da suprarrenal, mesmo com dose única (cortisol e aldosterona) • Hipotensão transitória	• É semelhante ao tiopental • Tem maior margem de segurança que o tiopental, além de ser mais rapidamente metabolizado, com menor efeito "ressaca" • Causa movimentos involuntários na indução (perda da inibição subcortical) • Dor no local de injeção • No pós-operatório, causa náuseas e vômitos • Com o uso continuado e prolongado, reduz a produção de esteroides na suprarrenal • Tem menor risco de depressão cardiovascular • Deve ter adequação de dose na insuficiência hepática e em idosos • Deve-se associar analgésicos ao seu uso • Alta ligação proteica • Metabolização hepática • Excreção renal

Ações de enfermagem	
Cuidados gerais	**Monitoração dos efeitos colaterais**
• Atentar para a contraindicação de uso na gestação e na amamentação • Atentar para a contraindicação de uso para crianças menores de 10 anos • Ajustar dose nos idosos e hepatopatas, conforme prescrição médica	• Monitorar PA e FC • Monitorar padrão respiratório • Observar e comunicar ocorrência de alterações gástricas • Avaliar dor no local de infusão • Avaliar sinais de tromboflebite • Acompanhar o nível de consciência na sala de recuperação pós-anestésica

Controle de dosagem	
Adultos	**Crianças (> 10 anos)**
• Dose IV: 0,2 a 0,6 mg/kg	• Dose IV: 0,2 a 0,6 mg/kg
Formas farmacêuticas	**Nome comercial**
• Solução injetável (20 mg/10 mℓ)	• Hypnomidate®

Saiba mais em: Lupton T, Pratt O. Fármacos endovenosos utilizados para indução anestésica. Soc Bras Anestesiologia. 2010;2:1-10.

TABELA 4.3 PROPOFOL.

Mecanismo de ação	Indicações
• Potencializa a ação inibitória central do GABA • Em seu receptor tipo A ativado por ligante, bloqueia o canal iônico no tecido cortical cerebral e nos receptores nicotínicos centrais • Exerce efeito inibitório sobre a sinalização de lisofosfatidato em receptores de mediadores lipídicos	• Anestésico geral de curta duração • Sedativo para procedimentos cirúrgicos e de diagnóstico, além de ser usado em pacientes críticos

Efeitos colaterais		
• Hipotensão • Obstrução de vias aéreas • Dessaturação de oxigênio • Bradicardia	• Síndrome da infusão do propofol • Acidose metabólica • Rabdomiólise • Assistolia • Dor no local de infusão	• Reações de hipersensibilidade • Depressão cardiorrespiratória • Convulsão em pacientes epiléticos • Reduz a pré e pós-carga

Observações	
• É emulsão óleo-água, isotônica para administração endovenosa, com produtos orgânicos que favorecem a contaminação • Início de ação por volta de 30 s • Meia-vida entre 2 e 4 min • Meia-vida de eliminação entre 30 e 60 min, aproximadamente • Metabolização hepática • Excreção renal • Usar com cautela na insuficiência renal • A infusão endovenosa provoca dor inicial no local da injeção • Produz rápida recuperação da anestesia e sem efeitos residuais • Reduz o fluxo sanguíneo cerebral, a pressão intracraniana e o metabolismo cerebral	• Baixa incidência de cefaleia, náuseas e vômitos no pós-operatório • Tem efeito antiemético e antipruriginoso • Geralmente, é necessária a administração de um agente anticolinérgico antes da indução ou durante a manutenção cirúrgica para evitar bradicardia intensa • Tem EDTA, um quelante de metais iônicos e zinco • Suplementação de zinco deve ser pensada, caso a utilização de propofol seja prolongada • É necessário uso de analgésico concomitante (opioides) • Não é necessário agente anestésico inalatório • Atravessa a barreira placentária • Bloqueadores neuromusculares não devem ser administrados na mesma via que o propofol • Não causa movimentos involuntários, nem supressão da suprarrenal

Ações de enfermagem	
Cuidados gerais	**Monitoração dos efeitos colaterais**
• Atentar para a contraindicação de uso em neonatos • Atentar para a contraindicação de uso durante a gestação e a amamentação • Observar a estabilidade da solução de 6 h e o risco de desenvolvimento de microrganismos, por não conter agentes conservantes • Administrar uma infusão única até 12 h • Atentar para a não recomendação de administração por filtro microbiológico • Administrar diprivan a 1% diluído em glicose a 5% para infusões contínuas, evitando-se infusões descontroladas • Utilizar seringa pronta em bombas próprias de infusão • Ajustar a dose em idosos	• Monitorar PA, FC, ECG, saturação de oxigênio e nível de sedação • Comunicar sinais de hipotensão, bradicardia e dessaturação, além de alterações neurológicas e musculares • Analisar resultado de gasometria e comunicar presença de acidose • Após a anestesia geral, o desempenho dos pacientes para tarefas que exijam atenção fica comprometido durante certo tempo • Avaliar dor no local de infusão

(continua)

TABELA 4.3 *(Continuação)* PROPOFOL.

Controle de dosagem	
Adultos (dose IV)	**Crianças (dose IV)**
• Indução anestésica: 　• 2 a 2,5 mg/kg • Manutenção: 　• 0,1 a 0,2 mg/kg/min • Obs.: deve ser individualizada, de acordo com a idade e a condição do paciente	• Procedimentos: 　• 0,5 a 2 mg/kg • Indução anestésica: 　• 2,5 a 3,5 mg/kg • Manutenção: 　• 0,125 a 0,3 mg/kg/min
Formas farmacêuticas	**Nomes comerciais**
• Solução injetável 1 e 2% (10 mg/mℓ): contendo óleo de soja 10%, glicerol 2,25% e 1,2% de fosfato de ovos purificados • Solução a 1% (ampolas de 20 e 50 mℓ) • Solução a 1% (ampolas de 50 e 100 mℓ)	• Diprivan® • Propovan®

Anestésicos gerais inalatórios

Podem ser administrados na indução e na manutenção da anestesia, sob a forma de líquidos voláteis e gases. Os líquidos são transformados em gases por meio de vaporizadores, geralmente com oxigênio associado. São exemplos o halotano, o enflurano, o desflurano, o isoflurano e o sevoflurano (Tabela 4.4), além do óxido nitroso, como exemplo de gás. O mecanismo de ação é desconhecido e as características são descritas a seguir:

- Halotano:
  - Potente hipnótico, não irritante, não inflamável
  - Possibilita alteração rápida da profundidade anestésica
  - Promove rápido despertar
  - Produz relaxamento da musculatura esquelética
  - Muito utilizado em crianças
  - É broncodilatador, podendo ser usado em pacientes asmáticos
  - Relaxa a musculatura lisa uterina
  - Provoca poucos vômitos no pós-operatório
  - Pode causar hepatopatia grave e sensibilização miocárdica, com arritmias
- Enflurano:
  - É halogenado, semelhante ao halotano
  - Produz menos fluoreto e, portanto, menor toxicidade renal
  - Pode causar convulsões durante a indução e a recuperação anestésica
  - Pode provocar hipertermia maligna
- Desflurano:
  - É menos potente que os anteriores
  - Tem menor solubilidade no sangue e na gordura, portanto a indução e a recuperação são mais rápidas
  - A concentração alveolar mínima é de 6%
  - Causa irritação do trato respiratório, tosse e broncoespasmo
- Isoflurano:
  - Menos potente anestésico que o halotano, mas com maior segurança cardiovascular

- Usado na manutenção cirúrgica, sendo a indução feita com outros fármacos, em virtude de seu odor característico
- É vasodilatador fraco coronariano
- Reduz o metabolismo cerebral e a pressão intracraniana
- Não é convulsivante
- É potente dilatador coronariano, podendo exacerbar isquemia miocárdica
• Óxido nitroso:
- Hipnótico fraco
- Não tem efeito relaxante muscular ou ansiolítico
- Tem grande capacidade analgésica
- Maior concentração possível a ser administrada: 70% em oxigênio (provoca inconsciência)
- Não irrita as vias respiratórias
- É contraindicado em casos de obstrução intestinal, pneumotórax e cistos pulmonares.

 TABELA 4.4 SEVOFLURANO.

Mecanismo de ação	Indicações
• Incerto • Acredita-se que ocorra a amplificação dos efeitos do neurotransmissor inibitório do SNC, o GABA • Um subtipo de receptor é o chamado GABA-A (ionotrópico), que é um canal iônico de cloreto • Quando o GABA se liga a ele, o receptor torna possível a entrada desses íons carregados negativamente, aumentando a polarização da membrana celular e impedindo que o neurônio gere um impulso elétrico • Além disso, os anestésicos inalatórios causam hiperpolarização da membrana por meio da ativação dos canais de potássio regulados por ligantes	• Indução e manutenção de anestesia geral para procedimentos cirúrgicos
	Efeitos colaterais
	• Hipotensão • Depressão cardiorrespiratória dose-dependente • Hipertermia maligna • Hipercalemia • Arritmias cardíacas • Náuseas • Vômitos • Agitação • Sonolência • Sialorreia • Calafrios
Observações	
• Não é irritativo e tem rápido início de ação • Promove rápida recuperação após a descontinuação da anestesia • Necessita de vaporizador • Na indução, promove o mínimo de excitação e de irritação do trato respiratório • Agente anestésico líquido fluorado, para uso inalatório por meio de vaporização • Não inflamável e não explosivo • Os anestésicos inalatórios podem sofrer degradação sob exposição a absorvedores de CO_2	• Com absorvedores frescos, é minimamente degradado • Tem efeito mínimo na pressão intracraniana • Preserva a capacidade de resposta ao CO_2 • Tem baixa solubilidade no sangue, o que faz aumentar a concentração alveolar durante a indução • Eliminação pulmonar rápida • Somente menos de 5% é absorvido • Potencializa a ação dos relaxantes musculares • Promove menor irritação de mucosa respiratória em comparação a outros agentes anestésicos voláteis • A concentração alveolar mínina é de 2% • Deve-se manter a hemodinâmica adequada para evitar isquemia miocárdica • Útil em pacientes coronariopatas • Pode ser utilizado em crianças

(continua)

TABELA 4.4 *(Continuação)* SEVOFLURANO.

Ações de enfermagem	
Cuidados gerais	**Monitoração dos efeitos colaterais**
• Ajustar dose em idosos e em pacientes com insuficiência renal, conforme prescrição médica • Atentar para contraindicação de uso durante a gestação e a amamentação	• Orientar o paciente a evitar a condução de veículos e a operação de máquinas nos dias seguintes ao seu uso • Monitorar ECG, PA, FC, T e oximetria de pulso • Avaliar o padrão respiratório e o nível de irritação do trato respiratório • Analisar resultado de exames laboratoriais: K, glicose e leucócitos • Observar e comunicar alterações neurológicas e gastrintestinais • Acompanhar e avaliar o nível de consciência na sala de recuperação pós-anestésica
Controle de dosagem	
Adultos	**Crianças**
• Dose inalatória: doses individualizadas	• Dose inalatória: doses individualizadas
Forma farmacêutica	**Nome comercial**
• Inalatória (100 ou 250 mℓ)	• Sevorane®

Saiba mais em: Popov DCS, Peniche ACG. As intervenções do enfermeiro e as complicações em sala de recuperação pós-anestésica. Rev Esc Enferm USP. 2009;43(4):953-61.

Anestésicos locais

O primeiro anestésico local conhecido foi a cocaína, extraído de folhas de *Erythroxylon coca*, isolado em 1860, por Albert Niemann. Os anestésicos locais são fármacos que podem bloquear, de modo reversível, a transmissão do estímulo nervoso no local onde for aplicado, sem ocasionar alterações no nível de consciência.

Os anestésicos locais são ésteres ou amidas, sendo estes últimos os mais utilizados (lidocaína, bupivacaína e prilocaína). A bupivacaína (altamente lipossolúvel) é, aproximadamente, quatro vezes mais potente que a lidocaína.

A Tabela 4.5 apresenta o principal anestésico local.

TABELA 4.5 LIDOCAÍNA.

Mecanismo de ação	Indicações
• Bloqueio dos canais de sódio (bloqueia a geração do potencial de ação) • A forma ionizada do anestésico local liga-se, especificamente, aos canais de sódio, inativando-os e impedindo a propagação da despolarização celular. Contudo, a ligação específica ocorre no meio intracelular, sendo necessário que o anestésico local, em sua forma molecular, ultrapasse a membrana plasmática para, então, bloquear os canais de sódio	• Anestesia local de superfície (aerossol), infiltrativa (pequenas cirurgias), regional intravenosa (cirurgia de extremidades), bloqueio nervoso (cirurgia, odontologia e analgesia), espinal (cirurgia de abdome, pelve, MMII), epidural (igual a espinal e, também, para partos sem dor) • Tratamento da dor crônica

(continua)

TABELA 4.5 *(Continuação)* **LIDOCAÍNA.**

Efeitos colaterais

- A maioria produz efeitos adversos relacionados com o SNC e o sistema cardiovascular e decorrem do escape para a circulação sistêmica
- Inquietação
- Tremores
- Confusão mental
- Agitação

- Convulsão
- Depressão respiratória
- Vasodilatação
- Hipotensão
- Bradicardia
- Hipersensibilidade

Observações

- Os exemplos de amidas são a lidocaína, a bupivacaína e a prilocaína, que raramente causam reações alérgicas e são os mais utilizados
- Os exemplos de ésteres incluem a cocaína e a ametocaína (tetracaína), que são metabolizadas e geram o PABA (ácido para-aminobenzoico), responsável por reações alérgicas
- O bloqueio das fibras nervosas ocorre gradualmente, iniciando com a perda de sensibilidade à dor, à temperatura, ao toque, à propriocepção e, finalmente, perda do tônus musculoesquelético
- A lidocaína tem pKa de 7,9; por isso, em pH fisiológico, apenas 25% do fármaco apresenta-se na sua forma não ionizada
- A porção não ionizada atravessa a membrana mais facilmente que a ionizada. Assim, o fármaco com maior fração não ionizada em pH fisiológico alcança seu local efetor de maneira mais rápida
- Quanto maior a ligação proteica, maior o tempo de duração do anestésico. O grau de ligação proteica da lidocaína é 65%, enquanto o da bupivacaína é 95%; pode-se prever que a bupivacaína tenha maior duração de ação que a lidocaína
- Metabolização hepática, gerando metabólitos ativos
- Tem ação vasodilatadora direta, que aumenta a absorção
- Tecidos infectados tendem a ser um meio mais ácido que o habitual. Com isso, há menor fração não ionizada de anestésico local e, por isso, o efeito será mais lento e reduzido
- Os anestésicos locais são infiltrados em áreas próximas aos nervos que serão bloqueados (pele, tecido subcutâneo e espaços intratecal e epidural)

- As amidas têm maior tendência à passagem transplacentária. As com menor grau de ligação proteica, como a lidocaína, atravessam a barreira placentária em maior quantidade
- A epinefrina, adicionada ao anestésico, atua como vasoconstritor, minimizando a vasodilatação e reduzindo a taxa de absorção do fármaco para a circulação sistêmica, aumentando o efeito local e prolongando o tempo de ação. Por meio da vasoconstrição local, a epinefrina também reduz a perda sanguínea em casos de trauma
- A glicose pode ser adicionada à bupivacaína para aumentar a baricidade da solução, tornando-a hiperbárica em relação ao líquido cefalorraquidiano, o que possibilita maior controle da dispersão intratecal do anestésico. A glicose tende a manter o anestésico em porções mais inferiores do saco dural, sendo indicada em anestesia espinal (bloqueio subaracnóideo ou raquianestesia) e anestesia epidural (peridural ou extradural)
- No uso em *spray*, para anestesia da garganta, pode ocorrer interferência na deglutição e causar perigo de aspiração
- Pode ser usada como antiarrítmico
- Excreção renal
- A meia-vida de eliminação da lidocaína seguida de uma injeção IV em *bolus* é de aproximadamente 1,5 a 2 h
- Pode passar para o leite materno
- Lidocaína + prilocaína, com nome comercial de EMLA®, sob a forma de pomada, é utilizada para anestesia tópica da pele para inserção de agulhas, coletas e procedimentos superficiais

(continua)

TABELA 4.5 *(Continuação)* **LIDOCAÍNA.**

Ações de enfermagem	
Cuidados gerais	**Monitoração dos efeitos colaterais**
• Atentar para a predisposição de os idosos apresentarem a toxicidade sistêmica, sendo recomendado o uso sem vasoconstritor • Orientar o paciente no caso de bloqueio troncular, quanto à prevenção de traumas na boca, na língua e nos lábios, evitando a ingestão de alimentos até que a sensibilidade seja recuperada • Monitorar a redução da sensibilidade local e a presença de dor	• Monitorar alterações neurológicas (confusão, convulsões, agitação, inquietação) • Controlar frequentemente a PA e a FC • Monitorar a interação medicamentosa: com bloqueadores alfa-adrenérgicos, pode causar hipotensão grave e taquicardia; com anestésicos hidrocarbonados de inalação e digitálicos, pode causar arritmia; com antidepressivos tricíclicos, potencializa efeito cardiovascular; com betabloqueadores, podem ocorrer hipertensão e taquicardia, além de toxicidade hepática; com cimetidina, pode ter aumento da toxicidade hepática
Controle de dosagem	
Adultos	**Crianças**
• Anestesia por infiltração ou bloqueio nervoso · Dose: 20 a 100 mg • Anestesia mucosa oral · Dose tópica: 5 g por aplicação	• Anestesia por infiltração ou bloqueio nervoso · Dose: 20 a 30 mg • Anestesia mucosa oral · Dose tópica: 4,5 mg/kg
Formas farmacêuticas		**Nomes comerciais**
• Soluções injetáveis (10 mg/mℓ a 1% e 20 mg/mℓ a 2%) • Soluções tópicas (*sprays* 10%, pomadas 5% e gel 2%)	• Podem ter medicações aditivas para ampliar seus efeitos. Aditivos comumente utilizados: epinefrina, bicarbonato adicionado à bupivacaína ou à glicose	• Xilestesin® • Hypocaina® • Xilocaína® • Lidoston®

Saiba mais em: Hamaji A et al. Estudo comparativo entre bupivacaína e ropivacaína para avaliar a segurança cardiovascular em bloqueio de plexo braquial. Revista Brasileira de Anestesiologia, São Paulo, 2013;63(4):322-26.

Ansiolíticos e hipnóticos

Ansiolíticos são fármacos que tratam a ansiedade e hipnóticos, a insônia. Geralmente, esses fármacos se sobrepõem, porque os ansiolíticos costumam causar certo grau de sonolência e sedação.

São depressores do SNC, atuando na neurotransmissão sináptica inibitória, mediada pelo neurotransmissor GABA (ácido gama-amino-butírico). Têm alto índice terapêutico, mas em altas doses podem causar perda da consciência, parada respiratória e cardiovascular. Se tomados com outros fármacos depressores do SNC, esse efeito é potencializado.

Os benzodiazepínicos são os de maior representação desse grupo. Em 1955, foi descoberto o primeiro benzodiazepínico denominado clordiazepóxido (librium) e, em 1963, foi produzido o diazepam, amplamente utilizado.

A Tabela 4.6 apresenta os principais fármacos ansiolíticos e hipnóticos.

TABELA 4.6 BROMAZEPAM, CLONAZEPAM, DIAZEPAM, MIDAZOLAM.

Mecanismo de ação	Indicações
• Agonistas dos receptores GABA-A, intensificando a resposta ao GABA e facilitando a abertura dos canais de cloreto ativados pelo GABA, provocando hiperpolarização da membrana e diminuindo a excitabilidade neuronal	• Redução da agressividade e da ansiedade • Sedação e indução do sono • Diminuição do tônus muscular e da coordenação motora • Anticonvulsivante • Transtorno da ansiedade e síndrome do pânico • Pré-medicação na anestesia • Controle de crise de abstinência alcoólica
Efeitos colaterais	
• São menos perigosos que outros depressores do SNC • Sono prolongado sem depressão respiratória ou cardiovascular grave, desde que não se use outro fármaco depressor do SNC, especialmente álcool • Sonolência • Confusão • Amnésia • Comprometimento da coordenação, prejudicando as habilidades manuais (dirigir, desempenho no trabalho, podem provocar acidentes etc.)	• Tolerância e dependência • Efeito paradoxal • Abuso • O uso crônico, especialmente dos de meia-vida curta, em doses elevadas e por longo tempo, leva com frequência a um quadro de síndrome de abstinência, caso o medicamento seja suspenso • Diminuição da libido • Hipotensão e depressão respiratória se administrados IV
Observações	
• São exemplos deste grupo: diazepam, clonazepam, lorazepam, midazolam, bromazepam, alprazolam • São bem absorvidos VO • Pico de concentração plasmática de, aproximadamente, 1 h • Acumulam-se gradualmente nas gorduras corporais • Podem ser usados IV, em casos de convulsão e também em anestesia • Variam muito na duração de ação, podendo ser divididos em curta, média e longa duração • Vários são convertidos em metabólitos ativos com meia-vida elevada, fazendo com que haja prolongamento de sua ação • Metabolização hepática • Exigem ajuste na insuficiência hepática • Midazolam pode ser administrado IM, *bolus* e IV intermitente. Exige ajuste de dose na insuficiência renal e em pacientes idosos • Eliminação renal • O efeito dos benzodiazepínicos de longa ação tende a aumentar com a idade, sendo comuns sonolência e confusão nessa faixa etária • Apresentam antagonista: flumazenil • Os agentes de curta ação, como o lorazepam, são metabolizados a compostos inativos e, por isso, utilizados para distúrbios de sono	• Meia-vida entre 8 e 12 h • Diazepam é um agente de longa ação, metabolizado em um composto ativo também de longa ação (nordazepam) • Não são dialisáveis • Passam para o leite materno, atravessam a barreira placentária • Diminuem a sensibilidade dos receptores centrais ao CO_2 com risco de depressão respiratória • Diminuem a sensibilidade dos receptores centrais de CO_2, por isso levam a risco de depressão respiratória em pacientes com DPOC • Na doença hepática ou renal grave, devem ser evitados ou usados em doses mínimas • Não é recomendado diluir. Se necessário, usar SF 0,9% ou SG 5% • Sofrem adsorção em materiais de PVC (perda de 30 a 50% de sua ação) • Se o uso for IM, deve ter aplicação profunda • Têm estabilidade de 4 h após a diluição • São incompatíveis com água destilada, dobutamina, vários antibióticos, propofol, furosemida, vitamina C • pH: 6,2 a 6,9

(continua)

TABELA 4.6 *(Continuação)* **BROMAZEPAM, CLONAZEPAM, DIAZEPAM, MIDAZOLAM.**

Ações de enfermagem	
Cuidados gerais	**Monitoração dos efeitos colaterais**
• Atentar para não recomendação durante a amamentação • Auxiliar o paciente na deambulação, evitando risco de queda • Observar que também podem ser usados como anticonvulsivantes e sedativos • VO podem ser administrados com ou sem alimentos	• Monitorar FC, FR e PA com maior frequência: 2/2h • Atenção à apneia e à dessaturação • Atenção aos sinais de efeito paradoxal • Orientar o paciente sobre os efeitos colaterais, como náuseas e vômito, na administração VO • Monitorar os pacientes idosos, que apresentam maior risco de intoxicação e efeitos colaterais: distúrbio de comportamento, ataxia, tontura, aumentando o risco de quedas e fraturas • Orientar o paciente a não dirigir e operar máquinas pelo menos nas próximas 24 h, após o uso do fármaco, e não ingerir bebida alcoólica e realizar mudanças posturais bruscas • Atentar para a interação medicamentosa: quando associados ao álcool e depressores do SNC, potencializam o efeito depressor do SNC; sua ação pode ser reduzida quando associado com carbamazepina; aumentam o efeito hipotensor quando associados a outros medicamentos que causam hipotensão; podem diminuir a ação da levodopa; podem elevar os efeitos tóxicos de zidovudina • Atentar para o risco de dependência e tolerância dos medicamentos • Monitorar os sinais de abstinência quando realizado o desmame dos medicamentos, que deve ser gradual

Controle de dosagem	
Adultos	**Crianças**

• Midazolam
  · Dose VO: 7,5 a 15 mg/dia. Idosos e pacientes com disfunção renal e hepática: 7,5 mg/dia
  · Dose IM: 2 a 3 mg/dose
  · Dose IV: 0,3 a 0,35 mg/kg
• Diazepam
  · Dose VO: 2 mg/dia divididos em 1 a 2 x/dia
  · Doses IV e IM: 5 a 10 mg/dose a cada 4 h
  · Dose IV: 0,05 a 0,3 mg/kg/dose cada 2 a 4 h, efeito relaxante; 0,1 a 0,3 mg/kg/dose, efeito sedativo
• Lexotan
  · Dose VO: 1,5 a 3,0 mg por dose divididos em 1 a 3 x/dia
• Clonazepam
  · Dose VO: 0,5 a 4,0 mg/dia
	• Midazolam
	  · Doses VO e nasal: 0,2 a 0,5 mg/kg/dose
	  · Doses IV e IM: 0,1 a 0,15 mg/kg sedação; 0,1 a 0,2 mg/kg/dose pré-intubação
	• Diazepam
	  · Doses VO e retal: 0,05 a 0,2 mg/kg/dose dividido em 3 a 4 x/dia
	  · Dose nasal: 0,2 a 0,3 mg/kg/dose
	  · Dose IV: 0,05 a 0,2 mg/kg/dose a cada 2 a 4 h
	• Lexotan
	  · Dose: não há referência de uso
	• Clonazepam
	  · Dose VO: 0,1 a 0,2 mg/kg/dia dividido em 2 ou 3 doses

Formas farmacêuticas		Nomes comerciais	

• Comprimidos
  · Midazolam (7,5 e 15 mg)
  · Diazepam (5 e 10 mg)
  · Bromazepam (3 e 6 mg)
  · Clonazepam (0,5 e 2 mg)
	• Solução oral
	  · Bromazepam (2,5 mg/m*l*)
	  · Clonazepam (2,5 mg/m*l*)
	• Solução injetável
	  · Midazolam (5 mg/3 m*l*, 5 mg/5 m*l* e 50 mg/10 m*l*)
	  · Diazepam (10 mg)
		• Lorax®
		• Dormonid®
		• Rivotril®
		• Valium®
		• Frontal®
			• Lexotan®
			• Olcadil®
			• Dalmadron®
			• Rohypnol®

Saiba mais em: Mihic SJ, Harris RA. Hipnóticos e sedativos. In: Bunton LL, Chabner BA. As bases farmacológicas da terapêutica. 12. ed. Porto Alegre: Artmed, 2012;17:1-420.

Anti-Alzheimer

A doença de Alzheimer (DA) é caracterizada pela perda da capacidade cognitiva com a idade, sem antecedentes como acidente vascular cerebral (AVC), trauma craniano, uso de álcool, entre outros.

O córtex frontal e o hipocampo são as regiões cerebrais mais comumente afetadas pelas alterações bioquímicas que ocorrem na DA. Há perda de neurônios colinérgicos nessas áreas, caracterizando perda da memória e deficiência cognitiva no quadro clínico da doença. Assim, as principais características patológicas dessa doença são:

- Perda de neurônios colinérgicos: redução da acetilcolina na sinapse (aprendizado e memória)
- Placas amiloides (neurotoxicidade)
- Agregados neurofibrilares (agregados intracelulares da proteína TAU): neurodegeneração
- As regiões corticais e subcorticais que contêm neurônios e receptores glutamatérgicos sofrem perdas estruturais e funcionais na evolução da DA (glutamato é o principal neurotransmissor excitatório cerebral, que também age como uma excitotoxina).

Isso causa impactos para o paciente e para os cuidadores, pois provoca intensas alterações comportamentais, de humor, nas habilidades, além de prejudicar a cognição dos indivíduos afetados, necessitando de intervenções farmacológicas e psicossociais para atenuação do quadro clínico.

Os fármacos aprovados para o tratamento da DA apenas retardam a evolução da doença, com uma melhora temporária dos sinais e sintomas.

A atividade e a permanência da acetilcolina na fenda sináptica são reguladas por hidrólise, catalisada pela enzima acetilcolinesterase (AChE). Nesse sentido, os fármacos inibidores da AChE são muito utilizados para controle, sem, contudo, reduzirem a progressão da doença.

A tacrina foi o primeiro fármaco desse grupo (primeira geração) a ser usado clinicamente; porém, por sua alta hepatotoxicidade, seu número elevado de tomadas diárias e seus outros efeitos colaterais colinérgicos, não é mais utilizada.

As Tabelas 4.7 a 4.9 apresentam os principais fármacos anti-Alzheimer.

TABELA 4.7 DONEPEZILA.

Mecanismo de ação	Indicação	Efeitos colaterais	
• Inibidor reversível e seletivo da acetilcolinesterase de longa duração	• Tratamento da doença de Alzheimer	• Bradicardia • Hipotensão • Lipotimia • Diarreia • Náuseas • Vômitos • Convulsões • Cefaleia	• Fadiga • Anorexia • Cãibras • Insônia • Alucinação • Agitação • Hepatite • Fraqueza muscular

(continua)

TABELA 4.7 (Continuação) DONEPEZILA.

Observações	
• Aumenta a quantidade de acetilcolina na sinapse, pois inibe a enzima que a quebra (acetilcolinesterase) • O início de sua ação se dá, geralmente, em torno de 2 semanas • Atenção maior deve ser dada quando o uso é concomitante a anti-inflamatórios não esteroidais (AINE) e há histórico de úlceras, pois, sendo colinomimético, aumenta a produção de ácido gástrico • Pacientes com asma ou doença pulmonar crônica devem ser vigiados quanto à exacerbação de broncoespasmo	• Pode causar *doping* • Pode aumentar o relaxamento muscular de alguns agentes anestésicos • Na descontinuação do fármaco, não ocorre efeito rebote ou de abstinência • Não necessita de ajuste de dose na insuficiência renal e hepática • Fenitoína, carbamazepina e álcool podem reduzir os níveis de donepezila • Picos plasmáticos em 3 a 4 h • Meia-vida de aproximadamente 70 h • Alta ligação proteica • Biotransformação hepática, usando o citocromo P450 • Excreção renal • Não se sabe se passa para o leite humano • Pode ser administrada com ou sem alimentos

Ações de enfermagem	
Cuidados gerais	**Monitoração dos efeitos colaterais**
• Avaliar o nível de consciência • Atentar para a contraindicação do uso durante a gravidez • Alertar o paciente de que não é necessário estar em jejum para ingerir o medicamento • Orientar o paciente a ingerir à noite, antes de deitar • Administrar 1 x/dia	• Controlar náuseas, vômitos e diarreia • Atentar para agitação e alucinações • Monitorar perda de peso e inapetência • Monitorar queixas de astenia • Monitorar enzimas hepáticas • Controlar FC e PA com maior frequência • Monitorar o equilíbrio hídrico e eletrolítico • Tomar precauções contra convulsões • Monitorar o surgimento de cefaleia • Monitorar padrão de sono • Aplicar escala de avaliação de força muscular • Prevenir quedas • Orientar o paciente a evitar trabalhos com máquinas ou dirigir veículos

Controle de dosagem	
Adultos	**Crianças**
• Dose VO: 5 a 10 mg, dose única, preferencialmente à noite	• Dose: não há indicação
Formas farmacêuticas	**Nomes comerciais**
• Comprimidos revestidos (de 5 e 10 mg)	• Eranz® • Epez® • Ziledon® • Lábrea®

Saiba mais em: Souza ND de, Silva CR da, Silva VB. Donepezil no tratamento da doença de Alzheimer. Estudos. 2014;41(4):755-66.

TABELA 4.8 MEMANTINA.

Mecanismo de ação	Indicação	Efeitos colaterais	
Antagonista não competitivo, de moderada afinidade, dos receptores N-metil-D-aspartato (NMDA) do glutamato	Doença de Alzheimer moderada a avançada	• Cefaleia • Sonolência • Tontura • Constipação • Distúrbios de equilíbrio • Hipertensão • Dispneia • Alergia	• Disfunção hepática • Infecção fúngica • Confusão • Alucinações • Vômitos • Trombose • Depressão • Convulsão

Observações

• Beneficia a doença moderada a grave • Pode ser associado a inibidores de colinesterase • Esse receptor está ligado a áreas de aprendizado e memória • O fármaco impede que o excesso de glutamato atue sobre a sua molécula receptora no neurônio adjacente, evitando, assim, a entrada excessiva de cálcio, que levaria à morte neuronal • Esse fármaco não se desprende do receptor na vigência de ativação patológica	• Apresenta uma ação neuroprotetora contra a ativação excitotóxica de receptores de glutamato • Tem biodisponibilidade de 100% VO • Pico de ação entre 3 e 8 h • Ligação proteica ao redor de 45% • Não interfere no citocromo P450 • Excreção renal • Compromete a capacidade em conduzir veículos e operar máquinas • Necessita de ajuste de dose em insuficiência renal • É contraindicada na insuficiência hepática grave • Precaução deve ser tomada em pacientes com histórico de epilepsia • Deve ter avaliação de eficácia após 3 meses de uso, em razão da tolerância • É necessária cautela na administração simultânea com amantadina, dextrometorfano e cetamina

Ações de enfermagem

Cuidados gerais	Monitoração dos efeitos colaterais
• Avaliar nível de consciência • Atentar para a contraindicação do uso em crianças e em adolescentes • Atentar para a contraindicação do uso durante a gestação e na lactação • Não há necessidade de ingerir o medicamento em jejum	• Monitorar função intestinal • Prevenir queda • Controlar náuseas e vômitos • Atentar para ocorrência de sonolência, tontura e confusão mental • Monitorar o surgimento de cefaleia • Monitorar padrão de sono • Controlar o humor • Controlar o comportamento • Monitorar enzimas hepáticas • Tomar precauções contra convulsões • Controlar PA com maior frequência • Monitorar leucograma e coagulograma

(continua)

TABELA 4.8 *(Continuação)* **MEMANTINA.**

Controle de dosagem	
Adultos	**Crianças**
• Dose VO: a dose diária máxima é de 20 mg/dia. Para reduzir o risco de efeitos secundários, a dose de manutenção é atingida por meio do aumento gradual de 5 mg/semana ao longo das primeiras 3 semanas. Recomenda-se a administração de 1 comprimido (10 mg), 2 ×/dia	• Dose: não há indicação
Forma farmacêutica	**Nomes comerciais**
• Comprimidos revestidos: 10 mg	• Ebix® • Clomenac® • Heimer® • Zider® • Alois®

Saiba mais em: Araújo RS, Ponde MP. Eficácia da memantina na doença de Alzheimer em seus estágios moderado a grave. J Bras Psiquiatr. 2006;55(2):148-53.

 TABELA 4.9 RIVASTIGMINA.

Mecanismo de ação	Indicações	Efeitos colaterais	
• Inibidor pseudoirreversível da colinesterase (acetilcolinesterase e butirilcolinesterase)	• Problemas de memória e de demência nas doenças de Alzheimer e de Parkinson	• Fadiga • Astenia • Tontura • Cefaleia • Sonolência • Náuseas	• Vômitos • Dores abdominais • Inapetência • Confusão • Insônia
Observações			
• A inibição é lentamente reversível, de duração intermediária • Esta inibição simultânea pode trazer benefícios adicionais ao tratamento, já que a butirilcolinesterase pode estar aumentada nas fases mais avançadas da doença	• Pode causar maiores efeitos colaterais periféricos • Duração de ação ao redor de 8 h • Meia-vida de 1 a 2 h • Metabolismo hepático, não envolve o citocromo P450, não ocasionando interações medicamentosas • Excreção renal • Sem risco de hepatotoxicidade		
Ações de enfermagem			
Cuidado geral	**Monitoração dos efeitos colaterais**		
• Avaliar nível de consciência	• Controlar náuseas e vômitos • Prevenir quedas • Monitorar perda de peso e inapetência • Monitorar astenia • Monitorar ocorrência de cefaleia • Monitorar o equilíbrio hídrico e eletrolítico • Monitorar padrão de sono • Monitorar queixas álgicas (atenção à dor abdominal) • Controlar a dor		

(continua)

TABELA 4.9 (Continuação) RIVASTIGMINA.

Controle de dosagem	
Adultos	**Crianças**
• Dose VO: 1,5 a 6 mg, 2 x/dia (com as refeições) • Dose transdérmica: Exelon® Patch 5 (4,6 mg/24 h); Exelon® Patch 10 (9,5 mg/24 h) ou Exelon® Patch 15 (13,3 mg/24 h)	• Dose: não há indicação
Formas farmacêuticas	**Nomes comerciais**
• Cápsulas: 1,5; 3; 4,5; 6 mg • Adesivo transdérmico: 9, 18 e 27 mg • Frasco 2 mg/mℓ: embalagens contendo frascos de 50 ou 120 mℓ de solução oral + 1 seringa dosadora	• Exelon® • Vastigmina® • Exelon Patch®

Saiba mais em: Oliveira CMB de, Sakata RK, Issy AM, Garcia JBS. Cetamina e analgesia preemptiva. Rev Bras Anestesiol 2004;54(5):739-52.

Antianginosos

Esses fármacos têm como objetivo melhorar a perfusão miocárdica e/ou reduzir a sua demanda metabólica.

Dois grupos de fármacos produzem esses efeitos, pois são vasodilatadores: os nitratos orgânicos e os antagonistas de cálcio. Além deles, os antagonistas dos betarreceptores adrenérgicos, que diminuem a frequência cardíaca (FC), são utilizados por reduzirem a demanda metabólica do miocárdio.

As Tabelas 4.10 e 4.11 apresentam os principais fármacos antianginosos.

TABELA 4.10 DINITRATO DE ISOSSORBIDA, MONONITRATO DE ISOSSORBIDA.

Mecanismo de ação	Indicações	Efeitos colaterais

• Relaxam os músculos lisos dos vasos e também a musculatura esofágica e biliar
• Os nitratos são metabolizados e liberam óxido nítrico, que ativa a guanilato ciclase, aumentando a formação de GMPc, que ativa a proteína quinase G, que desfosforila as cadeias leves de miosina e sequestra cálcio intracelular, levando ao relaxamento vascular
	• São poderosos vasodilatadores. Atuam sobre as veias, reduzindo a pré-carga cardíaca e a reflexão da onda arterial, diminuindo a pós-carga também
	• Aliviam o espasmo coronariano e fazem redistribuição do fluxo coronariano no sentido das áreas isquêmicas, via vasos colaterais:
	  · Angina estável
	  · Angina de repouso
	  · Angina vasoespástica
	  · Insuficiência cardíaca crônica
	  · Insuficiência coronariana
		• Hipotensão postural
		• Cefaleia
		• Tolerância
		• Metemoglobinemia (rara)
		• Tontura
		• Náuseas

(continua)

TABELA 4.10 *(Continuação)* **DINITRATO DE ISOSSORBIDA, MONONITRATO DE ISOSSORBIDA.**

Observações	
• Não sofrem metabolismo de primeira passagem e têm alta biodisponibilidade • Meia-vida de aproximadamente 4 h • O uso concomitante com anti-histamínicos ou anti-hipertensivos aumenta o efeito hipotensor ortostático dos nitratos • Fármacos agonistas do sistema simpático podem reduzir o efeito do nitrato • Não necessitam de ajuste de dose em idosos nem na insuficiência renal ou hepática • Ação praticamente imediata via IV ou SL	• Excreção renal • Não são dialisáveis • O mononitrato de isossorbida é um metabólito ativo do vasodilatador dinitrato de isossorbida • Dinitrato sofre intenso metabolismo de primeira passagem • A meia-vida do dinitrato é de aproximadamente 12 min para comprimidos SL • Para o mononitrato, a meia-vida é de aproximadamente 5 h • O comprimido SL de dinitrato de isossorbida é recomendado para o tratamento das crises • Administração SL ou VO • O mononitrato é recomendado na prevenção da angina. Pode ser VO ou injetável, podendo a administração ser, nessa via, em *bolus*, diluído em SF ou SG 5%, ou intermitente em 2 a 3 h • Podem causar tolerância após exposição crônica

Ações de enfermagem	
Cuidados gerais	**Monitoração dos efeitos colaterais**
• Atentar para o uso concomitante com acetilcolina, anti-histamínicos ou anti-hipertensivos, pois aumenta o efeito hipotensor ortostático dos nitratos; com simpaticomiméticos, pode ter reduzido o seu efeito antianginoso • Monitorar dor precordial • Controlar a angina	• Fazer o controle da cefaleia, da hipotensão e das náuseas

Controle de dosagem	
Adultos	**Crianças**
• Dose VO: comprimido 20 mg 2 ×/dia e cápsula 50 mg/dia	• Dose VO: eficácia e segurança não estabelecidas

Formas farmacêuticas	Nomes comerciais*

• Comprimidos
  - Dinitrato de isossorbida (2,5 mg, 5 mg e 10 mg)
• Solução injetável
  - Mononitrato de isossorbida (10 mg/mℓ)
• Cápsula (de liberação prolongada 50 mg)
	• Coronar®
	• Cincordil®
	• Isocord®
	• Isordil®
	• Monocordil®
	• Vexel®

*Ha uma variação de dosagem para cada nome comercial.
Saiba mais em: Cesar LAM, Mansur AP, Ferreira JFM. Resumo executivo da Diretriz de doença coronária estável. Arq Bras Cardiol, 2015;4(105):328-38.

TABELA 4.11 NITROGLICERINA (VASODILATADOR DE AÇÃO DIRETA).

Mecanismo de ação	Indicações	
• Derivado do nitrato orgânico que se metaboliza rapidamente no fígado por uma nitrato-redutase • É metabolizado com liberação de óxido nítrico, que ativa a guanilato ciclase, aumentando a formação de GMPc, que ativa a proteína quinase G, desfosforilando as cadeias de miosina e sequestrando o cálcio intracelular, ocasionando o relaxamento vascular • Relaxa a musculatura lisa vascular (as veias sistêmicas e as grandes artérias) • Diminui o retorno venoso e a pressão diastólica no ventrículo esquerdo, diminuindo as necessidades de oxigênio miocárdico • Dilata os vasos arteriais de pouca resistência, melhorando a distribuição do fluxo coronariano	• Angina *pectoris*: em pacientes que não responderam à nitroglicerina SL e aos betabloqueadores • ICC que não melhora com o tratamento convencional • Tratamento de hipertensão pré-operatória • Ajuste do IAM	
	Efeitos colaterais	
	• Cefaleia • Náuseas e vômitos • Taquicardia • Hipotensão • Choque • Bradicardia	• Tontura • Metemoglobinemia • Tolerância • Prurido • Hiperemia facial
Observações		
• Tem ação muito mais potente na dilatação venosa do que na arterial • Tem pico de ação entre 2 e 5 min e duração do efeito por 5 a 10 min • Diluir 50 mg em 250 mℓ de SF 0,9% ou SG 5% e a administração deve ser intermitente • Nitroglicerina em dextrose a 5% ou cloreto de sódio a 0,9% não deve ser misturada com qualquer outra medicação • Interfere no efeito anticoagulante da heparina • Não se sabe se a nitroglicerina é excretada no leite humano • No caso de aplicação tópica, a retirada deve ser gradual • Cuidado em pacientes com hipoxemia arterial em decorrência de anemia, pois a biotransformação da nitroglicerina se encontra reduzida nesses casos	• Contraindicado em casos de estenose aórtica, mitral ou pericardite constritiva • A absorção de nitroglicerina por tubos de PVC é maior quando o tubo é longo, os índices de fluxo são baixos e a concentração de nitroglicerina na solução é elevada • Alguns filtros IV em linha absorvem a nitroglicerina, devendo ser evitados • A terapia poderá agravar a angina provocada pela cardiomiopatia hipertrófica • Evitar hipovolemia, pois pode agravar a hipotensão • Somente em situações controladas e extremamente necessárias deve ser administrada a gestantes • É incompatível com alteplase, dobutamina, nitroprussiato de sódio, levofloxacina, diazepam, hidantal, furosemida	
Ações de enfermagem		
Cuidados gerais	**Monitoração dos efeitos colaterais**	
• Preparar a medicação em frasco de vidro e equipo de polietileno • Misturar bem a solução para garantir diluição uniforme do medicamento • Infundir em bomba de infusão • Titular a dosagem inicial de acordo com a orientação clínica • Correr em via única • Administrar após diluição da ampola em SG 5% ou SF 0,9% em frasco de vidro. Assegurar a diluição uniforme do fármaco no frasco	• Monitorar perfis sanguíneos • Controlar cefaleia, náuseas, vômitos e síncope • Acompanhar os efeitos colaterais • Controlar os sinais vitais: PA e FC • Fazer o controle acidobásico: atenção para acidose metabólica • Controlar sangramento: controle de TTPA se paciente estiver usando heparina	

(continua)

TABELA 4.11 *(Continuação)* NITROGLICERINA (VASODILATADOR DE AÇÃO DIRETA).

Ações de enfermagem	
Cuidados gerais	**Monitoração dos efeitos colaterais**
• Atentar para não administrar com hemoderivados, pois causa hemólise • Atentar para estabilidade da solução diluída que fica física e quimicamente estável por até 48 h, à temperatura ambiente • Aplicar o adesivo 1 ×/dia em região limpa na pele, sem pelos e, de preferência, em locais de pouca movimentação • Atentar às incompatibilidades	• Atentar para interação medicamentosa com outros vasodilatadores, antagonistas dos canais do cálcio, inibidores da ECA, betabloqueadores, diuréticos, anti-hipertensivos, antidepressivos e neurolépticos, que reforçam o efeito hipotensor da nitroglicerina. O uso com antidepressivos também aumenta o risco de hipotensão
Controle de dosagem	
Adultos	**Crianças**
• Adesivo transdérmico: 25 mg e 50 mg • Dose IV: 100 a 400 mcg/mℓ • Dose SL: 5 mg	• Adesivo transdérmico e doses IV/SL não estabelecidos
Formas farmacêuticas	**Nomes comerciais**
• Comprimido (5 mg) • Solução injetável (25 mg/5 mℓ ou 50 mg/10 mℓ) • Adesivo transdérmico (25 e 50 mg)	• Nitradisc® • Tridil® • Nitroderm®

Antiarrítmicos

Em 1970, Vaughan Williams, baseado nos efeitos eletrofisiológicos dos fármacos, classificou os antiarrítmicos (que fazem a reversão química das arritmias) em quatro classes:
- Classe I: fármacos que bloqueiam canais de sódio. São subdivididos em Ia, Ib e Ic, inibem a propagação do potencial de ação em células excitáveis e reduzem a velocidade máxima de despolarização na fase zero do potencial de ação
- Classe II: fármacos antagonistas dos receptores β-adrenérgicos. A epinefrina pode causar arritmias por agir sobre o potencial de marca-passo e sobre a corrente de entrada de cálcio. Portanto, em várias situações clínicas nas quais há aumento da atividade simpática, é fundamental antagonizar os receptores beta-adrenérgicos
- Classe III: fármacos que prolongam o potencial cardíaco. Bloqueiam canais de potássio
- Classe IV: fármacos antagonistas de canais de cálcio. Tornam mais lenta a condução nos nós sinoatrial (SA) e atrioventricular (AV), podendo causar bloqueio AV parcial. A redução da entrada de cálcio reduz a pós-despolarização, suprimindo, assim, as extrassístoles.

As Tabelas 4.12 a 4.16 apresentam os principais fármacos antiarrítmicos.

TABELA 4.12 ADENOSINA.

Mecanismo de ação	Indicação
• Diminui a formação de impulsos no nó sinoatrial, diminui o tempo de condução no nó AV • O receptor A1 é responsável pelo efeito no nó AV e é ligado ao canal de potássio cardíaco ativado pela acetilcolina • A adenosina hiperpolariza o tecido de condução, tornando mais lenta a velocidade de potencial de marca-passo • Antiarrítmico classe A1, com ação imediata	• TSV
	Efeitos colaterais
	• Vermelhidão • Rubor facial • Dispneia • Hiperventilação • Dor torácica transitória • Broncoespasmo • Apneia e torpor • Bradicardia • Formigamentos (somem em 1 ou 2 min) • Após a cardioversão, pode ocorrer um curto período de bradicardia e ectopia ventricular ou assistolia

Observações	
• Primeira escolha para cardioversão da TSV, em pacientes estáveis ou quando não há disponibilidade do cardioversor elétrico ou antes da administração do choque sincronizado. É uma pentose biológica de meia-vida ultracurta (9 s), com eficácia em 70% dos casos • Biotransformação muito rápida, metabolizada por enzimas na superfície luminal vascular, o que faz seu efeito durar entre 20 e 30 s	• Eliminação por captação celular e na urina como metabólitos (ácido úrico como principal) • Contraindicada no bloqueio AV de 2º e 3º grau sem marca-passo. O fármaco não é usado para tratamento de manutenção ou profilaxia, apenas para conversão na crise

Ações de enfermagem	
Cuidados gerais	**Controle da arritmia**

• Atentar para a sequência da administração:
  · Instalar um sistema com duas dânulas em série junto à entrada do cateter ou outra forma de acesso (de preferência o acesso central)
  · Adaptar a seringa com a dose calculada de adenosina (0,1 mg/kg), a dânula mais próxima à veia, e uma seringa com 3 a 10 mℓ de SF 0,9% na entrada seguinte da dânula
  · Fechar o clampe do equipo para evitar refluxo da medicação na direção contrária
  · Abrir o sistema de dânulas direcionando o fluxo de ambas as seringas para o acesso venoso
  · Injetar a adenosina o mais rápido possível e, em seguida, injetar o SF 0,9%, empurrando da adenosina para o cateter e veia acima. Caso não ocorra a cardioversão na primeira dose, repetir com a dose dobrada (0,2 mg/kg) cerca de 2 min depois
  · Manter material de ressuscitação pronto para uso
	• Monitorar FC continuamente
	• Mensurar a PA
	• Avaliar o eletrocardiograma
	• Manter material e equipamentos de emergência, no caso de bradicardia importante e parada cardíaca

	Monitoração dos efeitos colaterais
	• Orientar o paciente sobre os possíveis efeitos colaterais • Avaliar a administração em pacientes asmáticos, pelo risco de broncoespasmo • Atentar para interação medicamentosa: pode ser antagonizado pela metilxantinas; pode ser ineficaz em paciente em uso de aminofilina e potencializada em pacientes usando carbamazepina ou dipiridamol

(continua)

TABELA 4.12 *(Continuação)* ADENOSINA.

Controle de dosagem	
Adultos	**Crianças**
• Dose IV: 0,1 mg/kg	• Dose IV: 0,1 mg/kg
Forma farmacêutica	**Nome comercial**
• Solução injetável (6 mg/2 mℓ)	• Adenocard®

Saiba mais em: Xavier LR. Tratamento farmacológico de arritmias em crianças: tratamento e posologia. Revista Latino Americana de Marcapasso e Arritmia. 2012;25(1):55-60.

TABELA 4.13 BLOQUEADORES DE CANAL DE CÁLCIO.

Mecanismo de ação	Indicações	Efeitos colaterais
• Bloqueia canais iônicos de cálcio sensíveis a voltagem, principalmente, no coração e no músculo liso • Classe IV	• Para prevenir recorrência de taquicardia supraventricular paroxística e reduzir a frequência ventricular em pacientes com fibrilação atrial (principalmente o verapamil); antianginoso (diltiazem); anti-hipertensivo (nifedipina e amlodipina)	• Cefaleia • Constipação (verapamil) • Edema pré-tibial (nifedipina) • Rubor facial • Existe risco de bloqueio cardíaco e insuficiência cardíaca com o verapamil • Hipotensão grave • Bradicardia
Observações		
• A adenosina é mais segura na vigência de TSV • Reduz a contratilidade por comprometer a condução atrioventricular • É bem absorvido VO • É extensamente metabolizado • O efeito vasodilatador se dá, principalmente, nos vasos de resistência, reduzindo, assim, a pós-carga • Dilata os vasos coronarianos, sendo utilizado em casos de angina	• O verapamil é mais cardiosseletivo e a nifedipina é mais seletiva para a musculatura lisa • Não deve ser usado em menores de 1 ano. O uso em recém-nascido pode provocar colapso vascular grave e fatal • Contraindicado em pacientes com insuficiência cardíaca muito grave, choque cardiogênico e hipotensão grave • Evitar associação a outros depressores miocárdicos	
Ações de enfermagem		
Cuidados gerais	**Controle da arritmia**	
• Os comprimidos devem ser ingeridos, preferencialmente, com a alimentação ou logo depois. Os comprimidos devem ser engolidos com um pouco de água, sem serem mastigados • Em função do seu efeito anti-hipertensivo e dependendo da resposta individual, o cloridrato do verapamil pode afetar a habilidade de reação a ponto de prejudicar a habilidade de dirigir um veículo, de operar máquinas ou de trabalhar sob circunstâncias perigosas	• Controle da PA e FC • Observar regressão da angina e das arritmias	
	Monitoração dos efeitos colaterais	
	• Orientar os pacientes sobre os efeitos colaterais • Atentar para o aparecimento de constipação • Avaliar edemas periféricos • Monitorar dor e ocorrência de cefaleia	

(continua)

TABELA 4.13 *(Continuação)* BLOQUEADORES DE CANAL DE CÁLCIO.

Controle de dosagem	
Adultos	**Crianças**

• Hipertensão
  ◦ Dose VO: 80 a 120 mg/dose por 3 dias antes das refeições
  ◦ A dose máxima diária não deve passar de 480 mg para tratamentos longos, ainda que uma dose maior que esta possa ser usada para tratamentos curtos
• Arritmias de emergência
  ◦ Dose IV: 2,5 a 5 mg entre 2 e 3 min
  ◦ Dose de manutenção VO: 240 a 480 mg/dia dividido em 3 a 4 doses
  ◦ Dose de manutenção IV contínua: 5 mcg/kg/min
	• Hipertensão
	  ◦ Dose VO: 4 a 8 mg/kg/dia dividido em 3 doses
	  ◦ Dose IV: 0,1 a 0,3 mg/kg/dose
	• Arritmias de emergência
	  ◦ De 1 a 16 anos dose IV: 0,1 a 0,3 mg/kg/dose; na primeira dose, em 2 min
	  ◦ > 1 ano dose de manutenção VO: 3 a 8 mg/kg/dia dividido em 3 doses

Formas farmacêuticas	**Nomes comerciais**
• Comprimidos (40, 80, 120, 240 mg) • Solução injetável (5 mg/2 mℓ)	• Dilacoron® • Verapamil® • Dilacor® • Veramil® • Veracoron® • Vasoton® • Cordilat® • Veraval®

 ### TABELA 4.14 CLORIDRATO DE AMIODARONA.

Mecanismo de ação	Indicações
• Antiarrítmico classe III • Tem mais de um mecanismo de ação • Prolonga a duração do potencial de ação nos tecidos, sem afetar, significativamente, o potencial de membrana, pois bloqueia canais de potássio	• Fibrilação ou taquicardia ventricular sem pulso refratário a duas tentativas de desfibrilação
Efeitos colaterais	
• Hipotensão por vasodilatação • Inotropismo negativo • Insuficiência cardíaca • Bradicardia • Bloqueio AV • Fraqueza muscular • Tontura • Parestesia • Incoordenação • Fotossensibilidade	• Anorexia • Náuseas • Vômitos • Constipação • Aumento do QT • O uso contínuo provoca distúrbios da tireoide em decorrência da grande quantidade de iodo. Isso tem importância quando o doente usa cronicamente
Observações	
• Pela toxicidade, é importante fazer checagem da função hepática a cada 6 meses, monitoração da função tireoidiana e pulmonar, dosagem de nível sérico no plasma e exames oftalmológicos • Contraindicado nos pacientes com bloqueio AV ou distúrbio de condução trifascicular em pacientes sem marca-passo, QT longo, choque cardiogênico ou hipotensão grave, doença tireoidiana, disfunção grave do nó sinusal ou bradicardia sinusal	• Absorção lenta e variável • Biotransformação ampla no fígado • Ação antiarrítmica que varia de 2 a 3 dias a 2 a 3 meses • Eliminação biliar

(continua)

TABELA 4.14 *(Continuação)* **CLORIDRATO DE AMIODARONA.**

Ações de enfermagem	
Cuidados gerais	**Controle da arritmia**
• Orientar os pacientes com alterações gastrintestinais ou com dosagem maior que 1 g/dia a ingerirem o comprimido durante a refeição • Manter o paciente em observação e com monitoração contínua, quando a infusão for IV • Evitar correr em equipo, pois libera substância potencialmente tóxica em contato com plásticos • Avaliar a administração em idosos, pois são mais propensos aos efeitos neurotóxicos e dos hormônios tireoidianos	• Observar e controlar ocorrência de arritmias e distúrbio hemodinâmico • Realizar ECG periodicamente • Avaliar a administração em pacientes com hipopotassemia, pelo risco de ineficácia do fármaco • Avaliar a administração em pacientes com insuficiência cardíaca, pela possibilidade de deterioração hemodinâmica
Manutenção da integridade tecidual	**Monitoração dos efeitos colaterais**
• Atentar ao risco de flebite quando administrado em veia periférica • Diluir o fármaco IV em SG 5% e administrar em bomba de infusão, quando for prescrita para manutenção	• Monitorar os exames laboratoriais da função hepática e tireoidiana • Monitorar a função tireoidiana do lactente em aleitamento materno, pela excreção de 25%, orientando a nutriz sobre os riscos • Controlar PA em intervalos curtos, de 15 em 15 min • Atentar para interação medicamentosa: pode aumentar a ação dos anticoagulantes cumarínicos e a ação e os efeitos tóxicos dos digitálicos, da fenitoína e de outros antiarrítmicos; o risco de arritmias associadas aos diuréticos espoliadores de potássio; a fotossensibilidade se administrado com produtos fotossensíveis
Controle de dosagem	
Adultos	**Crianças**
• Dose de ataque VO: entre 800 e 1.600 mg/dia • Dose de manutenção VO: entre 200 e 600 mg/dia • Dose de ataque IV: aproximadamente, 1.000 mg nas primeiras 24 h	• Dose de ataque VO: entre 10 e 20 mg/kg/dia • Dose de manutenção VO: entre 5 e 10 mg/kg/dia • Dose de ataque IV: 5 mg/kg
Nome comercial	
• Ancoron®	

Saiba mais em: Souza FM, Pohl B. Bloqueio atrioventricular adquirido por uso de amiodarona. Relato de caso. Rev Bras Clin Med. 2011;9(3):245-8.

TABELA 4.15 CLORIDRATO DE PROCAINAMIDA.

Mecanismo de ação	Efeitos colaterais	
• Bloqueador de canal de sódio • Grupo IA • Diminui a excitabilidade, a velocidade de condução e a automaticidade miocárdica • Deprime a fase 0 da despolarização e prolonga a duração do potencial de ação • Ação depressora direta sobre os nós SA e AV	• Náuseas • Vômitos • Anorexia • Diarreia • Urticária • Febre medicamentosa • Confusão • Agranulocitose e trombocitopenia • Hipotensão • Taquicardia	• Depressão miocárdica • Bloqueio AV • Arritmias ventriculares • Prolongamento excessivo do potencial de ação • Indução da arritmia *torsades de pointes* • Síncope • Efeitos relacionados com o lúpus com uso a longo prazo
Indicações		
• Arritmias ventriculares e supraventriculares		

Observações	
• Contraindicado o uso em pacientes com bloqueio AV sem marca-passo, QT prolongado previamente • Biotransformação ocorre no fígado	• Efeito máximo oral entre 60 e 90 min, IM entre 15 e 60 min e IV imediato • Eliminação pela urina • Absorção VO e IM rápida e IV imediata

Ações de enfermagem

Cuidados gerais	Monitoração dos efeitos colaterais
• Administrar VO 1 h antes da refeição ou 2 h depois • Orientar o paciente a ingerir o medicamento sempre na mesma hora do dia • Orientar o paciente que recebeu a medicação injetável anteriormente a iniciar VO após 3 a 4 h	• Orientar o paciente sobre os efeitos colaterais • Analisar administração em pacientes com diminuição da função renal ou insuficiência cardíaca, pelo risco de toxicidade • Atentar para interação medicamentosa: potencializa efeitos cardíacos quando associado a outros antiarrítmicos; produz maior queda da PA se associado aos anti-hipertensivos; aumenta o efeito dos bloqueadores neuromusculares; potencializa arritmias cardíacas; pode aumentar os efeitos de leucopenia e plaquetopenia associado aos depressores da medula óssea; antagonista de antimiastênicos • Monitorar nível sérico de procainamida e N-acetilprocainamida • Orientar o paciente sobre os riscos de dirigir veículos ou executar tarefas que exijam atenção • Monitorar hemograma completo • Atentar ao risco de hipotensão grave, tendo disponíveis medicamentos de correção do quadro (norepinefrina e fenilefrina)
Controle da arritmia	
• Monitorar PA e ECG • Analisar administração em idosos, mais sensíveis às doses usuais	

Controle de dosagem

Adultos	Crianças
• Dose de ataque IV: entre 50 e 100 mg/dose, repetir a cada 10 min até efeito ou redução da PA ou aumento do QRS • Dose de manutenção VO: entre 250 e 500 mg × 4-8 doses diárias • Dose de manutenção IV: de 3 a 4 mg/min	• Dose de ataque IV: 15 mg/kg, correr em 30 min sob vigilância da PA e ECG; interromper se efeito ou redução da PA ou aumento do QRS • Dose de manutenção VO: 15 a 50 mg/kg/dia divididos em 4-6 doses diárias • Dose de manutenção IV: de 5 a 15 mg/kg/dose em 30 min × 4-6 doses diárias

Formas farmacêuticas	Nome comercial
• Comprimidos (300 mg) • Solução injetável IM e IV (500 mg/5 mℓ)	• Procamide®

TABELA 4.16 PROPRANOLOL.

Mecanismo de ação	Indicações	Efeitos colaterais
• Bloqueio do beta-adrenoreceptor • Classe II • Bloqueio do canal de sódio e prolongamento da duração do potencial de ação • Lentifica a automaticidade do nó SA e a velocidade de condução do nó AV	• Controle da frequência cardíaca: TSV por reentrada ou com foco automático (juncional, ectópica, multifocal) com QRS estreito, quando não controlada com manobra vagal e adenosina em pacientes com boa função ventricular • Controle da FC na FA ou *flutter* em pacientes com boa função ventricular • Prevenção do infarto recorrente e da morte súbita	• Fadiga e/ou lassitude (frequentemente transitória) • Bradicardia • Extremidades frias, fenômeno de Raynaud • Distúrbios do sono e pesadelos • Broncoespasmo • Hipotensão • Infarto do miocárdio • Disfunção sexual • Distúrbios gastrintestinais
Observações		
• Efeitos adversos: bradicardias, desaparecimento da condução do nó AV e hipotensão • Contraindicado em pacientes com BAV de segundo ou terceiro grau, hipotensão, insuficiência cardíaca congestiva grave e doenças pulmonares com broncoespasmo por seu efeito broncoconstritor	• Não deve ser usado em pacientes com Wolff-Parkinson-White (WPW), porque pode causar, paradoxalmente, aumento da resposta ventricular • Atenolol é mais específico antagonista beta 1 que o propranolol, que também é antagonista beta 2, por isso há maior chance de broncoespasmo com o propranolol	
Ações de enfermagem		
Cuidados gerais	**Monitoração dos efeitos colaterais**	
• Controlar os sinais vitais, principalmente FC pelo risco de bradicardia	• Orientar os pacientes com relação aos efeitos colaterais • Avaliar padrão respiratório • Aquecer extremidades • Avaliar edema • Orientar quanto à diminuição da capacidade sexual • Monitorar sinais de fraqueza, tontura e cansaço • Monitorar distúrbios gastrintestinais • Monitorar padrão de sono	
Controle de dosagem		
Adultos	**Crianças**	
• Dose VO: 10 a 80 mg, 3 x/dia. Doses maiores (até 640 mg/dia) podem ser necessárias para suprimir as arritmias ventriculares crônicas • Dose IV: 1 mg/kg	• Dose VO: 0,5 a 1,0 mg/kg/dia dividido em 2 ou 4 doses • Dose IV: 0,1 mg/kg/dose dividido em 3 a 4 doses • Podem ser usados até 16 mg/kg diariamente, a critério médico	
Forma farmacêutica	**Nomes comerciais**	
• Comprimidos (40 mg) • Ampola (1mg)	• Propranol® • Pranolol® • Inderal® • Rebaten LA®	• Antitensin® • Hipernolol® • Propranolol Ayerst®

Saiba mais em: Brasil. Cebrim. Conselho Federal de Farmácia. Tartarato de metoprolol e succinato de metoprolol apresentam diferenças farmacocinéticas, não sendo possível a intercambialidade entre eles. São Paulo, 2014 (nota técnica 012014).

Antibióticos

São substâncias que têm a capacidade de inibir o crescimento e/ou destruir microrganismos. Podem ser produzidos por bactérias ou por fungos ou ser total ou parcialmente sintéticos.

O principal objetivo do uso de um antibiótico é prevenir ou tratar uma infecção, diminuindo ou eliminando os organismos patogênicos e, se possível, preservando os germes da microbiota normal.

O emprego indiscriminado dos antibióticos é responsável pelo desenvolvimento de resistência microbiana.

São exemplos de antibióticos:

- Os que interferem na síntese ou ação do folato (trimetropin, sulfonamidas)
- Os betalactâmicos (penicilinas, cefalosporinas, outros)
- Os que comprometem a síntese proteica bacteriana (aminoglicosídeos, macrolídeos, lincosamidas, tetraciclinas)
- Os que alteram a topoisomerase (fluoroquinolonas).

As Tabelas 4.17 a 4.39 apresentam os principais fármacos antibióticos.

TABELA 4.17 ALBENDAZOL (BENZIMIDAZOL, ANTI-HELMÍNTICO).

Mecanismo de ação	Indicações	Efeitos colaterais
• Impede a absorção de glicose pelo parasita ao interromper a função microtubular	• Teníase, cisticercose, hidatidose, ascariose, ancilostomose, tricuriose, estrongiloidose e microsporidiose	• No uso prolongado, podem ocorrer hepatite e icterícia obstrutiva, que são reversíveis com a suspensão do tratamento • Diarreia, dor abdominal e migração ectópica de Ascaris lumbricoides são achados ocasionais
Observações		
• Não é dialisável • Não precisa de ajuste de dose na insuficiência renal • Dexametasona, cimetidina e praziquantel aumentam os níveis séricos do metabólito ativo do albendazol • É contraindicado na lactação	• Metabolização hepática • Dexametasona e prazinquantel podem aumentar os níveis plasmáticos do albendazol • Inibe o citocromo P450 • Apenas 10% é absorvido depois da administração VO • É rapidamente metabolizado em primeira passagem • Excreção renal e biliar	
Ações de enfermagem		
Cuidados gerais	Monitoração dos efeitos colaterais	
• Os comprimidos podem ser mastigados, triturados ou misturados aos alimentos e a suspensão pode ser misturada a outros líquidos • Deve ser administrado com uma refeição rica em gordura, que aumenta a biodisponibilidade • Orientar cuidados de higiene	• Orientar o paciente sobre os efeitos colaterais • Atentar para náuseas e vômitos • Monitorar função hepática • Avaliar ocorrência de icterícia • Controle de sinais vitais • Controlar e monitorar sinais de anafilaxia • Monitorar ocorrência de alterações gastrintestinais, como diarreia e dor abdominal	

(continua)

TABELA 4.17 *(Continuação)* ALBENDAZOL (BENZIMIDAZOL, ANTI-HELMÍNTICO).

Controle de dosagem	
Adultos e crianças	**Idosos**

• *Ascaris lumbricoides*, *Necator americanus* e *Trichuris trichiura*:
  • Adultos e crianças acima de 2 anos, 400 mg (2 comprimidos de 200 mg)
  • Crianças de 1 a 2 anos, 200 mg (1 comprimido de 200 mg)
  • Suspensão oral: 10 mℓ da suspensão a 4% (dose única)
• *Enterobius vermicularis*, *Ancylostoma duodenale*:
  • Adultos e crianças acima de 2 anos, 400 mg (2 comprimidos de 200 mg)
  • Suspensão oral: 10 mℓ da suspensão a 4% (dose única)
• *Strongyloides stercoralis*, *Taenia* sp, *Hymenolepis nana*:
  • Adultos e crianças acima de 2 anos, 400 mg (2 comprimidos de 200 mg)
  • Suspensão oral: 10 mℓ da suspensão a 4% (1 dose/dia durante 3 dias)
• Giardíase (*Giardia lamblia*, *G. duodenalis*, *G. intestinalis*):
  • Crianças de 2 a 12 anos, 400 mg (2 comprimidos de 200 mg)
  • Suspensão oral: 10 mℓ da suspensão a 4% (1 dose/dia durante 5 dias)
	• A experiência com pacientes de 65 anos ou mais é limitada. Os dados indicam que nenhum ajuste de dosagem é necessário, entretanto, o albendazol deve ser usado com precaução em pacientes idosos com evidência de insuficiência hepática

Formas farmacêuticas	**Nomes comerciais**
• Comprimido (400 mg) • Suspensão (40 mg/mℓ)	• Zolben® • Zentel®

 TABELA 4.18 AMICACINA – AMINOGLICOSÍDEOS.

Mecanismo de ação	Indicações	Efeitos colaterais
• Inibe a síntese proteica bacteriana	• Tratamentos a curto prazo de infecções graves causadas por cepas sensíveis de bactérias Gram-negativas, incluindo *Pseudomonas* sp, *Escherichia coli*, *Proteus* sp, *Providencia* sp, *Klebsiella* sp, *Enterobacter* sp, *Serratia* sp e *Acinetobacter* sp, e o Gram-positivo *Staphylococcus*	• Nefrotoxicidade • Ototoxicidade • Insuficiência renal aguda • Neurotoxicidade • Eosinofilia • Febre • Anafilaxia
Observações		
• Aminoglicosídeo de maior espectro • Altamente polarizado • Causa oto e nefrotoxicidade, além de toxicidade vestibular • Excreção renal • Exige ajuste de dose na insuficiência renal • Não exige ajuste de dose na insuficiência hepática • É dialisável • O nível sérico deve ser monitorado • Pode ocorrer resistência • Cruza a barreira placentária, mas não a hematoencefálica	• Chega ao leite materno • Tem baixa penetração no SNC • O uso na gestação deve ser restrito a casos essenciais • Meia-vida plasmática entre 2 e 3 h • Deve-se fazer dosagem sérica • É incompatível com: alopurinol, aminofilina, anfotericina B, cefalosporinas, cloreto de potássio, dexametasona, eritromicina, fenitoína, heparina, penicilina e tiopental • Furosemida potencializa os efeitos ototóxicos • Os fármacos anfotericina B, cefalotina, vancomicina, anti-inflamatórios não esteroidais, ciclosporinas, enfluran e metoxiflurano aumentam a nefrotoxicidade • Nível sérico terapêutico: 8 a 16 mcg/mℓ	

(continua)

TABELA 4.18 *(Continuação)* AMICACINA – AMINOGLICOSÍDEOS.

Ações de enfermagem	
Cuidados gerais	**Monitoração dos efeitos colaterais**
• Administrar IM e IV • Observar a estabilidade de 24 h em temperatura ambiente • Diluir em 100 a 200 mℓ de SF 0,9%, SG 5% e Ringer lactato • Ajustar dose em idosos	• Orientar o paciente sobre os efeitos colaterais • Avaliar e monitorar alterações neurológicas, como paralisias • Avaliar audição e queixas otológicas • Controlar os sinais vitais • Controlar e monitorar sinais de anafilaxia • Monitorar leucograma • Monitorar e controlar os níveis séricos • Monitorar níveis de ureia e de creatinina durante o tratamento • Avaliar padrão urinário
Cuidados com a infusão	
• Atentar para o período de infusão, que deve ser lenta ou de 30 a 60 min	

Controle de dosagem	
Adultos	**Crianças**
• Doses IV e IM: 15 mg/kg/dia dividido em 2 a 3 doses	• Doses IV e IM: de 15 a 22,5 mg/kg/dia dividido em 2 a 3 doses
Forma farmacêutica	**Nomes comerciais**

• Solução injetável (100, 250 e 500 mg/2 mℓ)	• Amicilon®
	• Novamin®
	• Amicilion®
	• Bactomicin® • Amicalin®
	   • Amikin®
	   • Emisgenta®

TABELA 4.19 AMOXICILINA + CLAVULANATO DE POTÁSSIO – PENICILINA + INIBIDOR DE BETALACTAMASE.

Mecanismo de ação	Indicações	Efeitos colaterais
• Betalactâmico • Interfere na síntese da parede celular bacteriana • Inibidor da betalactamase	• Otite média, sinusite e infecções causadas por organismos suscetíveis, envolvendo o trato respiratório inferior, a pele e a estrutura da pele e do trato urinário • Mesmo espectro que amoxicilina com cobertura adicional de produtores de betalactamase	• Diarreia • Dor abdominal • Náuseas • Urticária • Febre • Candidíase vaginal • Colite pseudomembranosa

Observações	
• Ação bactericida • Antibiótico de amplo espectro com a propriedade de atuar contra microrganismos Gram-positivos e Gram-negativos, produtores ou não de betalactamases • Boa absorção entérica e parenteral • Administração VO e IV • Se administrado com alimentos, minimiza a intolerância gastrintestinal	• Exige ajuste na insuficiência renal • Não exige ajuste na insuficiência hepática • Moderadamente dialisável • Diminui a eficácia de contraceptivos orais • Na presença de alopurinol, pode desencadear *rush* cutâneo • É seguro durante a amamentação • Deve-se ter cautela ao administrar em gestantes

(continua)

TABELA 4.19 *(Continuação)* **AMOXICILINA + CLAVULANATO DE POTÁSSIO – PENICILINA + INIBIDOR DE BETALACTAMASE.**

Observações	
• Como com outras penicilinas, a principal via de eliminação da amoxicilina é pelos rins, enquanto, para o clavulanato, os mecanismos de eliminação são renal e não renal • Excreção renal durante as primeiras 6 h após a administração	• Em pacientes com suspeita de mononucleose, pode ocorrer *rush* cutâneo • Podem ser necessários ajustes de dose de anticoagulantes orais para manter o nível desejado de anticoagulação • Deve ser usado com cautela em pacientes que apresentam evidência de disfunção hepática

Ações de enfermagem	
Cuidados gerais	**Monitoração dos efeitos colaterais**
• Orientar o paciente a ingerir o medicamento no início da refeição, para otimizar a absorção • Observar que a estabilidade da solução oral é de 10 dias sob refrigeração; IV por 4 h em temperatura ambiente; e 8 h sob refrigeração • Administrar IV em *bolus* lentamente ou diluído 500 mg em 50 mℓ de SF 0,9% ou Ringer lactato em cerca de 30 min • Orientar o paciente a não quebrar nem mastigar o medicamento • Orientar quanto à ingestão de álcool, que deve ser evitada durante os dias após o tratamento com amoxicilina e clavulanato de potássio	• Orientar o paciente sobre os efeitos colaterais • Observar e comunicar alterações gastrintestinais, como diarreia e dor abdominal – diarreia prolongada pode indicar colite pseudomembranosa e o medicamento deve ser suspenso imediatamente • Atentar para náuseas e vômitos • Avaliar reações alérgicas • Monitorar sinais de candidíase vaginal • Controlar os sinais vitais • Controlar os exames laboratoriais, como coagulograma, atentando para o tempo de protrombina

Controle de dosagem	
Adultos	**Crianças**
• Dose VO: 250 a 500 mg/dose 2 a 3 x/dia ou de 500 a 875 mg/dose 2 x/dia • Dose VO: 2 g/dose por 7 a 10 dias (sinusite e pneumonia) • Dose IV: 1 g dividido em 3 a 4 doses	• Dose VO: 30 a 50 mg/kg/dia dividido em 3 doses • Dose IV: 25 mg/kg/dia dividido em 3 doses

Formas farmacêuticas	Nomes comerciais
• Comprimidos (500 mg + 125 mg e 875 mg + 125 mg) • Suspensão (125 mg + 31,2 mg/5 mℓ; 200 mg + 28,5 mg/5 mℓ; 250 mg + 62,5 mg/5 mℓ; 400 mg + 57 mg/5 mℓ) • Solução injetável (500 mg + 100 mg/10 mℓ; 1.000 mg + 2.000 mg/20 mℓ)	• Novamox® • Clavulin® • Clav-air® • Clavulin-IV® • Clavulin-BD® • Clavoxil-BID® • Betaclav-BD® • Clavoxil® • Sigma-Clav BD® • Policlavumoxil®

Saiba mais em: Bernarde GEC, Pereira BWG. Amigdalites. RBM. 2010;67(10):352-8.

TABELA 4.20 AMOXICILINA – PENICILINA.

Mecanismo de ação	Indicações	Efeitos colaterais
• Interfere na síntese da parede celular das bactérias	• Rinossinusite • Otite média aguda • Infecção urinária • Infecções respiratórias • Faringite bacteriana • Febre tifoide e profilaxia da endocardite bacteriana	• Náuseas • Vômitos • Diarreia • Prurido • Irritação gastrintestinal • Febre • Eritema cutâneo • Reações anafiláticas • Convulsões

Observações

- Tem ação bactericida
- Tem ação para Gram-positivos, Gram-negativos e anaeróbios (*clostridium*)
- Boa absorção VO
- Excreção renal

- Exige ajuste de dose na insuficiência renal
- É dialisável
- Diminui a eficácia dos contraceptivos orais
- É segura na gestação e durante a amamentação

Ações de enfermagem

Cuidados gerais	Monitoração dos efeitos colaterais
• Observar que a suspensão oral é estável por 7 dias em temperatura ambiente ou por 14 dias sob refrigeração • Agitar o frasco antes de cada administração • Administrar a suspensão com ou sem alimentos **Cuidados cutâneos** • Atentar para a ocorrência de eritema cutâneo e prurido	• Orientar o paciente sobre os efeitos colaterais • Observar e comunicar alterações gastrintestinais, como diarreia e irritação gastrintestinal • Atentar para cefaleia, náuseas, vômitos e tontura • Atentar para convulsões

Controle de dosagem

Adultos	Crianças

• Dose VO: 500 mg/dose 3 x/dia
• Dose única VO: 3 g + 1 g de Probenecid® (gonorreia)
	• < 20 kg
	  - Dose VO: 25 a 50 mg/kg/dia dividido em 3 doses
	• > 20 kg
	  - Dose VO: 250 a 500 mg/dose 3 x/dia
	• > 2 anos
	  - Dose única VO: 50 mg/kg + 25 mg de Probenecid® (gonorreia)

Formas farmacêuticas	Nomes comerciais	
• Pó para suspensão oral (125 mg/5 mℓ; 250 mg/5 mℓ e 500 mg/5 mℓ) • Cápsula (500 mg)	• Amoxil® • Amoxifar® • Amplamox® • Penvicilin® • Novoclin® • Amoxi-Ped® • Amoxidil® • Amoximed® • Amoxitan® • Camoxin® • Cibramox® • Amox-sem®	• Amoflux® • Uni Amox® • Amoxibron® • Amoxina® • Polimoxil® • Neo Moxilin® • Duzimicin® • Novoxil® • Amoxipen® • Ariproxina® • Licilon® • Velamox®

TABELA 4.21 AMPICILINA + SULBACTAM – PENICILINA E INIBIDOR DE BETALACTAMASE.

Mecanismo de ação	Indicações	Efeitos colaterais
• É uma combinação composta de ampicilina, um antibiótico betalactamase sensível, e sulbactam, um inibidor de betalactamases • Interfere na parede celular das bactérias	• Infecções bacterianas sensíveis, envolvidas com a pele e estrutura da pele, infecções intra-abdominais, infecções ginecológicas, otite, amigdalite, celulite, sinusite • Tem o mesmo espectro que a ampicilina com cobertura adicional de produtores de betalactamase, como: *S. aureus*, *H. influenzae*, *E. coli*, *Klebsiella*, *Acinetobacter*, *Enterobacter* e anaeróbios	• Diarreia • Dor abdominal • Náuseas e vômitos • Urticária • Febre • Candidíase vaginal

Observações	
• A adição de sulbactam amplia o espectro antimicrobiano de ampicilina • Tem efeito bactericida • Tem amplo espectro para bactérias Gram-positivas e Gram-negativas • Apresenta boa absorção	• Exige ajuste na insuficiência renal • Não é necessário ajuste de dose na insuficiência hepática • É dialisável • Diminui a eficácia dos contraceptivos orais

Ações de enfermagem	
Cuidados gerais	**Monitoração dos efeitos colaterais**
• Atentar para a contraindicação de uso durante a gestação e na amamentação • Administrar IM (pode usar lidocaína a 2%) ou IV • Diluir em SF 0,9% ou SG 5% e administrar entre 15 e 30 min • Atentar para estabilidade de 1 h da solução reconstituída em temperatura ambiente • Observar a estabilização da solução diluída em 8 h em temperatura ambiente e 48 h sob refrigeração, se diluído com soro fisiológico • Observar a estabilização da solução diluída em 2 h em temperatura ambiente e 4 h sob refrigeração • Atentar para recomendação da variação da dose de acordo com a gravidade da doença e da função renal do paciente • Manter o tratamento normalmente até 48 h após febre e outros sintomas desaparecerem • Administrar o ciclo normalmente, por 5 a 14 dias, mas este período pode ser estendido ou, nos casos de doenças mais graves, ampicilina adicional pode ser administrada	• Orientar o paciente sobre os efeitos colaterais • Observar e comunicar alterações gastrintestinais, como diarreia e dor abdominal • Atentar para náuseas e vômitos • Monitorar sinais de candidíase vaginal • Monitorar temperatura com maior frequência **Cuidados cutâneos** • Atentar para ocorrência de urticária

Controle de dosagem	
Adultos	**Crianças**
• Dose usual: 1 a 2 g/dose 4 ×/dia • Dose profilática cirúrgica: 1,5 a 3 g antes da anestesia • Dose única IV: 1,5 g (gonorreia)	• Dose: de 50 a 200 mg/kg/dia dividido em 4 a 6 doses

(continua)

TABELA 4.21 *(Continuação)* AMPICILINA + SULBACTAM – PENICILINA E INIBIDOR DE BETALACTAMASE.

Formas farmacêuticas	Nomes comerciais
• Suspensão (125 mg/5 mℓ) • Comprimido revestido (187 mg) • Solução injetável (500, 1.000 e 2.000 mg/5 mℓ)	• Unasyn® • Sulbacter®

 TABELA 4.22 ANFOTERICINA – DESOXICOLATO, ANTIFÚNGICO, POLIÊNICO.

Mecanismo de ação	Indicações	Efeitos colaterais
• Interage com a membrana celular do fungo, alterando alguns de seus componentes	• Candidíase • Criptococose • Aspergilose invasiva • Blastomicose pulmonar grave e extrapulmonar • Histoplasmose pulmonar grave, crônica ou disseminada • Coccidioidomicose grave, extrapulmonar ou em pacientes com insuficiência renal crônica • Imunodeprimidos, nos neonatos e nas gestantes	• Nefrotoxicidade • Idiossincrasia – necrose tubular aguda (rara) ou acúmulo da dose em decorrência do uso prolongado • Acidose tubular renal • Espoliação renal de potássio e de magnésio • Anemia hipocrômica e normocítica • Trombocitopenia • Leucopenia • Eosinofilia • Cefaleia • Prostração • Hipersensibilidade • Febre • Calafrios • Broncoespasmo • Anafilaxia • Perda auditiva • Náuseas e vômitos • Insuficiência hepática aguda
Observações		
• Não necessita de ajuste em insuficiência renal prévia. Se ocorrer aumento da creatinina causado pela anfotericina B, reduzir a dose em 50% ou administrar dose total em dias alternados • Incompatível com cloreto de sódio	• O uso com aminoglicosídeos aumenta o risco de nefrotoxicidade • Atravessa a barreira placentária • Não indicada na lactação • Pouco dialisável	
Ações de enfermagem		
Cuidados gerais	**Monitoração dos efeitos colaterais**	
• Diluir o pó liofilizado em soro glicosado com uma concentração final de 0,1 mg/mℓ para administração em veia periférica. Deve-se diluir em 250 a 500 mℓ de SG 5%	• Orientar o paciente sobre os efeitos colaterais • Atentar para náuseas e vômitos • Monitorar eletrólitos • Monitorar leucograma e hemograma • Monitorar função hepática e renal • Controlar os sinais vitais	

(continua)

TABELA 4.22 *(Continuação)* ANFOTERICINA – DESOXICOLATO, ANTIFÚNGICO, POLIÊNICO.

Cuidados gerais	Monitoração dos efeitos colaterais
• Estabilidade de 24 h em temperatura ambiente	• Controlar e monitorar sinais de anafilaxia • Monitorar padrão urinário e aspecto da urina • Monitorar *clearance* de creatinina • Avaliar e monitorar alteração auditiva • Avaliar e monitorar ausculta pulmonar • Monitorar ocorrência de dor: cefaleia

Ações de enfermagem	
Cuidados cutâneos	**Cuidados com a infusão**
• Prevenir flebite • Monitorar o aparecimento de flebite	• Atentar para o período de infusão, que deve ser lenta, ao longo de 4 a 6 h por infusão contínua

Controle de dosagem	
Adultos	**Crianças**

• Dose IV:
  · Inicial: 0,25 mg/kg
  · Manutenção: 0,5 a 0,7 mg/kg
• Obs.: com variação da dosagem dependendo do fungo identificado
	• Dose IV: 0,5 a 1 mg/kg/dia

	Idosos
	• Não há recomendações especiais para pacientes idosos

Forma farmacêutica	Nomes comerciais
• Solução injetável: 50 mg/frasco	• Anfotericina B® • Anforicin® • Fungizon®

 TABELA 4.23 AZITROMICINA – MACROLÍDEOS.

Mecanismo de ação	Indicações	Efeitos colaterais
• Sua ação pode ser bactericida ou bacteriostática • Atua inibindo a síntese de proteínas nas bactérias	• Infecções bacterianas de vias respiratórias, de tecidos moles e de pele • Sinusite aguda • Tratamento e profilaxia de micobactérias atípicas em pacientes com Aids • Uretrites e cervicites	• Náuseas • Diarreia • Dor abdominal • Cefaleia • Tonturas • Arritmias • Perda auditiva pode ocorrer em altas doses • Hepatotoxicidade

(continua)

TABELA 4.23 *(Continuação)* AZITROMICINA – MACROLÍDEOS.

Observações	
• Não é necessário ajuste na insuficiência renal e hepática • Mal dialisável • É seguro para uso na gestação • Bactérias anaeróbias Gram-positivas; bactérias aeróbias Gram-negativas; bactérias anaeróbias	• Soluções VO reconstituídas podem ser mantidas por 5 dias em temperatura ambiente e IV por 24 h em temperatura ambiente e 7 dias sob refrigeração • Antiácidos à base de alumínio ou de magnésio diminuem a sua absorção • Eliminação hepática

Ações de enfermagem	
Cuidados gerais	**Monitoração dos efeitos colaterais**
• Administrar os comprimidos revestidos com ou sem alimentos • Diluir via IV em SF 0,9%, SG 5% e Ringer lactato • Monitorar processo infeccioso	• Orientar o paciente sobre os efeitos colaterais • Monitorar exames laboratoriais função hepática • Observar e comunicar alterações gastrintestinais e hepáticas • Atentar para cefaleia, náuseas e tontura • Realizar teste de audição • Atentar para as arritmias

Controle de dosagem	
Adultos	**Crianças**
• Dose VO única: 1 g (DST) • Doses VO e IV: 500 mg 1 x/dia por 3 dias	• Doses VO e IV: 10 a 20 mg/kg/dia

Formas farmacêuticas	Nomes comerciais		
• Comprimido (500 mg) • Cápsula (250 mg) • Suspensão oral (200 mg/5 mℓ) • Solução injetável (500 mg/frasco-ampola)	• Zitromax® • Zitromil® • Azimix® • Azitron® • Azitromicil® • Azitroxil®	• Azidromic® • Azitrax® • Azitronax® • EMS-Max® • Zitrac® • Azinostill®	• Tromix® • Mac-Azi® • Astro® • Novatrex® • Azitrix®

 ### TABELA 4.24 AZTREONAM – MONOBACTÂMICOS.

Mecanismo de ação	Indicações	Efeitos colaterais
• É o principal monobactâmico • É betalactâmico monocíclico simples com um substituto complexo em R3, que é resistente à maioria das betalactamases	• É efetivo para Gram-negativos apenas, como *Pseudomonas*, *Neisseria meningitidis* e *Haemophilus influenzae*	• Diarreia • Náuseas • Vômitos • Flebite • Endurecimento local quando aplicado IM • Colite pseudomembranosa • Broncoespasmo • Exantema • Aumento das transaminases • Hipotensão • Colite pseudomembranosa • Colestase • Convulsão • Confusão mental • Tromboflebite • Leucopenia • Eosinofilia

(continua)

TABELA 4.24 *(Continuação)* AZTREONAM – MONOBACTÂMICOS.

Observações	
• Tem meia-vida plasmática de 2 h • Não provoca reação imunológica cruzada com penicilina e seus produtos, mas deve-se avaliar o histórico de reações a outros betalactâmicos • Uso IM e IV direto ou em infusão, lentamente, ou de 30 a 60 min • Pode ser diluído com SF ou SG a 5%	• Pode antagonizar o efeito de imipeném e cefoxitina • Exige ajuste na insuficiência renal e em pacientes idosos • Na insuficiência hepática, deve-se reduzir a dose em cerca de 20 a 25% • Transferido para o leite materno • Não se sabe o que pode causar na gestação, portanto, não é recomendado nessa situação
Ações de enfermagem	
Cuidados gerais	**Monitoração dos efeitos colaterais**
• Atentar para a contraindicação de uso durante a gestação e na amamentação • Observar a estabilidade após reconstituição em temperatura ambiente é 48 h e, sob refrigeração, 7 dias • Ajustar dose em idosos	• Monitorar exames laboratoriais: hemograma, leucograma, plaquetas, enzimas hepáticas • Observar e comunicar alterações gastrintestinais, respiratórias, dermatológicas e de coagulação • Monitorar temperatura frequentemente • Controlar e monitorar sinais de anafilaxia • Realizar ausculta pulmonar e avaliar padrão respiratório • Observar ocorrência de náuseas e vômitos • Avaliar sinais de tromboflebite • Monitorar função hepática • Atenção ao estado de orientação no tempo e espaço
Controle de dosagem	
Adultos	**Crianças**
• Dose IV: 1 a 2 g/dose 3 a 4 ×/dia	• Dose IV: 90 a 200 mg/kg/dia dividido em 3 a 4 doses
Forma farmacêutica	**Nome comercial**
• Solução injetável (500 mg e 1 g/3 mℓ)	• Azactam®

TABELA 4.25 CEFALOTINA – CEFALOSPORINAS DE PRIMEIRA GERAÇÃO.

Mecanismo de ação	Indicações
• Mecanismo similar ao das penicilinas • Interfere na síntese de peptídeo glicano bacteriano depois da ligação com as proteínas ligadoras dos betalactâmicos	• Pneumonias • Infecções urinárias • Infecções de pele e de tecidos moles • Infecções das vias respiratórias superiores • Profilaxia cirúrgica
Efeitos colaterais	
• Hipersensibilidade (exantema maculopapular, urticária, febre, eosinofilia, broncoespasmo, anafilaxia) • Pacientes alérgicos à penicilina também o são às cefalosporinas • Tromboflebites, teste de Coombs positivo, raramente hemólise, granulocitopenia e trombocitopenia • Diarreia	• Náuseas • Vômitos • Anorexia • Colite pseudomembranosa • Tontura • Cefaleia • Necrose tubular renal e nefrite intersticial • Aumento de transaminases • Dor no local da injeção

(continua)

TABELA 4.25 (Continuação) CEFALOTINA – CEFALOSPORINAS DE PRIMEIRA GERAÇÃO.

Observações	
• Liga-se às proteínas do soro em 65% • Sua meia-vida em adultos é de, aproximadamente, 30 min • Meia-vida sérica de 1h30 • Excreção renal e biliar • É dialisável • Aminoglicosídeos, diuréticos de alça e vancomicina potencializam a sua nefrotoxicidade • Segura na lactação e na gestação	• Não cruza a barreira hematoencefálica • Apresenta 2,8 mEq de sódio e 30 mg de bicarbonato por grama • Solução reconstituída é estável por 12 h em temperatura ambiente e 4 dias sob refrigeração • Tem interação com aminoglicosídeos • Tem atividade razoável contra microrganismos Gram-positivos • Exige ajuste na insuficiência renal

Ações de enfermagem	
Cuidados gerais	**Monitoração dos efeitos colaterais**
• Diluir em SF 0,9% e SG 5% • Administrar IM, IV em *bolus* ou infusão intermitente (lentamente) • Orientar o paciente que a via IM é muito dolorosa • Ajustar a dose em idosos, pela maior probabilidade de função renal diminuída	• Orientar o paciente sobre os efeitos colaterais • Avaliar função renal e intestinal • Atentar para náuseas, tontura e vômitos • Monitorar exames laboratoriais: leucograma, coagulograma e enzimas hepáticas • Avaliar dor no local da injeção • Observar e comunicar alterações neurológicas e gastrintestinais • Controlar e monitorar sinais de anafilaxia • Realizar ausculta pulmonar e avaliar padrão respiratório • Monitorar *clearance* de creatinina, quando for necessário • Atentar para a interação medicamentosa: não misturar com anirona, cálcio, epinefrina, aminofilina, cloranfenicol, difenidramina, hidantoína, nitrofurantoína, penicilina, ranitidina sulfa, tetraciclina, tiopental e vancomicina
Cuidados cutâneos	
• Monitorar o aparecimento de exantema maculopapular e de urticária	

Controle de dosagem	
Adultos	**Crianças**
• Dose IV: 1 a 2 g 4 x/dia	• Dose IV: 80 a 160 mg/kg/dia dividido em 4 a 6 doses
Forma farmacêutica	**Nomes comerciais**
• Solução injetável (1 g frasco-ampola)	• Keflin® • Cefalin® • Cefalotil® • Ceflen® • Arecamin® • Cefalin® • Cefariston® • Kefalotin®

Saiba mais em: Ramalhinho I, Vieira I, Cabrita J. Consumo de antibióticos em ambulatório. Acta Med Port. 2012;25(1):20-8.

TABELA 4.26 CEFOXITINA – CEFALOSPORINAS DE SEGUNDA GERAÇÃO.

Mecanismo de ação	Indicações
• Antibiótico betalactâmico, derivado por modificação química, da cefamicina C (antibiótico natural, produzido pelo *Streptomyces lactamdurans*, uma bactéria filamentosa) • Inibe a síntese da parede celular bacteriana e é um antibiótico bactericida semissintético, de amplo espectro	• Usado predominantemente para infecções de trato respiratório, pele, ossos e articulações, trato urinário, ginecológico, septicemia • Profilaxia cirúrgica • Infecções intra-abdominais e outras infecções mistas

(continua)

TABELA 4.26 *(Continuação)* **CEFOXITINA – CEFALOSPORINAS DE SEGUNDA GERAÇÃO.**

Efeitos colaterais	Observações
• Hipersensibilidade • Tromboflebites • Teste de Coombs positivo • Granulocitopenia e trombocitopenia • Necrose tubular aguda • Nefrite intersticial • Alterações das provas de função hepática • Cefaleia • Náuseas • Vômitos • Diarreia • Colite pseudomembranosa • *Rash* • Dermatite grave • Febre • Prurido	• É um antibiótico bactericida semissintético, de amplo espectro • Exige ajuste de dose na insuficiência renal • É mal dialisável • Não requer ajuste de dose na insuficiência hepática • É seguro na lactação, porém cuidados devem ser tomados se for usado durante a gestação

Ações de enfermagem	
Cuidados gerais	**Monitoração dos efeitos colaterais**
• Administrar IM e IV • Administrar IM em áreas de grande massa muscular • Pode ser utilizado SF 0,9% ou SG 5% para diluição • Administrar lentamente • Observar que a solução reconstituída é estável por 24 h em temperatura ambiente e por 48 h sob refrigeração	• Orientar o paciente sobre os efeitos colaterais • Avaliar dor • Observar e comunicar alterações gastrintestinais, neurológicas e dermatológicas • Monitorar resultado de exames laboratoriais: hemograma, leucograma, enzimas hepáticas, ureia e creatinina • Monitorar função renal • Monitorar temperatura frequentemente • Atentar para a interação medicamentosa e não administrar com substâncias contendo cálcio • Controlar e monitorar sinais de anafilaxia • Monitorar *clearance* de creatinina
Cuidados com a infusão	
• Atentar para o período de infusão, que deve ser lenta, de 20 a 30 min	

Controle de dosagem	
Adultos	**Crianças**
• Dose IV ou IM: 4 a 12 g/dia dividido em 3 a 4 doses	• Dose IV ou IM: 80 a 160 mg/kg/dia dividido em 3 a 4 doses
Forma farmacêutica	**Nomes comerciais**
• Solução injetável (1 e 2 g/2 mℓ)	• Kefox® • Cefocsin® • Cefton® • Propoten® • Gamacef®

TABELA 4.27 CEFTRIAXONA – CEFALOSPORINAS DE TERCEIRA GERAÇÃO.

Mecanismo de ação	Indicações	Efeitos colaterais
• Agente bactericida que age por inibição da síntese da parede celular bacteriana	• Tratamento de infecções do trato respiratório e da otite média aguda bacteriana • Infecções da pele e da estrutura da pele • Infecções ósseas e articulares • Infecções do trato urinário e intra-abdominais • Doença inflamatória pélvica (DIP) • Gonorreia descomplicada • Septicemia • Pneumonia • Meningite • Profilaxia cirúrgica	• Urticária • Febre • Eosinofilia • Broncoespasmo • Anafilaxia • Tromboflebites • Granulocitopenia • Trombocitopenia • Diarreia • Necrose tubular aguda e nefrite intersticial • Aumento de transaminases • Superinfecção • Colite pseudomembranosa • Formação de barro biliar, podendo levar a um quadro semelhante ao da colelitíase

Observações

- Não necessita de ajuste de dose na insuficiência renal e hepática e idosos
- Não é dialisável
- Atravessa a barreira placentária
- Atravessa as meninges inflamadas
- Não deve ser usada nos últimos meses da gestação
- Pode ser usada durante a amamentação
- Apresenta 3,4 mEq de sódio por grama
- É convertida a metabólitos inativos na flora intestinal
- Tem alta ligação proteica

Ações de enfermagem

Cuidados gerais	Monitoração dos efeitos colaterais
• Diluir em SF 0,9%, SG 5% e 10% • Administrar IM ou IV em *bolus* ou infusão em 30 min • Após o preparo, manter no refrigerador entre 2 e 8°C, por até 24 h, ou em temperatura ambiente por até 6 h • Atentar para contraindicação em recém-nascidos com icterícia neonatal, pelo aumento de *kernicterus*	• Atentar para interação medicamentosa (é incompatível com soluções que contêm cálcio) • Monitorar exames laboratoriais: hemograma, leucograma, coagulograma e enzimas hepáticas • Observar e comunicar alterações gastrintestinais, respiratórias, dermatológicas e de coagulação • Monitorar temperatura frequentemente • Controlar e monitorar sinais de anafilaxia • Realizar ausculta pulmonar e avaliar padrão respiratório • Controlar os sinais vitais • Atentar-se à dor abdominal

Cuidados cutâneos	
• Monitorar o aparecimento de urticária	• Observar a ocorrência de náuseas e vômitos • Atentar para os sinais de superinfecção

Controle de dosagem

Adultos	Crianças
• Dose IV: 1 a 2 g/dose 1 a 2 ×/dia • Dose IM: 125 mg dose única (gonorreia)	• Dose IV: 50 a 100 mg/kg/dia dividido em 1 a 2 doses • Dose IM: 50 mg/kg (otite média aguda)

Forma farmacêutica	Nomes comerciais			
• Solução injetável (250, 500 e 1.000 mg)	• Rocefin® • Ceftriax® • Celitriaxon®	• Prodoxin® • Glicocef® • Amplospec®	• Bioteral® • Keftron® • Triaxton®	• Trioxina®

Saiba mais em: Ramalhinho I, Vieira I, Cabrita J. Consumo de antibióticos em ambulatório. Acta Med Port. 2012;25(1):20-8.

TABELA 4.28 CETOCONAZOL – IMIDAZÓLICO – ANTIFÚNGICO.

Mecanismo de ação	Indicações	Efeitos colaterais
• Envolve a inibição da biossíntese do ergosterol ou de outros esterois, danificando as membranas celulares do fungo, alterando também sua permeabilidade, tendo como resultado a perda de seus elementos intracelulares	• Infecções cutâneo-mucosas causadas por *Candida* sp • Nas dermatofitoses e na pitiríase versicolor, por via tópica ou sistêmica • Alternativa para o tratamento de blastomicose e histoplasmose	• Náuseas • Vômitos • Anorexia • Dor abdominal • Aumento das transaminases • Hepatite • Necrose hepática pode ocorrer • Exantema alérgico • Febre

Observações

- Não requer ajustes na insuficiência renal
- Não é dialisável
- Evitar o uso de bloqueadores de bomba de prótons e bloqueadores H2
- Não é recomendado na gestação e na lactação
- Não deve ser utilizado em insuficiência hepática grave
- Aplicado topicamente; em creme, não é absorvido, não penetrando na circulação sanguínea

Ações de enfermagem

Cuidados gerais	Monitoração dos efeitos colaterais
• Não pode ser usado na conjuntiva; dessa forma, não é indicado para infecções oftálmicas • Orientar a lavagem das mãos cuidadosamente antes e após aplicação do creme • Orientar a manutenção de roupas e toalhas de uso pessoal separadas, evitando contaminar os familiares • Trocar regularmente a roupa que está em contato com a pele infectada para evitar reinfecção • O cetoconazol comprimido deve ser administrado VO durante uma das refeições diárias, para absorção máxima • O tratamento deve ser interrompido imediatamente e a função hepática avaliada quando há sinais e sintomas indicativos de hepatite, como anorexia, náuseas, vômitos, fadiga, icterícia, dor abdominal ou urina escura	• Orientar o paciente sobre os efeitos colaterais • Atentar para náuseas e vômitos • Monitorar função hepática • Controlar os sinais vitais • Controlar e monitorar sinais de anafilaxia • Monitorar padrão urinário e aspecto de urina • Monitorar ocorrência de dor abdominal
	Cuidados cutâneos
	• Monitorar o aparecimento de exantema

Controle de dosagem

Adultos	Crianças

• Cetoconazol creme
  • Não deve ser aplicado somente na área infectada, mas também ao redor dela
  • Deve ser aplicado nas áreas infectadas 1 x/dia
  • O tratamento deve ser mantido por mais alguns dias após o desaparecimento dos sintomas e das lesões. Observam-se resultados favoráveis após 4 semanas de tratamento
• Cetoconazol comprimido
  • Um comprimido (200 mg) 1 x/dia, com uma refeição
	• Cetoconazol creme
	  • Existem dados limitados do uso de cetoconazol creme 2% em pacientes pediátricos
	• Cetoconazol comprimido
	  • < 20 kg 50 mg, dose única
	  • 20 a 40 kg 100 mg, dose única
	  • 40 kg 200 mg, dose única

(continua)

TABELA 4.28 *(Continuação)* CETOCONAZOL – IMIDAZÓLICO – ANTIFÚNGICO.

Controle de dosagem	
Adultos	**Crianças**
• Quando a resposta clínica for insuficiente com esta dose, a dose de cetoconazol pode ser aumentada para 2 comprimidos (400 mg), 1 ×/dia. A duração usual do tratamento é: *Tinea capitis*: 4 semanas; foliculite por *Malassezia*: 2 a 4 semanas; candidíase mucocutânea crônica: 2 a 4 semanas. O tratamento deve ser mantido até a resolução da infecção fúngica ativa, mas sem ultrapassar 4 semanas	• Crianças com peso entre 15 e 30 kg necessitam da metade de 1 comprimido (100 mg) por dia, durante uma refeição • Não é recomendado para crianças com peso inferior a 15 kg
Formas farmacêuticas	**Nome comercial**
• Comprimido (200 mg) • Creme dermatológico (20 mg/g)	• Nizoral®

 TABELA 4.29 CIPROFLOXACINA – QUINOLONAS.

Mecanismo de ação	Indicações	Efeitos colaterais
• Inibição da topoisomerase bacteriana do tipo II (DNA girase bacteriana) e topoisomerase IV, necessárias para a replicação, a transcrição, o reparo e a recombinação do DNA bacteriano	• Infecções complicadas do trato urinário • Prostatite bacteriana crônica refratária a outros antibióticos orais • Osteomielite crônica causada por múltiplas bactérias, incluindo Gram-negativas resistentes • Infecções de pele e de tecidos moles em diabéticos • Diarreias bacterianas • Febre tifoide • Otite externa	• Dispepsia • Náuseas • Vômitos • Elevação das transaminases • Dor abdominal • Neurotoxicidade, com alterações do estado mental e alucinações, especialmente em idosos e pacientes usando doses máximas • Artralgia e artrite reversíveis • Eosinofilia e leucopenia que desaparece com a suspensão do fármaco • Erupções cutâneas • Cefaleia • Tontura • Convulsões, se associados a teofilina e AINE
Observações		
• Agente típico do grupo • Espectro de ação: Gram-positivos e Gram-negativos • Excelente atividade contra os bacilos entéricos Gram-negativos • Meia-vida de 3 h • Metabolismo hepático pelas enzimas do citocromo P450 • Excreção renal • Exige ajuste de dose na insuficiência renal, mas não na hepática	• É minimamente retirada na hemodiálise • Pode aumentar os níveis séricos de varfarina • Pode ter a absorção enteral diminuída com ingestão concomitante de antiácidos • Não deve ser usada na lactação • Concentrações séricas entre 60 e 90 min • Não atravessa a barreira hematoencefálica • Tem elevada incidência de resistência estafilocócica • É bem absorvida VO	

(continua)

TABELA 4.29 *(Continuação)* **CIPROFLOXACINA – QUINOLONAS.**

Ações de enfermagem	
Cuidados gerais	**Monitoração dos efeitos colaterais**
• A ingestão com alimentos reduz os efeitos colaterais sobre o trato digestório • Diluir em SF 0,9% e SG 5% • Ajustar dose para idosos	• Orientar o paciente sobre os efeitos colaterais • Avaliar e monitorar alterações neurológicas, como paralisias, tonturas, convulsões e alucinações • Controlar os sinais vitais • Controlar e monitorar sinais de anafilaxia • Observar e comunicar alterações gastrintestinais, como dispepsia, vômitos e diarreia • Monitorar leucograma • Controlar a função hepática • Controlar a dor: abdominal, atralgia e artrite • Monitorar ocorrência de cefaleia
Cuidados cutâneos	**Cuidados com a infusão**
• Avaliar ocorrência de erupções cutâneas	• Atentar para o período de infusão, que deve ser lenta em 60 min
Controle de dosagem	
Adultos	**Crianças**
• Dose VO: 250 a 750 mg 2 ×/dia • Dose IV: 200 a 400 mg 2 ×/dia	• Dose VO: 20 a 30 mg/kg/dia dividido em 2 doses • Dose IV: 10 mg/kg/dia dividido em 2 doses
Formas farmacêuticas	**Nomes comerciais**
• Comprimido revestido (250 e 500 mg) • Solução injetável (200 mg/100 mℓ e 400 mg/200 mℓ)	• Biamotil® • Ciprocilin® • Floxen® • Ciprodine® • Quiflox® • Ciprofar® • Ciflox® • Criproflan® • Cinoflax® • Cirpoflonax® • Cinoflax® • Ciprofloxil® • Ciprobiot®

 TABELA 4.30 CLARITROMICINA – MACROLÍDEOS.

Mecanismo de ação	Indicações	Efeitos colaterais
• Inibe a síntese de proteínas nas bactérias	• Tratamento de infecções de vias respiratórias superiores e inferiores • Otite média aguda e infecções de pele e tecidos moles por cepas sensíveis de *S. aureus*, *S. pyogenes*, *S. pneumoniae*, *H. influenzae* • Faringite, amigdalite, bronquite crônica com exacerbação bacteriana aguda, pneumonia • Indicada, em associação a inibidores da secreção ácida, para a erradicação do *Helicobacter pylori*	• Náuseas • Vômitos • Dor abdominal • Cefaleia • Tontura • Flebite • Dor na infusão endovenosa

(continua)

TABELA 4.30 *(Continuação)* **CLARITROMICINA – MACROLÍDEOS.**

Observações	
• Boa absorção VO • Metabolização hepática • Excreção renal • Tem ajuste de dose na insuficiência renal • Não exige ajuste de dose na insuficiência hepática • É dialisável • Não deve ser administrada via IM • Tem atividade significativa contra espécies clinicamente importantes de micobactérias	• Pode aumentar os níveis séricos da teofilina e da carbamazepina • Pode elevar exames laboratoriais de GAMA-GT, DHL, fosfatase alcalina, bilirrubina total e tempo de protrombina • Não tem estabelecidos os riscos durante a gestação e a amamentação, portanto deve ser utilizada com cautela nessas situações

Ações de enfermagem	
Cuidados gerais	**Monitoração dos efeitos colaterais**
• A ingestão de alimentos pouco antes de consumir os comprimidos de claritromicina pode retardar, ligeiramente, o início da absorção • Na via endovenosa, deve ser diluída em SF, SG a 5% ou Ringer lactato e administrada em 1 h • Não deve ser administrada em *bolus* • Solução injetável reconstituída é estável por 24 h em temperatura ambiente ou por 48 h sob refrigeração	• Orientar o paciente sobre os efeitos colaterais • Monitorar exames laboratoriais em pacientes com função hepática e renal comprometidas • Observar e comunicar alterações gastrintestinais • Atentar para cefaleia, náuseas e tontura
	Cuidados cutâneos
	• Atentar para processos inflamatórios no local de inserção • Monitorar dor durante infusão

Controle de dosagem	
Adultos	**Idosos**
• Dose VO: 250 a 500 mg dividido em 2 doses por 7 a 14 dias	• Dose VO: idem adulto, podendo ser utilizada em idosos doentes com função renal preservada • Em pacientes adultos, jovens ou idosos, com função renal comprometida, com depuração da creatinina inferior a 30 mℓ/min, a dose deve ser reduzida à metade (250 mg, 1 ×/dia, ou em infecções graves, 250 mg, 2 ×/dia). A administração não deve passar de 14 dias nesses pacientes
Crianças	
• Dose VO: 15 mg/kg/dia dividido em 2 doses por 7 a 14 dias	

Formas farmacêuticas	Nomes comerciais
• Comprimido (250 e 500 mg) • Suspensão pediátrica (125 e 250 mg/5 mℓ) • Solução injetável (500 mg/frasco-ampola)	• Klaricid® • Clamicin® • Clariton® • Karitril® • Clatorin® • Clabiosin® • Clarineo® • Claritromax®

TABELA 4.31 MEROPENÉM – CARBAPENÊMICOS.

Mecanismo de ação	Indicações	Efeitos colaterais
• Ação igual à dos outros betalactâmicos • Interfere na síntese da parede celular das bactérias • Amplo espectro de ação	• Infecções nosocomiais causadas por microrganismos multirresistentes • Tratamento empírico de pacientes previamente tratados com múltiplos antibióticos • Infecções polimicrobianas • Infecções intra-abdominais e de partes moles • Osteomielites • Infecções complicadas do trato urinário • Infecções causadas por germes resistentes a outros agentes, infecções do SNC	• Náuseas • Diarreia • Reações cutâneas • Febre • Superinfecção (bactérias e fungos) • Cefaleia • Convulsões • Eritema • Dor no local da injeção • Síndrome de Steven-Johnson • Anafilaxia • Confusão mental • Leucopenia • Eosinofilia • Anemia • Disfunções hepáticas e renais
Observações		
• Ativo contra microrganismos Gram-positivos, Gram-negativos e anaeróbios • É semelhante ao imipeném • Tem maior estabilidade às betalactamases, penetrando facilmente nas células bacterianas • Baixa ligação proteica • Excreção renal • Meia-vida de eliminação ao redor de 1 h • É dialisável • Precisa de ajuste na insuficiência renal	• Para uso durante a gestação e na amamentação, deve-se considerar o risco-benefício e dar maior atenção • Tem boa penetração na maioria dos tecidos e fluidos corporais, inclusive o líquido cerebrospinal de pacientes com meningite bacteriana • 1 g de meropeném contém 3,93 mEq de sódio na forma de carbonato	
Ações de enfermagem		
Cuidados gerais	**Monitoração dos efeitos colaterais**	
• Administrar via IM e IV direta ou diluída SF 0,9% ou SG 5%, com administração entre 15 e 30 min • Observar que a solução diluída com SF 0,9% é estável por 10 h em temperatura ambiente ou 48 h sob refrigeração; já a solução diluída com SG 5% é estável por 3 h em temperatura ambiente ou 18 h sob refrigeração	• Monitorar exames laboratoriais: hemograma, leucograma, coagulograma e enzimas hepáticas • Observar e comunicar alterações gastrintestinais, respiratórias, dermatológicas e de coagulação • Monitorar temperatura frequentemente • Controlar e monitorar sinais de anafilaxia • Realizar ausculta pulmonar e avaliar padrão respiratório • Observar ocorrência de náuseas • Monitorar e verificar cefaleia • Controlar a dor • Acompanhar o nível de orientação no tempo e espaço • Atentar a sinais de flebite e dor no local de injeção • Atentar para o risco de convulsões	
Cuidados cutâneos		
• Monitorar o aparecimento de reações cutâneas		
Controle de dosagem		
Adultos	**Crianças**	
• Dose IV: 500 a 1.000 mg/dose 3 ×/dia • Dose IV: 2 g/dose 3 ×/dia (meningite)	• Doses IV e IM: 60 mg/kg/dia dividido em 3 doses • Dose IV: 80 a 120 mg/kg/dia dividido em 3 doses (meningite)	
Formas farmacêuticas	**Nome comercial**	
• Solução injetável (500 mg e 1 g)	• Meronem®	

TABELA 4.32 METRONIDAZOL – NITROIMIDAZÓLICO.

Mecanismo de ação	Indicações
Atua na redução dos grupos nitro na bactéria, formando metabólitos tóxicos que rompem o DNA bacteriano	Infecções por germes anaeróbios e por alguns protozoários

Efeitos colaterais		
• Diarreia • Dor epigástrica • Náuseas • Neutropenia reversível	• Gosto metálico na boca • Colúria • Urticária • Exantema	• Candidíase • Ginecomastia • Alucinações • Distúrbios visuais e confusão

Observações	
• Ativo contra a maioria dos anaeróbios; apresenta atividade também contra *Entamoeba hystolitica*, *Giardia lamblia*, *Trichomonas vaginalis*, *Helicobacter pylori* e *Gardnerella vaginalis* • Boa absorção VO • Exige ajuste na insuficiência renal e hepática e nos pacientes idosos • Dialisável • Se usado com anticoagulantes, aumenta o efeito do anticoagulante e predispõe a sangramentos	• O uso de barbitúricos diminui o efeito do metronidazol • Deve ser usado com cautela na amamentação e na gestação • Boa penetração no líquido cefalorraquidiano e em abscessos • Meia-vida plasmática entre 8 e 10 h • Excreção renal • Na forma de creme vaginal, pode ser associado à nistatina

Ações de enfermagem	
Cuidados gerais	**Monitoração dos efeitos colaterais**
• Administração VO e IV (a solução já vem pronta para uso) • Administração VO com alimentos diminui o desconforto gastrintestinal • Evitar a ingestão de álcool concomitante • Parceiros sexuais devem ser tratados	• Orientar o paciente sobre os efeitos colaterais • Atentar para náuseas • Observar e comunicar alterações gastrintestinais, como dor epigástrica e diarreia • Monitorar leucograma e hemograma • Controlar os sinais vitais • Controlar e monitorar sinais de anafilaxia • Monitorar padrão urinário e aspecto da urina • Avaliar alterações nas mamas • Acompanhar aparecimento de sinais de candidíase • Atentar para o aparecimento de confusão mental e alucinações
Cuidados cutâneos	**Cuidados com a infusão**
• Monitorar o aparecimento de urticária e exantema	• Atentar para o período de infusão, que deve ser lenta, entre 30 e 60 min

Controle de dosagem	
Adultos	**Crianças**
• Dose anaerobicida IV ou VO: 7,5 a 10 mg/kg/dose • Dose antiparasitária: 500 a 750 mg divididos em 3 doses por 10 dias (amebíase); 250 mg divididos em 3 doses por 5 dias (giardíase); 2 g (dose única, tricomoníase)	• Dose anaerobicida IV ou VO: 7,5 a 10 mg/kg/dose • Dose antiparasitária: 35 a 50 mg/kg/dia divididos em 2 a 3 doses (amebíase); 10 a 50 mg/kg/dia divididos em 2 a 3 doses (giardíase); 2 g (dose única, *Gardnerella vaginalis*)

(continua)

TABELA 4.32 *(Continuação)* METRONIDAZOL – NITROIMIDAZÓLICO.

Controle de dosagem	
Adultos e crianças	

• Infecções por bactérias anaeróbias: em adultos e crianças maiores de 12 anos, 400 mg (1 comprimido de metronidazol, 400 mg 3 ×/dia, durante 7 dias ou a critério médico); tomar após as refeições
• Metronidazol injetável
   · Adultos e crianças maiores de 12 anos: 1 bolsa plástica de 100 mℓ (500 mg de metronidazol) em perfusão intravenosa a cada 8 h ou 3 bolsas plásticas de 100 mℓ (1.500 mg de metronidazol) em dose única. A medicação oral com metronidazol comprimido, 400 mg 3 ×/dia, deve ser instituída assim que possível
	• Crianças menores de 12 anos: mesmo procedimento utilizado para o adulto, mas a dose intravenosa deve ser estabelecida à base de 1,5 mℓ (7,5 mg de metronidazol) a cada 8 h ou 4,5 mℓ (22,5 mg de metronidazol) por quilograma de peso corporal (em dose única)
	• Metronidazol gel
	   · Fazer uma aplicação, de preferência à noite, ao deitar-se, durante 10 a 20 dias. Cada aplicação (5 g de geleia) contém 500 mg de metronidazol

Formas farmacêuticas	**Nomes comerciais**
• Comprimido (250 e 400 mg) • Suspensão (40 mg/mℓ) • Solução injetável (5 mg/mℓ) • Gel vaginal (100 mg/g)	• Flagyl® • Helmizol® • Neo Metrodazol® • Terconazol®

 TABELA 4.33 OXACILINA – PENICILINA.

Mecanismo de ação	Indicações	Efeitos colaterais
• Antibiótico betalactâmico, do grupo das penicilinas, bactericida, que inibe a biossíntese dos mucopeptídeos da parede celular bacteriana	• Infecções causadas por *Staphylococcus* sp resistentes à penicilina • Impetigo bolhoso, celulite flegmonosa, síndrome da pele escaldada, furunculose generalizada, broncopneumonia, osteomielite, meningites, sepse, abscesso, artrite séptica, endocardite e infecções do SNC causadas por cepas sensíveis de *Staphylococcus*	• Eritema • Urticária • Febre • Anafilaxia • Diminuição da hemoglobina • Neutropenia • Hematúria transitória • Hepatoxicidade
Observações		
• Tem ação bactericida • Tem atividade contra a maioria dos cocos Gram-positivos, incluindo os estreptococos beta-hemolíticos, pneumococos e estafilococos não produtores de penicilinase • É ativa contra estafilococos produtores de penicilinase por sua resistência a essa enzima • É rapidamente absorvida após aplicação IM • Atinge picos plasmáticos após 30 min • É parcialmente metabolizada em metabólitos ativos e inativos • Tem alta ligação proteica • Excreção renal e biliar	• Não necessita de ajuste de dose na insuficiência renal – mas, se o *clearance* de creatinina for menor de 10 mℓ/min, deve-se usar a menor dose terapêutica • Requer ajuste de dose na insuficiência hepática • Meia-vida sérica entre 0,3 e 0,8 h • Não tem estabelecidos os riscos de uso durante a gestação • Transferido para o leite materno • Não é dialisável • A infusão rápida pode causar crise convulsiva • Incompatível com aminoglicosídeos	

(continua)

TABELA 4.33 *(Continuação)* **OXACILINA – PENICILINA.**

Ações de enfermagem	
Cuidados gerais	**Monitoração dos efeitos colaterais**
• Administrar IM e IV em infusão lenta • Diluir em 50 ou 100 mℓ de SF 0,9% ou SG 5%; em crianças, analisar a volemia, conforme peso • Administrar via IV com cautela nos pacientes idosos, pela possibilidade de ocorrer tromboflebite • Monitorar temperatura com maior frequência • Observar que as soluções reconstituídas são estáveis por 3 dias em temperatura ambiente e por 7 dias sob refrigeração. Soluções diluídas são estáveis por 6 h em temperatura ambiente	• Orientar o paciente sobre os efeitos colaterais • Monitorar exames laboratoriais, como hemograma, leucograma e enzimas hepáticas • Avaliar o aspecto da urina
Cuidados cutâneos	
• Atentar para presença de eritema e urticária	

Controle de dosagem		
Adultos	**Idosos**	**Crianças**
• Dose IV e IM: 250 mg a 1 g a cada 4 a 6 h	• Dose IV e IM: 250 a 500 mg a cada 4 a 6 h	• Dose IV: 100 a 200 mg/kg/dia divididos em 4 doses • Dose IM: 100 a 150 mg/kg/dia divididos em 4 doses

Forma farmacêutica	Nomes comerciais	
• Frasco-ampola (500 mg)	• Staficilin-N® • Bactocilin® • Oxacil®	• Oxanon® • Oxapen® • Prodoxacilina®

 TABELA 4.34 PENICILINA G BENZATINA.

Mecanismo de ação	Indicações	Efeitos colaterais
• Antibiótico betalactâmico • Inibição da biossíntese da parede celular bacteriana	• Infecções estreptocócicas (grupo A, sem bacteremia) • Infecções leves e moderadas do trato respiratório superior e da pele: faringite e impetigo • Infecções venéreas: sífilis, bouba, bejel (sífilis endêmica) e pinta • Profilaxia da glomerulonefrite aguda e da doença reumática • Profilaxia de recorrências da febre reumática	• Erupções cutâneas • *Rash* • Urticária • Edema de laringe • Enterocolite pseudomembranosa • Reações semelhantes às da doença do soro, como febre, calafrios, edema, artralgia e prostração • Eosinofilia • Reações anafiláticas intensas • Broncoespasmo • Reações como anemia hemolítica, leucopenia, trombocitopenia, neuropatia e nefropatia estão associadas a altas doses • Síndrome de Stevens-Johnson
Observações		
• Elevada atividade *in vitro* contra estafilococos (exceto as cepas produtoras de penicilase), estreptococos (grupos A, C, G, H, L e M) e pneumococos	• Outros microrganismos sensíveis à benzilpenicilina são: *Neisseria gonorrhoeae*, *Actinomyces bovis*, *Streptobacillus moniliformis*, *Listeria monocytogenes* e *Leptospira*, *Treponema pallidum*	

(continua)

TABELA 4.34 *(Continuação)* PENICILINA G BENZATINA.

Observações	
• É uma penicilina de depósito • Apresenta índice significativo de sensibilização • Absorção lenta • Não deve ser administrada IV, pois pode causar tromboembolismo e levar à parada cardíaca • É segura para uso em crianças • Deve-se evitar a administração em vasos sanguíneos e nervos ou próximo a estes, uma vez que tais injeções podem provocar lesões neurovasculares sérias • Apresenta solubilidade extremamente baixa com consequente liberação lenta a partir do local de administração	• O fármaco é hidrolisado à penicilina G. Essa combinação de hidrólise e absorção lenta resulta em níveis séricos mais baixos, porém muito mais prolongados, do que outras penicilinas para utilização parenteral • Mantém níveis séricos adequados por 28 dias • 50% se liga às proteínas plasmáticas e tem boa distribuição nos vários tecidos do corpo • Excreção renal • Reduz a eficácia de contraceptivos orais • É segura para uso na gestação e na lactação
Ações de enfermagem	
Cuidados gerais	**Monitoração dos efeitos colaterais**
• Administrar, exclusivamente, via IM profunda no quadrante superior lateral da nádega. Em lactentes e crianças pequenas, pode ser preferível a face lateral da coxa • Agitar o frasco vigorosamente antes da retirada da dose a ser injetada, para completa homogeneização do produto • Administrar a injeção lentamente. Interromper a administração se o paciente queixar-se de dor intensa no local • Utilizar imediatamente após a reconstituição • Atentar para o risco de entupimento da agulha, pelas altas concentrações da suspensão deste produto, se a administração não for realizada de maneira lenta e contínua	• Orientar o paciente sobre os efeitos colaterais • Observar e comunicar alterações gastrintestinais, como diarreia e dor abdominal. Diarreia prolongada pode indicar enterocolite pseudomembranosa e o medicamento deve ser suspenso imediatamente • Avaliar periodicamente as funções renal e hematopoiética em indivíduos que realizam tratamento prolongado • Monitorar leucograma, hemograma e coagulograma • Monitorar temperatura com maior frequência • Controlar e monitorar sinais de anafilaxia • Realizar ausculta pulmonar e avaliar padrão respiratório
	Cuidados cutâneos
	• Monitorar o aparecimento de erupções cutâneas, *rash* e urticária • Avaliar dor e endurecimento local
Controle de dosagem	
Infecções estreptocócicas (grupo A) do trato respiratório superior e da pele	**Sífilis primária, secundária e latente**
• Injeção única de 300.000 a 600.000 UI de benzilpenicilina benzatina para crianças até 27 kg • Injeção única de 900.000 UI para crianças maiores • Injeção única de 1.200.000 UI para adultos	• Sífilis primária: injeção única de 2.400.000 UI de benzilpenicilina benzatina • Sífilis tardia (terciária e neurossífilis): 3 injeções de 2.400.000 UI de benzilpenicilina benzatina, com intervalo de 1 semana entre as doses • Sífilis congênita: 50.000 UI/kg de benzilpenicilina benzatina para crianças menores de 2 anos e doses ajustadas para crianças entre 2 e 12 anos • Bouba, bejel (sífilis endêmica) e pinta: injeção única de 1.200.000 UI de benzilpenicilina benzatina
Profilaxia da febre reumática e da glomerulonefrite	
• Recomenda-se a utilização periódica de benzilpenicilina benzatina a cada 4 semanas, na dose de 1.200.000 UI	
Formas farmacêuticas	**Nomes comerciais**
• Solução injetável (600.000 UI/4 mℓ; 1.200.000 UI/4 mℓ; 2.400.000 UI)	• Benzetacil® • Longacilin® • Penretard® • Pencil-B® • Longacilin®

TABELA 4.35 PENICILINA G CRISTALINA – BENZILPENICILINAS.

Mecanismo de ação	Indicações	
• É betalactâmico • Inibição da biossíntese da parede celular bacteriana	• Erisipela • Pneumonia • Sífilis • Meningite	• Endocardite bacteriana • Sepse • Infecções da pele e de tecidos moles

Efeitos colaterais	
• Reações de hipersensibilidade independentemente da dose • Anafilaxia • Exantema maculopapular • Urticária • Febre • Broncoespasmo	• Dermatite esfoliativa • Síndrome de Stevens-Johnson • Convulsões • Parestesias • Irritabilidade neuromuscular • Anemia hemolítica • Nefrotoxicidade

Observações	
• É uma penicilina natural • Desempenha elevada atividade contra estafilococos (exceto as cepas produtoras de penicilinase), estreptococos (grupos A, C, G, H, L e M) e pneumococos • Exerce ação bactericida • Boa absorção • 60% se liga às proteínas plasmáticas e tem ampla distribuição nos tecidos corporais • Meia-vida curta e eliminação rápida (4 h) • É a única que atravessa a barreira hematoencefálica • Excreção renal • Exige ajuste para insuficiência renal • Não exige ajuste de dose na insuficiência hepática	• É incompatível com bicarbonato de sódio, aminoglicosídeos, tetraciclinas, tiopental, aminofilina, ácidos e álcalis • Administração simultânea de diuréticos poupadores de potássio ou com IECA II pode favorecer o acúmulo de potássio • É segura na amamentação e na gestação • Cada milhão de unidade de penicilina G potássica contém 1,7 mEq de potássio • É dialisável • Altas doses de penicilina, IV, em pacientes que estejam usando heparina e anticoagulantes orais podem causar alterações na coagulação do sangue, aumentando o risco de sangramento

Ações de enfermagem	
Cuidados gerais	**Monitoração dos efeitos colaterais**
• Diluir em 100 mℓ de SF 0,9% ou SG 5% • Administração IM ou IV • Observar a estabilidade da solução reconstituída 7 dias sob refrigeração; a solução diluída é estável por 48 h em temperatura ambiente ou 7 dias sob refrigeração • Administrar, em adultos, nas nádegas (quadrante superior externo) e, em crianças pequenas, na face lateral da coxa	• Orientar o paciente sobre os efeitos colaterais • Avaliar periodicamente as funções renal e hematopoiética em indivíduos que realizam tratamento prolongado • Monitorar hemograma • Monitorar temperatura com maior frequência • Controlar e monitorar sinais de anafilaxia • Monitorar nível de consciência e alterações neurológicas, como convulsões, parestesias e irritabilidade neuromuscular • A administração IV intermitente deve ser entre 30 e 60 min
Cuidados cutâneos	**Controle da infusão**
• Monitorar o aparecimento de dermatites e urticária	• A injeção endovenosa deve ser extremamente cuidadosa e lenta

(continua)

TABELA 4.35 *(Continuação)* **PENICILINA G CRISTALINA – BENZILPENICILINAS.**

Controle de dosagem (a dose e a via de administração dependem do tipo e da gravidade da infecção)	
Adultos	**Crianças**
• Dose IM ou IV: 0,6 a 2,4 g divididos em 2 e 4 doses por 10 dias • Dose usual IV: 1.000.000 a 5.000.000 UI divididas em 4 intervalos de 2 a 6 h • Dose IV: 10.000.000 a 20.000.000 UI/dia, em casos de endocardite, meningite meningocócica e pneumocócica	• Doses IM ou IV: de 100.000 UI a 300.000 UI/kg/dia dividido em 4 a 6 doses • Lactente · Doses IM ou IV: 200.000 UI/kg/dia por 4 a 14 dias
Forma farmacêutica	**Nomes comerciais**
• Frasco-ampola (1.000.000 UI, 5.000.000 UI e 10.000.000 UI)	• Cristalpen® • Penicilina G Potássica® • Aricilina®

TABELA 4.36 PIPERACILINA + TAZOBACTAM – PENICILINA.

Mecanismo de ação	Indicações
• Inibição da formação do septo e síntese da parede celular • Betalactâmico associado a um inibidor de betalactamase	• Infecções graves por bactérias sensíveis, como sepse, pneumonias, pielonefrite, infecções de pele, ossos, articulações, tecido subcutâneo, infecções ginecológicas e urinárias, apendicite, peritonite
Efeitos colaterais		
• Náuseas • Vômitos • Diarreia • Hipertensão • Insônia • Cefaleia	• Agitação • Febre • Tonturas • *Rash* • Prurido • Colite pseudomembranosa	• Broncoespasmo • Eosinofilia • Neutropenia • Tempo de protrombina elevado • Falsa positividade no teste de Coombs • Alterações de enzimas hepáticas e aumento da creatinina
Observações	
• Absorção rápida • Baixa ligação proteica (30%) • A piperacilina é transformada no metabólito (desetil) com atividade microbiológica pequena • O tazobactam é metabolizado em um único metabólito inativo • Excreção renal • Exige ajuste na insuficiência renal	• Não exige ajuste na insuficiência hepática, nem em idosos • É dialisável • É incompatível com aminoglicosídeos • Cada grama de piperacilina contém 2,35 mEq de sódio • Atravessa a barreira placentária e é transferido para o leite materno • É incompatível com bicarbonato de sódio

(continua)

TABELA 4.36 *(Continuação)* PIPERACILINA + TAZOBACTAM – PENICILINA.

Ações de enfermagem	
Cuidados gerais	**Monitoração dos efeitos colaterais**
• Utilizar somente IV • Fazer a reconstituição com água destilada, SF 0,9% ou SG 5% • Administrar IV diluída em 100 a 200 mℓ de SF 0,9% ou SG 5% • Atentar à incompatibilidade com Ringer lactato • Observar que a solução reconstituída é estável 24 h em temperatura ambiente e 7 dias sob refrigeração	• Orientar o paciente sobre os efeitos colaterais • Atentar para náuseas, tontura e vômitos • Observar e comunicar alterações gastrintestinais que podem indicar colite pseudomembranosa, quando o medicamento deve ser suspenso imediatamente • Realizar avaliações periódicas das funções renal, hepática e hematopoiética em indivíduos que realizam tratamento prolongado • Monitorar leucograma, hemograma e coagulograma • Monitorar a temperatura com frequência • Controlar e monitorar sinais de anafilaxia • Monitorar alterações neurológicas, como agitação • Realizar ausculta pulmonar e avaliar padrão respiratório
Cuidados cutâneos	**Cuidados com a infusão**
• Monitorar o aparecimento de *rash* cutâneo e prurido	• Atentar para o período de infusão, que deve ser lenta (30 min)
Controle de dosagem	
Adultos	**Crianças**
• Doses IV ou IM: 2 a 4 g/dose 3 a 6 ×/dia	• Doses IV ou IM: 200 a 300 mg/kg/dia dividido em 4 a 6 doses
Forma farmacêutica	**Nomes comerciais**
• Solução injetável (2.000 mg + 200 mg de tazobactam; 4.000 mg + 500 mg tazobactam)	• Tazocin® • Tazoxil® • Tazpen®

TABELA 4.37 POLIMIXINA.

Mecanismo de ação	Indicações
• Ação antimicrobiana bactericida, atuando primariamente nas membranas externa e citoplasmática • Aumenta a permeabilidade de membrana da célula bacteriana	• Apresenta ação bactericida contra quase todos os bacilos Gram-negativos, com exceção de *Proteus* spp. • Infecções por *Pseudomonas aeruginosa* e *Acinetobacter* resistentes a todas as alternativas disponíveis
Efeitos colaterais		

• É neurotóxica e nefrotóxica • Pode causar hiperemia facial • Sonolência • Ataxia • Febre • Tonturas • Erupções cutâneas	• Hipocalemia • Hiponatremia • Hipopotassemia • Hipocloremia • Dor no local da injeção • Flebite e tromboflebite • Bloqueio neuromuscular • Parestesias	• Diplopia • Hematúria • Proteinúria • Insuficiência renal • Parada respiratória • Reações de hipersensibilidade

(continua)

TABELA 4.37 *(Continuação)* **POLIMIXINA.**

Observações	
• A medicação é excretada lentamente pelos rins • A difusão tecidual é pequena • Não atravessa a barreira hematoencefálica • Não é dialisável • Precisa de ajuste na insuficiência renal • Não exige ajuste de dose na insuficiência hepática	• É fotossensível • Incompatível com cálcio, magnésio, cefalotina, cloranfenicol, heparina e penicilinas • Inativada por soluções ácidas ou alcalinas • Não há segurança na gestação e na amamentação

Ações de enfermagem	
Cuidados gerais	**Monitoração dos efeitos colaterais**
• Deve ser diluída em 250 ou 500 mℓ de SG 5% • Tem estabilidade de 72 h sob refrigeração • Em virtude da estabilidade microbiológica, deve ser utilizada em até 48 h	• Orientar o paciente sobre os efeitos colaterais • Atentar para náuseas • Observar e comunicar alterações gastrintestinais, como dor epigástrica e diarreia • Monitorar eletrólitos • Monitorar leucograma e hemograma • Controlar os sinais vitais • Controlar e monitorar sinais de anafilaxia • Monitorar padrão urinário e aspecto da urina • Avaliar ocorrência de proteinúria e hematúria • Monitorar alterações neumusculares, como sonolência, ataxia, tontura, parestesia, diplopia • Monitorar *clearance* de creatinina, ureia e creatinina durante o tratamento
Cuidados cutâneos	**Cuidado com a infusão**
• Monitorar o aparecimento de erupções cutâneas • Monitorar o aparecimento de flebite • Atentar para alterações da coloração da pele	• Atentar para o período de infusão, que deve ser lenta, entre 60 e 90 min

Controle de dosagem	
Adultos e crianças	**Idosos**
• Dose IV: 15.000 a 25.000 UI/kg; 15.000 UI/kg para nefropatas • Dose máxima: 25.000 UI/kg/dia • Dose IV para neonatos: 40.000 UI/kg/dia sem efeitos adversos para recém-nascidos e sem alteração renal	• A polimixina B pode ser utilizada em idosos, desde que a função renal esteja monitorada e não haja histórico de comprometimento renal
Forma farmacêutica	**Nome comercial**
• Solução injetável (500.000 UI/frasco-ampola)	• Polimixina B®

TABELA 4.38 TEICOPLANINA – GLICOPEPTÍDEOS.

Mecanismo de ação	Indicações	Efeitos colaterais
• Inibe a síntese proteica bacteriana	• Infecções graves por Gram-positivos hospitalares resistentes a betalactâmicos • Endocardite • Septicemia • Infecções osteoarticulares • Infecções do trato respiratório inferior • Infecções de pele e tecidos moles • Infecções urinárias e peritonite associada à diálise peritoneal crônica ambulatorial	• Ototoxicidade • Hipersensibilidade • Náuseas • Vômitos • Diarreia • Eosinofilia • Neutropenia • Trombocitopenia • Trombocitose • Aumento das transaminases • Tonturas • Cefaleia

Observações

• Descoberta em 1978 e introduzida no mercado em 1991 • Efeito bactericida contra bactérias Gram-positivas • Geralmente utilizada em terapia combinada com outros grupos • Exige ajuste na insuficiência renal, mas não se sabe na insuficiência hepática • Incompatível com aminoglicosídeos	• Grande lipossolubilidade • Meia-vida prolongada • Não apresenta resistência cruzada com outras classes de antibióticos • Biodisponibilidade de 90% • Apresenta alta ligação proteica • A biotransformação é pequena • Difunde-se lentamente pela barreira hematoencefálica

Ações de enfermagem

Cuidados gerais	Monitoração dos efeitos colaterais
• Administração IM e IV • Diluir em SF 0,9%, SG 5% e Ringer lactato • Observar que a solução reconstituída é estável por 48 h em temperatura ambiente	• Orientar o paciente sobre os efeitos colaterais • Avaliar audição e queixas otológicas • Controlar os sinais vitais • Controlar e monitorar sinais de anafilaxia • Observar e comunicar alterações gastrintestinais, como náuseas, vômitos e diarreia • Monitorar leucograma, coagulograma e hemograma • Controlar função hepática • Monitorar ocorrência de cefaleia e tontura
Cuidados com a infusão	
• Atentar para o período de infusão, que deve ser lenta, em 30 min	

Controle de dosagem

Adultos	Crianças
• Doses IV e IM: 200 a 400 mg/dia	• Doses IV e IM: 12 mg/kg/dia dividido em 1 a 2 doses

Forma farmacêutica	Nomes comerciais
• Solução injetável (200 e 400 mg/3 mℓ)	• Targocid® • Bactomax® • Telconin®

TABELA 4.39 VANCOMICINA – GLICOPEPTÍDEOS.

Mecanismo de ação	Indicações
• Inibição da biossíntese da parede celular, da alteração da permeabilidade da membrana citoplasmática e da síntese do RNA (ácido ribonucleico)	• É eficaz contra infecções por bactérias Gram-positivas, incluindo o MRSA (*Staphylococcus aureus* resistente à meticilina, uma penicilina semissintética resistente às betalactamases)
Efeitos colaterais	
• Ototoxicidade • Hipersensibilidade • Prurido • Broncoespasmo • Síndrome do homem vermelho, geralmente, relacionada à administração rápida do fármaco • Espasmos e dores cervicais também são reações relacionadas com a administração rápida do medicamento	• Tromboflebites • Neutropenia reversível • Eosinofilia • Nefrotoxicidade • Náuseas • Lesão de pele, se houver extravasamento • Hipotensão e choque, se a infusão for rápida
Observações	
• Isolada em 1956, obtida por *Streptomyces orientalis* e introduzida no mercado em 1958 • Exige ajuste de dose na insuficiência renal e em pacientes idosos • Deve-se fazer controle da dosagem sérica para acerto da dose terapêutica • É segura na lactação, porém não na gestação • O nível sérico desejado é de 5 a 10 mcg/mℓ basal e de 25 a 40 mcg/mℓ no pico	• Menos ativa do que a oxacilina contra *Staphylococcus aureus* • Atravessa a barreira hematoencefálica quando há inflamação das meninges • Excreção renal • A insuficiência renal diminui a excreção da vancomicina • É incompatível com bicarbonato de sódio, dexametasona, fenobarbital, heparina
Ações de enfermagem	
Cuidados gerais	**Monitoração dos efeitos colaterais**
• Diluir em SF ou SG a 5% e fazer a infusão em 1 h • Administrar, preferencialmente, por cateter central pelo risco de extravasamento, que pode causar necrose tecidual • Observar que a solução reconstituída é estável por 14 dias sob refrigeração	• Orientar o paciente sobre os efeitos colaterais • Avaliar e monitorar alterações neuromusculares, como espasmos • Controlar os sinais vitais • Controlar e monitorar sinais de anafilaxia • Monitorar leucograma e coagulograma • Controlar a função hepática • Monitorar ocorrência de cefaleia • Avaliar padrão respiratório e ausculta pulmonar • Monitorar e controlar os níveis séricos • Monitorar ureia e creatinina durante o tratamento • Avaliar padrão urinário
Cuidados cutâneos	**Cuidados com a infusão**
• Avaliar ocorrência de pruridos e alteração da coloração da pele • Avaliar ocorrência de flebite	• Atentar para o período de infusão, que deve ser lenta, em 60 min • Cuidados para evitar extravasamento
Controle de dosagem	
Adultos	**Crianças**
• Dose IV: 500 mg/dose 4 ×/dia	• Dose IV: 40 a 60 mg/kg/dia dividido em 3 a 4 doses
Forma farmacêutica	**Nomes comerciais**
• Solução injetável (500 mg)	• Vancocin® • Vancocid® • Vancotrat® • Vacoson® • Celovan® • Vancoabbott® • Vanconorth® • Vanclomin®

Anticoagulantes

A doença trombótica é comum e tem consequências graves. Os principais fármacos para tratá-la ou preveni-la são os anticoagulantes injetáveis (heparina) e orais (varfarina).

As heparinas têm ação rápida, enquanto os anticoagulantes orais levam vários dias para exercer o seu efeito. Assim, indivíduos com trombose venosa são tratados, imediatamente, com os anticoagulantes injetáveis, até que o efeito dos orais se estabeleça.

As Tabelas 4.40 a 4.42 apresentam os principais fármacos anticoagulantes.

TABELA 4.40 HEPARINA – HEPARINA NÃO FRACIONADA (HNF) OU DE ALTO PESO MOLECULAR.

Mecanismo de ação	Indicações	Efeitos colaterais
• Inibe a coagulação por meio da ativação da antitrombina III, que, como cofator, neutraliza vários fatores ativados da coagulação (calicreína XIIa, XIa, IXa, Xa e trombina) • A antitrombina III inibe a trombina e outras serina-proteases, por ligação ao local ativo da serina	• Tromboses e embolias (prevenção e tratamento) • Em casos de circulação extracorpórea (cirurgias, hemodiálise) • Tratamento da coagulação intravascular disseminada	• Hemorragia • Hematoma • Alopecia • Reações alérgicas • Sangramentos subcutâneos • Trombocitopenia • Osteoporose nos tratamentos prolongados • Hipoaldosteronismo com consequente hipercalemia (inibição da síntese de aldosterona da glândula suprarrenal) • Resistência à heparina
Observações		
• Não é absorvida no intestino, em virtude de sua carga e de seu grande tamanho molecular (entre 3.000 e 30.000 dáltons) • Meia-vida de eliminação de aproximadamente 40 a 90 min • Alta ligação proteica • Excreção renal • O endotélio vascular e o sistema reticuloendotelial captam e, provavelmente, promovem a degradação da heparina • Os metabólitos são inativos • pH: 5 a 7,5 • Pode ser administrada em *bolus* IV e infusão intermitente, diluída em SF 0,9% ou SG 5% • Estabilidade após diluição: 24 h • Não deve ser administrada IM • Não é dialisável • Durante a infusão intermitente, deve-se movimentar o frasco para evitar aglomeração do medicamento na solução	• A meia-vida depende da dose administrada • Antagonista: sulfato de protamina, cuja administração é IV, diluída em SF 0,9% e realizada de 30 a 60 min, pois pode desencadear reação alérgica, já que é extraída de ovas de peixe e alguns indivíduos alérgicos a peixe podem apresentar reação • Provoca aumento da hidrólise dos triglicerídeos dos quilomícrons e das VLDL por meio da liberação e da estabilização das lipases-lipoproteicas presentes nos tecidos • Podem aparecer novos trombos em associação à trombocitopenia, resultante de uma agregação plaquetária irreversível induzida pela heparina, a síndrome do trombo branco • A heparina não passa pelo leite materno e não atravessa a barreira placentária • Ocorre inativação por plaquetas, alterando o nível plasmático e a resposta clínica	

(continua)

TABELA 4.40 *(Continuação)* **HEPARINA – HEPARINA NÃO FRACIONADA (HNF) OU DE ALTO PESO MOLECULAR.**

Ações de enfermagem	
Cuidados gerais	**Monitoração dos efeitos colaterais**
• Atentar para as diferentes apresentações da medicação e sua via de administração • Antes de iniciar a administração, avaliar se o paciente não apresenta nenhum distúrbio hemorrágico • Administrar em via única, pois é muito ácida; quando misturada ou administrada na mesma via que outras medicações, podem ocorrer incompatibilidades com soluções tamponadas com fosfato ou soluções contendo carbonato de sódio ou oxalato de sódio • Administração IV (efeito imediato) e SC (geralmente, início após 1 h da administração) • Iniciar com uma dose em *bolus* e, na sequência, administrar com bomba de infusão constante • Diluir em SG a 5% ou 10%, SF 0,9% e solução de Ringer lactato • Acompanhar níveis de plaquetas e de potássio sérico • Evitar acidentes e quedas	• Orientar o paciente sobre os efeitos colaterais • Caso o paciente necessite de cirurgias, procedimentos invasivos ou tratamento dentário, avisar os profissionais envolvidos • Observar sinais de reação alérgica • A administração de outras medicações IM é contraindicada durante o tratamento com Liquemine®, pelo risco de hematomas • Em casos de retirada de acessos venosos ou coleta de exames de sangue na vigência de heparina, fazer compressão digital no local por tempo prolongado • Descontinuar o uso e avisar a equipe médica caso apareçam sinais de hemorragia • Comunicar equipe médica nos casos de sinais de sangramento: epistaxe, hematúria, sangramento gengival ou sangramento excessivo • Caso seja necessário o uso de protamina, diluí-la em 100 mℓ de SF e administrar em 60 min, observando a possibilidade de sintomatologia alérgica, que pode ser grave em alguns casos • Dosar e acompanhar o TTPA, conforme prescrição médica, no pré-tratamento e após, em intervalos seriados, até atingir o valor dentro da faixa requerida para o caso • Atentar quanto à interação medicamentosa com AINE, AAS, inibidores da agregação plaquetária, ácido valproico, entre outros, que potencializam o sangramento • Pode ter sua ação diminuída por anti-histamínicos, digitálicos, nicotina e tetraciclinas, anticoagulantes orais, antagonistas de vitamina K, dextranos, dipiridamol, corticosteroides ou ergotamina ou outros medicamentos que atuem na coagulação e na agregação plaquetária
Controle de dosagem	
Adultos	**Crianças**
• Dose IV: 75 a 125 UI/kg/hora IV a cada 4 h em *bolus* ou 18 UI/kg/hora(infusão contínua) • Dose SC: 5.000 UI/dose (profilaxia da trombose) e de 50 a 100 UI/kg (coagulação disseminada)	• Dose IV: 50 a 100 UI/kg/hora a cada 4 h em *bolus* ou 20 UI/kg/hora (infusão contínua)
Formas farmacêuticas	**Nomes comerciais**

• Solução injetável
   ◦ Frasco de 5 mℓ (5.000 UI/mℓ): IV
   ◦ Ampola de 0,25 mℓ (5.000 UI): SC
	• Liquemine®
	• Hepamax®
	• Herin®

TABELA 4.41 DALTEPARINA, ENOXAPARINA, NADROPARINA – HEPARINA DE BAIXO PESO MOLECULAR (HBPM).

Mecanismo de ação	Indicações	Efeitos colaterais
• Têm menor habilidade de catalisar a inibição da trombina e mantêm a capacidade de catalisar a inibição do fator Xa	• Prevenção do tromboembolismo pré e pós-cirurgias gerais e ortopédicas em pacientes de alto risco trombótico • Angina instável • Profilaxia de TVP • Profilaxia de TEP • IAM sem supradesnivelamento ST	• Hemorragia • Trombocitopenia • Hematoma • Febre • Necrose da pele • Dor local • Prurido

Observações

• Apresentam menor afinidade por proteínas plasmáticas, vasculares, células endoteliais, macrófagos e plaquetas e, consequentemente, maior biodisponibilidade e meia-vida plasmática, além de terem resposta mais previsível a doses fixas e redução dos efeitos colaterais relacionados com a plaquetopenia • Menor idiossincrasia • Menor sensibilidade ao fator plaquetário 4	• Baixa ligação às proteínas • Excreção renal • Podem ser administradas SC, com doses ajustadas pelo peso, não necessitando de monitoração laboratorial do TTPA • Possibilidade de utilização domiciliar • A enoxaparina tem maior biodisponibilidade • Antagonista: protamina • Exige ajuste na insuficiência renal

Ações de enfermagem

Cuidados gerais	Monitoração dos efeitos colaterais
• Antes de iniciar a administração do medicamento, avaliar se o paciente não apresenta distúrbio hemorrágico • Administrar em via única; não misturar o produto com outras injeções ou infusões	• Não é recomendável a administração IM • Descontinuar o uso se aparecerem sinais de hemorragia • Atentar quanto à interação medicamentosa com AINE, inibidores da agregação plaquetária, ácido valproico, entre outros, com risco de sangramento como efeito colateral, pois há a potencialização desse efeito

Controle de dosagem

Adultos	Crianças

• Enoxaparina
  · Dose SC: de 30 a 40 mg/dia
• Dalteparina
  · Dose SC: 2.500 UI/dia
• Nadroparina
  · Dose SC: de 0,05 ml a 0,07 ml a cada 10 kg/dia
	• Enoxaparina
	  · Dose SC: 1 a 2 mg/kg/dia dividido em 2 doses
	• Dalteparina
	  · Dose SC: dose não estabelecida
	• Nadroparina
	  · Dose SC: dose não estabelecida

Formas farmacêuticas	Nomes comerciais

• Solução injetável SC
  · Enoxaparina (0,2 ml/20 mg; 0,4 ml/40 m; 0,6 ml/60 mg; 0,8 ml/80 mg; 1 ml/100 mg)
  · Dalteparina (0,2 ml/2.500 UI; 0,2 ml/5.000 UI)
  · Nadroparina (0,3 ml/2.850 UI; 0,4 ml/3.800 UI; 0,6 ml/5.700 UI; 0,8 ml/7.600 UI; 1 ml/9.500 UI)
	• Clexane®
	• Fragmin®
	• Faxiparina®
	• Faxiparina TX®

Obs.: As HBPM são derivadas da heparina não fracionada por despolimerização química ou enzimática, gerando fragmentos de aproximadamente 1/3 do tamanho da cadeia da heparina (de 4.000 a 6.000 dáltons). Em algumas propriedades farmacocinéticas, diferem-se, entre elas, no perfil anticoagulante e na eficácia, em virtude do método de preparo.
Saiba mais em: Clé DV, Garcia AA, Schwartzman PV. Anticoagulação em pacientes internados. Revista da Faculdade de Medicina de Ribeirão Preto. 2010;43(2):107-17.

TABELA 4.42 VARFARINA – ANTICOAGULANTES ORAIS: ANTAGONISTAS DA VITAMINA K.

Mecanismo de ação	Indicações	Efeitos colaterais
• Antagonista da vitamina K • Inibe a síntese de fatores de coagulação dependentes da vitamina K, incluindo os fatores II, VII, IX e X e as proteínas anticoagulantes C e S • A vitamina K é um cofator essencial para a síntese pós-ribossômica dos fatores de coagulação dependentes dela	• Tratamento e prevenção da doença tromboembólica • Fibrilação atrial • Na prevenção do tromboembolismo sistêmico em pacientes com prótese de válvulas cardíacas • Na prevenção do AVC, do infarto agudo do miocárdio e da recorrência do infarto • No tratamento subsequente à administração de heparina em algumas doenças tromboembólicas	• Hemorragias (intestinal e cerebral) • Hepatotoxicidade • Necrose de tecidos moles, por trombose de vênulas, por inibição da biossíntese da proteína C

Observações

- Seu efeito leva vários dias para se desenvolver em virtude do tempo para ocorrer a degradação dos fatores de coagulação carboxilados pré-formados. A meia-vida de eliminação de fatores de coagulação pode chegar a 60 h para o fator II
- Em situações com baixo risco trombótico (p. ex., fibrilação atrial), pode ser iniciada em regime ambulatorial
- O efeito é monitorado por meio da dosagem do TP, que é expresso pelo INR, que deverá ficar entre 2 e 4
- Em pacientes internados, deve-se monitorar, diariamente, a anticoagulação por meio do TP/INR, iniciando-se após a segunda ou a terceira dose, até que o valor terapêutico seja atingido por 2 dias consecutivos
- O valor do INR terapêutico, para a maioria das situações, deve ser entre 2,0 e 3,0
- Uma variedade de medicamentos influencia a absorção ou o metabolismo dos cumarínicos, assim como a dieta, cujas variações no conteúdo de vitamina K alteram o efeito. O aumento na ingestão de vitamina K é suficiente para reduzir o efeito anticoagulante da varfarina e causar redução do TP/INR
- Febre e hipertireoidismo aumentam a sensibilidade à varfarina
- É metabolizada no fígado pela enzima citocromo P450 2C9
- Tem alta ligação proteica
- O pico de concentração ocorre em 1 h, mas o efeito farmacológico se dá 48 h depois
- Atravessa a barreira placentária, podendo ter efeito teratogênico e causar hemorragia intracraniana no feto, durante o parto e o aborto
- Não aparece no leite durante a amamentação
- Deve-se realizar o uso diário da medicação sempre no mesmo horário
- O tratamento das hemorragias envolve suspensão do fármaco, administração de vitamina K, plasma fresco ou concentrado de fatores de coagulação
- Conforme a idade do paciente aumenta, é, geralmente, necessária uma dose menor de varfarina para que se atinja um nível terapêutico de anticoagulação

Ações de enfermagem

Cuidados gerais	Monitoração dos efeitos colaterais
• Monitorar a INR para o nível de atividade de protombina e o estado clínico do paciente • Administrar sempre no mesmo horário	• Ensinar o paciente a vigiar sinais de hemorragia em gengiva, hematúria, epistaxe, sangue nas fezes e melena • Orientar o paciente sobre os possíveis efeitos colaterais e, quando em acompanhamento ambulatorial, fazer monitoração regular do INR para o ajuste da dose e a eficácia do tratamento

(continua)

TABELA 4.42 *(Continuação)* **VARFARINA – ANTICOAGULANTES ORAIS: ANTAGONISTAS DA VITAMINA K.**

Ações de enfermagem	
Cuidados gerais	**Monitoração dos efeitos colaterais**
• Atentar para o medicamento não ser administrado em pacientes que apresentem sangramento ativo • Acompanhar o paciente rigorosamente e ajustar a dose diante de falência renal e hepática, conforme prescrição médica • Evitar acidentes e quedas	• Atentar para interação medicamentosa: apresenta aumento do efeito anticoagulante quando associado a amiodarona, androgênicos, cimetidina, clofibrato, dissulfiram, hormônios tireoidianos, metronidazol, plicamicina, salicilatos, sulfimpirazona, quinidina, inibidores de agregação plaquetária, entre outros medicamentos que causam diminuição das plaquetas • Pode ter sua concentração aumentada quando associada a ritonavir e indinavir e diminuída quando associada a rifampicina • Pode ter sua ação vasodilatadora potencializada quando administrada com fármacos alfa-bloqueadores
Controle de dosagem	
Adultos	**Crianças**
• Dose VO: 2 a 10 mg/dia	• Dose VO: 0,1 mg/kg
Forma farmacêutica	**Nomes comerciais**
• Comprimidos (1 mg; 2,5 mg; 5 mg; 7,5 mg)	• Marevan® • Coumadin® • Marcoumar®

Saiba mais em: Clé DV, Garcia AA, Schwartzman PV. Anticoagulação em pacientes internados. Revista da Faculdade de Medicina de Ribeirão Preto. 2010;43(2):107-17.

Antieméticos

O vômito ocorre em resposta aos estímulos dos sistemas nervoso central e periférico, quando os impulsos são transmitidos por aferentes vagais e simpáticos até o cérebro, em uma área específica, localizada no bulbo.

Essa área é responsável pelo ato do vômito, sendo composta por duas unidades, a zona de gatilho quimiorreceptora (CTZ) e o centro do vômito (CV).

A CTZ responde a uma grande variedade de neurotransmissores, mediadores das náuseas e dos vômitos, entre os quais estão a dopamina, a serotonina, a histamina, a acetilcolina, as prostaglandinas e o ácido gama-aminobutírico.

O CV, por sua vez, recebe muitas estimulações que surgem das fibras sensoriais vagais existentes no trato gastrintestinal, dos núcleos vestibulares e de alguns lugares mais altos do córtex e da CTZ.

A náusea seria o reconhecimento consciente da excitação na área do bulbo associada ao CV.

Os fármacos antieméticos são:

- Antagonistas dos receptores H1
- Antagonistas muscarínicos
- Antagonistas dos receptores de serotonina
- Antagonistas dos receptores de dopamina, entre outros.

As Tabelas 4.43 a 4.45 apresentam os principais fármacos antieméticos.

TABELA 4.43 CLORIDRATO DE ONDANSETRONA.

Mecanismo de ação	Indicações	Efeitos colaterais
• Antagonismo dos receptores de serotonina (5-HT3) nos neurônios localizados tanto no sistema nervoso periférico, nas aferências vagais, quanto no sistema nervoso central, na zona de gatilho quimiorreceptora • Esses receptores formam canais de cátion (Na$^+$, K$^+$, Ca^{+2}) e agem despolarizando a membrana celular	• Náuseas e vômitos decorrentes de radioterapia, quimioterapia e pós-operatórios	• Cefaleia • Calor • Rubor e sensação de calor • Bradicardia • Precordialgia • Convulsão • Tonturas • Constipação intestinal • Reação alérgica • Arritmias passageiras

Observações	
• Metabolização hepática pelo citocromo P450 • Ligação proteica moderada, cerca de 70% • Meia-vida de 3 a 5 h	• Na VO, sofre metabolismo de primeira passagem e a biodisponibilidade fica ao redor de 50%

Ações de enfermagem	
Cuidados gerais	**Monitoração dos efeitos colaterais**
• Realizar controle das náuseas • Administrar IV em 15 min • Administrar IM somente em adultos • Administrar no caso de tratamento quimioterápico, geralmente, 1 a 12 h antes da quimioterapia, persistindo por 24 a 36 h após o procedimento • Recomendar a dieta líquida nas 8 h precedentes à quimioterapia e jejum por 2 a 4 h após o procedimento, podem ajudar em alguns casos • Administrar profilaticamente antisserotoninérgicos, em crianças e adultos submetidos à radioterapia de alto risco para induzir náuseas e vômitos. O fármaco deve ser administrado a cada sessão de radioterapia e nas 24 h subsequentes, de preferência VO • Administrar profilaticamente nos casos de pós-operatório	• Orientar o paciente sobre reações adversas, como diarreia, cefaleia, tontura, febre, sedação, fadiga, mal-estar, prurido, retenção urinária e tremor

Controle de dosagem	
Adultos	**Crianças**
• VO: 8 mg/dose 3 ×/dia • IV: até 80 kg 8 mg/dose; > 80 kg 12 mg/dose; manutenção 1 mg a cada hora	• VO: 1 a 4 mg/dose 3 ×/dia • IV: 0,15 mg/kg/dose

Formas farmacêuticas	Nomes comerciais
• Comprimidos (4 mg e 8 mg) • Solução injetável (4 mg/2 mℓ e 8 mg/2 mℓ)	• Vonau® • Ansetron® • Nausedron® • Ontrax® • Zofran®

TABELA 4.44 DIMENIDRINATO.

Mecanismo de ação	Indicações	Efeitos colaterais
• Anti-histamínico (antagonista H1) • Inibe o centro do vômito (zona do gatilho quimiorreceptora) e as funções do labirinto • Inibe a acetilcolina no sistema vestibular e reticular (movimento)	• Prevenção e tratamento de náuseas e vômitos, cinetoses, labirintite e antivertiginoso	• Sedação • Sonolência • Cefaleia • Visão turva • Boca seca • Retenção urinária • Tontura • Taquicardia • Convulsões • Confusão mental

Observações

• Pode ser ingerido com alimentos • Em decorrência da sonolência que causa, deve-se ter cuidado quanto ao manejo de máquinas e/ou direção de veículos • Não ingerir com álcool e sedativos, pois pode potencializar os efeitos neurológicos • Pode causar efeitos antimuscarínicos • Não se faz necessário ajuste de dose na vigência de insuficiência renal	• Administrado VO, inicia o efeito entre 15 e 30 min • A eliminação do fármaco é mais rápida em crianças que em adultos • Tem intensa metabolização hepática • Na vigência de insuficiência hepática, a dosagem deverá ser revista • Dramin B6® contém dimenidrinato e cloridrato de piridoxina • Deve ser usado acima de 2 anos de idade

Ações de enfermagem

Cuidados gerais	Monitoração dos efeitos colaterais
• Orientar a nutriz de que a medicação é excretada em pequena quantidade no leite, podendo causar reações adversas na criança (irritabilidade e excitação); por isso, não é uma medicação recomendada para nutrizes	• Orientar o paciente sobre os efeitos adversos, como zumbido nos ouvidos, cefaleia, palpitação, queda de pressão, ressecamento da boca, nariz e garganta, sonolência, tontura, visão turva e falta de concentração • Atentar para interação medicamentosa, pois potencializa os efeitos da depressão do SNC • Pode aumentar a ação de anticolinérgicos, mascarar os efeitos tóxicos auditivos e aumentar a intolerância à luz • Orientar o paciente para não dirigir ou executar tarefas que exijam atenção; não ingerir bebida alcoólica • Orientar o paciente para aumentar a ingesta de líquidos e mascar gomas ou chicletes sem açúcar para secura da boca
Controle das náuseas	
• Administrar lentamente IV • Administrar VO com início do efeito entre 15 e 30 min	

Controle de dosagem

Adultos	Crianças
• 50 a 100 mg/dose 4 ×/dia	• 5 mg/kg/dia dividido em 4 doses

Formas farmacêuticas	Nomes comerciais
• Comprimidos (50 mg e 100 mg) • Solução oral (2,5 mg/mℓ) • Solução injetável (50 mg) • Gotas (1 mg/gota)	• Dramavit® • Dramin® • Emebrid® • Neodrin® • Associados à piridoxina: 　· Dimenidrin® 　· Dramavit B6® 　· Dramin B6® 　· Nausicalm® 　· Nausilon b6®

TABELA 4.45 METOCLOPRAMIDA.

Mecanismo de ação	Indicações
• Antagonismo dos receptores dopaminérgicos D2 na zona de gatilho quimiorreceptora, dos receptores serotoninérgicos 5-HT3 e do agonismo dos receptores 5-HT4 • Atua perifericamente aumentando a ação da acetilcolina nas sinapses muscarínicas	• Tratamento dos distúrbios da motilidade do trato digestório • Para facilitar exames radiológicos do trato digestório

Efeitos colaterais	
• Sintomas extrapiramidais: discinesia e distonia agudas, síndrome parkinsoniana, acatisia, principalmente em crianças e em adultos jovens • Sonolência, diminuição do nível de consciência, confusão e alucinação • Discinesia tardia, durante ou após tratamento prolongado, principalmente em pacientes idosos • Convulsões • Síndrome neuroléptica maligna • Diarreia	• Problemas no sistema linfático e sanguíneo: metemoglubinemia, que pode estar relacionada com a deficiência do NADH citocromo b5 redutase, principalmente em neonatos; sulfaemoglubinemia, sobretudo com administração concomitante de altas doses de medicamentos libertadores de enxofre • Problemas endócrinos, durante tratamento prolongado, relacionados com hiperprolactinemia (amenorreia, galactorreia, ginecomastia) • Reações alérgicas incluindo anafilaxia • Astenia • Hipotensão, bradicardia, bloqueio atrioventricular e parada cardíaca relacionados com a administração IV

Observações	
• Apresenta alto índice terapêutico • Em virtude de os dados da farmacocinética desse fármaco evidenciarem depuração reduzida em neonatos, o risco de sintomas extrapiramidais está aumentado nessa faixa etária e, portanto, é contraindicada para crianças com menos de 1 ano • Não recomendada entre 1 e 18 anos • Hemorragia gastrintestinal, obstrução do intestino e perfuração intestinal, situações nas quais a estimulação da motilidade gastrintestinal é perigosa • Feocromocitoma, pois pode desencadear crise hipertensiva, em decorrência da provável liberação de catecolaminas do tumor	• Hipersensibilidade a componentes • A injeção IV de Plasil® deve ser feita lentamente, durando, no mínimo, 3 min, para evitar o aparecimento de ansiedade e agitação transitórias, porém intensas, seguidas de sonolência, que pode ocorrer com a administração rápida • Pode ocorrer sonolência após a administração de metoclopramida, potencializada por depressores do SNC • Excreção renal, portanto exige adequação de dose na vigência de insuficiência renal • Plasil® não é recomendado em pacientes epilépticos, visto que as benzamidas podem diminuir o limiar epiléptico

Ações de enfermagem	
Cuidados gerais	**Monitoração dos efeitos colaterais**
• Avaliar a administração em pacientes com histórico de câncer de mama • Avaliar a administração por apresentar maior incidência de síndrome extrapiramidal, principalmente em pediatria • Avaliar a administração em idosos, principalmente, naqueles com insuficiência renal **Controle das náuseas** • Administrar IV com duração mínima de 3 min	• Orientar o paciente sobre os efeitos adversos: fadiga, sonolência, diarreia e inquietação • Atentar para a interação medicamentosa: pode ser antagonizado por anticolinérgico, analgésico narcótico e levodopa; potencializa a ação do álcool, da succinilcolina e de depressores do SNC; pode diminuir a ação de cimetidina e de digoxina; pode sofrer ou provocar aumento das reações adversas com ciclosporina, IMAO (inibidor da monamina-oxidase) • Orientar o paciente para não dirigir ou executar tarefas que exijam atenção; não ingerir bebida alcoólica • Avaliar consciência, atentar para sonolência, inquietação, confusão, alucinação e convulsões • Monitorar função hepática (amilase, TGO e TGP)

(continua)

TABELA 4.45 *(Continuação)* METOCLOPRAMIDA.

Controle de dosagem		
Adultos	**Crianças < de 6 anos**	**Crianças > de 6 anos**
• Doses VO, IM e IV: 10 a 15 mg/dose divididos em 4 doses/dia	• Doses VO, IM e IV: 0,1 a 0,2 mg/kg/dose divididos em 3 a 4 doses/dia	• Doses VO, IM e IV: 0,5 a 1 mg/kg/dia divididos em 3 a 4 doses

Formas farmacêuticas	**Nomes comerciais**	

• Comprimidos (10 mg)
• Solução oral (1 mg/mℓ)
• Gotas (4 mg/mℓ)
• Solução injetável (5 mg/mℓ)
	• Emetic®
	• Metoclopramida®
	• Melovit®
	• Plagex®
	• Plasil®
	• Vomix®
	• Vonil®
		• Associações:
		  · Cefalium®
		  · Citroplus®
		  · Diagrin®
		  · Digeplus®
		  · Dramavit®
		  · Emetrol®
		  · Essen®
		  · Estac®
		  · Frutenzima®
			· Gastroxina B6®
			· Plasil enzimático®
			· Plasonil®
			· Plavom®
			· Sintozima®
			· Vominil®
			· Vopax®

Antiepilépticos

A epilepsia é um distúrbio comum, caracterizado por crises decorrentes de descargas neuronais diversas e episódicas, que assumem várias formas, aparentemente sem causa reconhecível, podendo surgir após um dano cerebral (p. ex., infecção, tumor, trauma, distúrbios eletrolíticos, hipoxia).

O local da descarga elétrica anormal determina os sintomas, que podem variar de um breve lapso de atenção a uma convulsão tônico-clônica. A epilepsia é tratada com fármacos que, normalmente, apresentam eficácia ao redor de 70% e podem apresentar muitos efeitos colaterais.

Esses fármacos podem ser usados para prevenir e tratar crises convulsivas causadas por outras doenças; por isso, também são chamados de anticonvulsivantes (o evento característico na epilepsia é a convulsão).

A escolha do antiepiléptico deve levar em consideração os efeitos adversos (especialmente em crianças, mulheres em idade fértil, grávidas e idosos), a tolerabilidade individual, a facilidade de administração e o custo do tratamento.

A ação dos antiepilépticos é classificada em:

- Potencialização do GABA (benzodiazepínicos e fenobarbital)
- Inibição dos canais de sódio (fenitoína, carbamazepina, valproato e lamotrigina)
- Inibição dos canais de cálcio (etossuximida e gabapentina).

As Tabelas 4.46 a 4.52 apresentam os principais fármacos antiepilépticos.

TABELA 4.46 CARBAMAZEPINA – QUIMICAMENTE DERIVADA DOS ANTIDEPRESSIVOS TRICÍCLICOS.

Mecanismo de ação	Indicações
• Semelhante ao da fenitoína, com bloqueio dos canais de sódio na despolarização dos neurônios • Inibe a descarga neuronal repetitiva e reduz a propagação sináptica dos impulsos excitatórios • Há redução da liberação de glutamato que, com a estabilização das membranas neuronais, pode ser considerada responsável principalmente pelos efeitos antiepilépticos • Promove efeito depressivo no *turnover* de dopamina e norepinefrina, que podem explicar as propriedades antimaníacas do fármaco	• Anticonvulsivante, principalmente em crises parciais complexas, simples e tônico-clônicas • Tratamento da dor neuropática • Tratamento da doença bipolar • Síndrome de abstinência alcoólica • Neuralgia idiopática do trigêmio e neuralgia trigeminal em decorrência de esclerose múltipla • Neuralgia glossofaríngea idiopática • Neuropatia diabética dolorosa
Efeitos colaterais	
• Sonolência • Tontura • Fadiga • Cefaleia • Ataxia • Distúrbios mentais e motores • Retenção hídrica • Náuseas e vômitos	• Hiponatremia • Neutropenia e plaquetopenia • Deficiência de ácido fólico • Aumento de gama GT e fosfatase alcalina • Reações de hipersensibilidade • Exantemas • Reações graves de pele, podendo ser síndrome de Steven-Johnson
Observações	
• Boa absorção VO • Sua meia-vida plasmática é de cerca de 30 h quando administrada em dose única e reduz para cerca de 15 h quando administrada em doses repetidas • Ligação proteica entre 70 e 80% • Acelera o metabolismo da varfarina, da fenitoína, dos corticosteroides, entre outros • O ideal é combiná-la com outro fármaco anticonvulsivante • Com o uso contínuo, deve ter ajuste de dose após 1 mês • Não usar com IMAO ou, no mínimo, com 2 semanas após descontinuação deste • Pode exacerbar crise de ausência • Há relatos de poucos casos de crises neonatais e/ou de depressão respiratória associada ao seu uso materno	• Pode ser teratogênico • Tem efeito anticolinérgico discreto • Passa para o leite materno e atravessa a barreira placentária • É metabolizada pelo citocromo P450 (CYP3A4) • Agentes que podem aumentar o nível plasmático da carbamazepina: verapamil, diltiazem, fluoxetina, cimetidina, cetoconazol, loratadina, antibióticos macrolídeos, cetoconazol, entre outros • Agentes que podem diminuir o nível plasmático da carbamazepina: fenobarbital, teofilina, fenitoína, clonazepam, ácido valproico, entre outros • A coadministração com paracetamol pode reduzir a biodisponibilidade do paracetamol

(continua)

TABELA 4.46 *(Continuação)* **CARBAMAZEPINA – QUIMICAMENTE DERIVADA DOS ANTIDEPRESSIVOS TRICÍCLICOS.**

Ações de enfermagem	
Cuidados gerais	**Monitoração dos efeitos colaterais**
• Orientar o paciente de que a recomendação do fármaco em suspensão é dividi-lo em 4 doses diárias • Orientar o paciente que mudanças de uma marca para outra com a mesma dose produzem níveis séricos diferentes • Orientar o paciente sobre a contraindicação durante a amamentação • Orientar o paciente de que a descontinuação não deve ser abrupta • Administrar durante ou após as refeições. Orientar o paciente a engolir os comprimidos com um pouco de líquido; se necessário, os comprimidos podem ser quebrados ao meio, na linha marcada no comprimido, e engolidos sem mastigar	• Acompanhar, criteriosamente, pacientes com distúrbios renais, hepáticos e cardíacos • Atentar para o desencadeamento de confusão e agitação em idosos • Atentar para as interações medicamentosas: piora o efeito de quimioterapia para leucemia-leucoses; aumenta o risco de depressão do SNC, quando associada aos antidepressivos tricíclicos; pode aumentar os efeitos tóxicos se associada à cimetidina, à claritromicina, ao diltiazem, ao verapamil, à eritromicina, ao propoxifeno, à fluvoxamina, ao itraconazol e ao cetoconazol; pode aumentar a toxicidade hepática, quando associada à isoniazida; pode reduzir a ação de anticoncepcionais orais • Orientar o paciente sobre os efeitos colaterais • Orientar o paciente a não ingerir bebida alcoólica e ter cuidado ao executar tarefas que exijam atenção • Avaliar integridade cutânea • Avaliar nível de consciência • Avaliar a função renal com ureia, creatinina e exame de urina periodicamente • Avaliar as condições basais e, semanalmente, a função hepática quando do início do emprego do fármaco • Acompanhar a função hematológica semanalmente no início do uso
Controle de dosagem	
Adultos	**Crianças**

• Dose VO: 400 a 800 mg/dia divididos em 2 a 3 doses/dia	• Dose VO:
	  · < 6 anos: 100 mg/dia
	  · 6 a 12 anos: 200 mg/dia
	  · > 12 anos: 400 mg/dia

Formas farmacêuticas	**Nomes comerciais**
• Comprimidos (200 e 400 mg) • Solução oral (100 mg/5 mℓ) • Suspensão oral (20 mg/mℓ)	• Tegretol® • Tegretard® • Convulsan® • Tegrex® • Tegrezin® • Carmazin®

 TABELA 4.47 DIAZEPAM – BENZODIAZEPÍNICOS.

Mecanismo de ação	Indicação
• Aumenta a atividade GABAérgica	• Estado de mal epiléptico
Efeitos colaterais	**Observações**
• Sonolência intensa • Síndrome de abstnência	• Atua rapidamente em comparação aos outros antiepilépticos • Não utilizado como terapia de manutenção

TABELA 4.48 ETOSSUXIMIDA.

Mecanismo de ação	Indicações	Efeitos colaterais
• Inibe os canais de cálcio do tipo T, que podem desempenhar papel na geração do ritmo de descargas em neurônios talâmicos	• Efeito seletivo para as crises de ausência	• Náuseas • Anorexia • Letargia • Tontura • Reação de hipersensibilidade • Precipitação de crises tônico-clônicas • Cefaleia • Ataxia • Leucopenia • Pancitopenia
Observações		
• Boa absorção VO • Metabolização hepática • Excreção renal • Baixa ligação proteica		• Meia-vida de aproximadamente 50 h • Não se sabe se é excretada no leite materno • Contraindicada para menores de 3 anos
Ações de enfermagem		
Cuidados gerais	**Monitoração dos efeitos colaterais**	
• Orientar o paciente de que a descontinuação não deve ser abrupta • Monitorar nível de consciência	• Orientar o paciente sobre os efeitos colaterais • Orientar o paciente a não ingerir bebida alcoólica e ter cuidado ao executar tarefas que exijam atenção • Avaliar mucosa oral pelo risco de sangramento e infecções • Monitorar função renal • Monitorar periodicamente resultados de exames laboratoriais: enzimas hepáticas, hemograma, plaquetas, ureia, creatinina e nível plasmático do fármaco • Atentar para as interações medicamentosas: o uso concomitante de Etoxin® com álcool e medicamentos depressores centrais aumenta a depressão central; o uso com antidepressivos tricíclicos, loxapina, maprotilina, molindona, IMAO, fenotiazínicos, pimozida e tioxantenos leva a uma diminuição do limiar convulsivo, aumentando a depressão central e diminuindo a eficácia do anticonvulsivo; se associado a carbamazepina, fenobarbital, fenitoína e primidona, há comprometimento da absorção da etossuximida; se associado ao ácido fólico, há necessidade de aumentar a sua ingestão suplementar	
Controle de dosagem		
Adultos	**Crianças**	
• Dose VO: 250 a 1.500 mg/dia	• Dose VO: 250 a 500 mg/dia dividido em 2 doses	
Forma farmacêutica	**Nome comercial**	
• Xarope (50 mg/mℓ)	• Zarontin®	

Saiba mais em: DeLucia R, Oliveira Filho RM, Planeta CS, Gallacci M, Avellar MCW de. Farmacologia integrada. 3. ed. Rio de Janeiro: Revinter; 2007.

TABELA 4.49 FENITOÍNA.

Mecanismo de ação	Indicações
• Inibição dos canais de sódio, reduzindo a excitabilidade elétrica das membranas de células que estão disparando repetitivamente	• Crises convulsivas epilépticas e parciais • No traumatismo cranioencefálico e na neurocirurgia (pois tem menor potencial depressor do SNC)

Efeitos colaterais

• Os efeitos colaterais descritos começam a aparecer com concentrações ao redor de 100 mcmol/ℓ e se tornam graves acima de 150 mcmol/ℓ
  · Vertigem
  · Náuseas
  · Ataxia
  · Disfasia
  · Cefaleia
  · Nistagmo
  · Confusão e alteração da coordenação
  · Hiperplasia gengival
	· Hirsutismo
	· Aumento de andrógenos
	· Anemia megaloblástica
	· *Rash* cutâneo
	· Malformações fetais/fenda palatina
	· Hepatite tóxica
	· Reações cutâneas
	· Bloqueio AV
	· Hipotensão na infusão rápida
	· Alterações psiquiátricas
	· Constipação

Observações

• Pertence ao grupo de compostos de hidantoína • É eficaz em crises parciais e generalizadas • Não é eficaz em crises de ausência • Boa absorção VO • Tem alta ligação proteica e metabolização hepática • Excreção renal: aumenta o metabolismo de anticoagulantes orais porque causa indução enzimática • Meia-vida de, aproximadamente, 20 h, aumentada de acordo com a dose administrada • É necessário monitorar a concentração plasmática para ajuste de dose e detecção de efeitos tóxicos • pH: 12 • É fármaco vesicante • Infusão contínua deve ser evitada pelo risco de precipitação (tem baixa solubilidade). Usar filtro de 0,22 micra no equipo	• Não misturar com outras medicações • Não é dialisável • Deve-se ter maior atenção quando administrada ao paciente com insuficiência renal e hepática • É incompatível com SG 5%, SF, Ringer lactato, norepinefrina, morfina, nitroglicerina, heparina, propofol, vancomicina, antibióticos etc. • Deve-se fazer dosagem sérica para ajuste de dose • Interfere no metabolismo da vitamina D • É secretada no leite materno • O fenobarbital pode reduzir a absorção oral da fenitoína • É excretada, principalmente, na bile como metabólitos inativos reabsorvidos pelo trato gastrintestinal e excretados na urina

Ações de enfermagem

Cuidados gerais	Monitoração dos efeitos colaterais
• Diluir a medicação, quando necessário, com água destilada ou SF 0,9%, pois ocorre rápida precipitação quando é utilizada solução glicosada • Atentar para os erros na aplicação, como o uso IM ou escapes por a subcutâneo, que podem acarretar necroses extensas em decorrência do pH elevado da solução	• Orientar o paciente sobre os efeitos colaterais • Orientar o paciente a não ingerir bebida alcoólica e ter cuidado ao executar tarefas que exijam atenção • Descontinuar o uso se aparecerem sinais de erupção cutânea, toxicidade hepática, discrasia sanguínea ou nos gânglios • Realizar higiene oral para minimizar a sensibilidade • Evitar uso em pacientes em tratamento quimioterápico para leucemia, em razão das múltiplas interações • Monitorar PA e ECG • Monitorar resultado de exames laboratoriais: vitamina D e concentração plasmática do fármaco

(continua)

TABELA 4.49 *(Continuação)* **FENITOÍNA.**

Ações de enfermagem	
Cuidados gerais	**Monitoração dos efeitos colaterais**
• Lavar as extensões de infusão com SF 0,9% reduz o risco de flebite e obstrução do acesso • Atentar para a não recomendação de refrigerar, pois precipita • Utilizar em 1 h após a diluição • Infundir entre 20 e 30 min • Orientar o paciente sobre a contraindicação durante a amamentação • Orientar o paciente de que a descontinuação não deve ser abrupta, pois pode provocar crises • Ajustar a dose para idosos, conforme prescrição médica	• Atentar para as interações medicamentosas: pode aumentar a toxicidade hepática quando associada ao paracetamol; pode aumentar os riscos de depressão do SNC se associada ao álcool e a outros antidepressivos; os efeitos tóxicos podem aumentar com o uso de amiodarona, anticoagulantes, cloranfenicol, cimetidina, dissulfiram, isoniazida, fenilbutazona e sulfonamidas; pode ter ação diminuída se associada aos antiácidos contendo alumínio, magnésio ou carbonato de cálcio, rifampicina, sucralfato e diazóxido oral; pode diminuir a ação dos anticonvulsivantes (carbamazepina), dos anticoncepcionais orais contendo estrogênios e corticosteroides; podem ser necessários acertos de doses para pacientes em tratamento com insulina e antidiabéticos orais; sua ação pode ser aumentada se associada ao fluconazol, ao miconazol, ao ácido valproico, ao itraconazol e ao felbamato

Controle de dosagem	
Adultos	**Crianças**
• Dose IV de ataque: 15 a 18 mg/kg • Dose IV manutenção: 100 mg a cada 6 ou 8 h • Dose VO manutenção: 300 mg ao dia, dividido em 2 ou 3 doses	• Dose IV de ataque: de 15 a 18 mg/kg • Dose IV e VO manutenção: de 4 a 10 mg/kg/dia dividido em 2 ou 3 doses

Formas farmacêuticas	**Nomes comerciais**
• Comprimidos (100 mg) • Solução oral (100 mg/5 mℓ) • Cápsula (100 mg) • Solução injetável (50 mg/mℓ)	• Hidantal® • Epelin® • Dantalin® • Fenitoina® • Feniton®

TABELA 4.50 FENOBARBITAL – BARBITÚRICOS.

Mecanismo de ação	Indicações	Efeitos colaterais
• Atua em canais GABAérgicos, aumentando o influxo de cloretos e simulando a atividade GABAérgica endógena • Liga-se aos receptores do GABA e abre canais de cloro, que hiperpolariza a célula e dificulta a despolarização e, consequentemente, a propagação do impulso nervoso • Liga-se no receptor do GABA tipo A, em local diferente do dos benzodiazepínicos, sendo menos específico que estes	• Anticonvulsivante • Hipnótico • Ansiolítico	• Sedação • Anemia megaloblástica • Reações de hipersensibilidade • Coma • Insuficiência respiratória e circulatória • Parada cardiorrespiratória • Hipercinesia • Alterações comportamentais • Tolerância e dependência

(continua)

TABELA 4.50 *(Continuação)* FENOBARBITAL – BARBITÚRICOS.

Observações

- É usado como anticonvulsivante, hipnótico e ansiolítico
- É também usado para crianças menores de 2 meses de idade
- Boa absorção VO
- Alta lipossolubilidade
- Baixo índice terapêutico
- Cerca de 50% liga-se a proteínas
- Metabolização hepática
- Necessita de ajuste de dose na insuficiência renal e hepática
- É dialisável
- Pode ser diluído em SF e SG 5%
- Diminui a absorção da vitamina D e de cálcio
- Meia-vida entre 50 e 140 h em adultos e cerca da metade em crianças
- Pico plasmático ao redor de 8 h em adultos e 4 h em crianças, se a administração for VO, e 4 h se IV
- É potente indutor enzimático
- Atravessa a barreira placentária e é excretado no leite materno
- Excreção renal
- Nas gestantes que fazem uso crônico de fenobarbital, deve-se fazer suplementação de vitamina K, ácido fólico e cálcio, pelas mudanças no metabolismo dessas substâncias
- Em crianças recebendo o fármaco por longos períodos, é necessária a associação de tratamento profilático para raquitismo: vitamina D_2 (1.200 a 2.000 UI/dia) ou 25 OH-vitamina D_3
- Pode causar síndrome hemorrágica nos recém-nascidos de mães usuárias

Ações de enfermagem

Cuidados gerais

- Orientar o paciente sobre a contraindicação durante a amamentação
- Orientar o paciente de que a descontinuação não deve ser abrupta
- Orientar gestante que faz uso crônico sobre a necessidade de suplementação de vitamina K, ácido fólico e cálcio
- Atentar para o fato de que crianças em uso prolongando necessitam de tratamento profilático para raquitismo
- Avaliar nível de consciência
- Administrar IV lentamente na velocidade 1 mg/kg/min
- Pode ser diluído em SF 0,9% e SG 5%
- Atentar para a necessidade de suporte respiratório nas doses de ataque
- Não utilizar apresentação IM para IV
- Dosar os níveis sanguíneos, periodicamente, para efetivo ajuste posológico, conforme prescrição médica
- Atentar para o fato de que idosos devem ter dose recalculada, assim como os hepatopatas e nefropatas

Monitoração dos efeitos colaterais

- Orientar o paciente sobre os efeitos colaterais
- Orientar o paciente a não ingerir bebida alcoólica e ter cuidado ao executar tarefas que exijam atenção
- Avaliar integridade cutânea
- Monitorar parâmetros hepáticos e hemograma
- Monitorar o nível sérico
- Monitorar PA e ECG
- Atentar para o risco de extravasamento, que pode causar dano tecidual
- Atentar para as interações medicamentosas: aumenta o metabolismo hepático quando associado ao cloranfenicol, à cimetidina entre outras; reduz a eficácia da quimioterapia; se associado ao álcool, potencializa o efeito sedativo do fármaco; diminui a concentração dos esteroides, contraceptivos orais, antidepressivos tricíclicos e varfarina

Controle de dosagem

Adultos

- Doses VO, IM e IV: 50 a 100 mg/dose 2 a 3 ×/dia

Crianças

- Dose VO: 3 a 5 mg/kg/dia dividido em 1 ou 2 doses
- Dose IM: 3 a 4 mg/kg/dia dividido em 1 ou 2 doses
- Dose IV: 4 a 6 mg/kg/dia dividido por 2 doses

Formas farmacêuticas

- Comprimido (50 e 100 mg)
- Solução em gotas (1 mg/gota)
- Solução injetável (100 e 200 mg/mℓ)

Nomes comerciais

- Gardenal®
- Edhanol®
- Fenocris®
- Carbital®
- Barbitron®

TABELA 4.51 LAMOTRIGINA.

Mecanismo de ação	Indicações	Efeitos colaterais
• Bloqueadora dos canais de sódio • Inibição da liberação de aminoácidos excitatórios (glutamato e aspartato)	• Para crises focais e generalizadas • Estabilizadora de humor • Neuralgia do trigêmeo	• Erupções cutâneas • Síndrome de Stevens-Johnson • Insônia • Irritabilidade • Mioclonias • Tonturas

Observações	
• Boa absorção VO • Biodisponibilidade de aproximadamente 98% • Pico plasmático entre 1 e 3 h • Ligação proteica ao redor de 55% • Metabolização hepática • Não exerce efeito significativo sobre outros fármacos • A concentração e a meia-vida plasmática são diminuídas com fenitoína, carbamazepina e fenobarbital e aumentadas com o uso de valproato	• Meia-vida plasmática entre 24 e 36 h • Menor risco de formação fetal que outros fármacos anticonvulsivantes • Não há descrição de interferência no metabolismo ósseo, em especial nos idosos • Menor potencial de interação medicamentosa e menos efeitos colaterais com outros anticonvulsivantes • Eficácia clínica na dor neuropática

Ações de enfermagem	
Cuidados gerais	**Monitoração dos efeitos colaterais**
• Monitorar função renal • Atentar para a contraindicação do uso durante a gestação e em crianças	• Orientar o paciente sobre os efeitos colaterais • Orientar o paciente a não ingerir bebida alcoólica e ter cuidado ao executar tarefas que exijam atenção • Avaliar mucosa oral pelo risco de sangramento e infecções • Avaliar integridade da pele • Atentar para as interações medicamentosas, que podem afetar o modo de ação de alguns medicamentos: fenitoína, primidona ou fenobarbital, valproato e carbamazepina

Controle de dosagem	
Adultos	**Crianças**
• Dose VO: 100 a 700 mg/dia	• Dose VO: não recomendada
Forma farmacêutica	**Nome comercial**
• Comprimidos (25, 50 e 100 mg)	• Lamitor®

Saiba mais em: Moreira CH, Castro LHM. Principais aspectos no uso da lamotrigina na prática clínica. Revista Brasileira de Medicina. 2013;70(13):13-7.

 TABELA 4.52 VALPROATO – ÁCIDO VALPROICO.

Mecanismo de ação	Indicações
• O ácido valproico dissocia-se no íon valproato no trato gastrintestinal. Seu mecanismo de ação ainda não foi bem esclarecido, mas sua atividade está relacionada com o aumento dos níveis GABA cerebrais. Ele aumenta a atividade do ácido glutâmico descarboxilase, a enzima responsável pela síntese do GABA, enquanto inibe a atividade das enzimas que degradam o GABA, a GABA transaminase e a semialdeído succínico desidrogenase. Esses efeitos, em conjunto, aumentam a disponibilidade de GABA na sinapse e, portanto, elevam a inibição mediada pelo GABA. Também inibe os canais de sódio, porém menos que a fenitoína	• Anticonvulsivante • Distúrbio depressivo bipolar

(continua)

TABELA 4.52 *(Continuação)* VALPROATO – ÁCIDO VALPROICO.

Efeitos colaterais		
• Baixa toxicidade • Sem ação sedativa • Adelgaçamento e encrespamento dos cabelos • Hepatotoxicidade • Teratogênico	• Trombocitopenia • Hiperamonemia • Náuseas e vômitos • Diarreia • Dor abdominal • Reações de hipersensibilidade	• Exantemas • Astenia • Tremor • Hepatite e pancreatite • Ganho de peso e hiperfagia

Observações

- A taxa de absorção do íon valproato pode variar com a formulação administrada (líquido, sólido ou *sprinkle*)
- Boa absorção VO
- Pico plasmático em 4 h
- Vida média entre 6 e 16 h
- Ligação proteica ao redor de 90%
- Metabolização hepática
- Excreção renal na forma de conjugados
- Testes de função hepática deverão ser realizados antes do início da terapia e a intervalos frequentes após iniciada, especialmente durante os primeiros 6 meses

- Evitar o uso em hepatopatas
- Para pacientes idosos, deve-se reduzir a dose inicial, pois eles têm uma capacidade diminuída de eliminação de valproato
- Deve-se ter cuidado ao administrar para crianças com menos de 2 anos de idade; uso concomitante de vários anticonvulsivantes; distúrbios metabólicos congênitos; doenças orgânicas de origem cerebral; e epilepsia grave (aumento do risco de hepatotoxicidade), encefalopatias e com risco de doenças hemorrágicas

Ações de enfermagem

Cuidados gerais	Monitoração dos efeitos colaterais
• Atentar para a contraindicação de uso durante a gestação e na amamentação • Orientar o paciente de que a descontinuação não deve ser abrupta • Administrar durante ou após as refeições • Orientar o paciente a engolir os comprimidos com um pouco de líquido; se necessário, os comprimidos podem ser quebrados ao meio, na linha marcada, e engolidos sem mastigar • Atentar para o fato de que os comprimidos de valproato não devem ser mastigados, quebrados ou triturados • Monitorar nível sérico para auxiliar na adequação da dose • Atentar para não recomendação de uso nos casos de trauma cranioencefálico • Atentar para o fato de que o fármaco pode ser extraído na hemodiálise e na diálise peritoneal	• Orientar o paciente sobre os efeitos colaterais • Orientar o paciente a não ingerir bebida alcoólica e ter cuidado ao executar tarefas que exijam atenção • Orientar o paciente a ingerir o medicamento com alimentos para diminuir a irritação gástrica • Avaliar integridade cutânea • Avaliar ganho de peso • Monitorar função renal e eletrólitos • Monitorar parâmetros hepáticos e hemograma • Atentar para as interações medicamentosas

Controle de dosagem

Adultos	Crianças
• Dose VO: 15 a 60 mg/kg/dia	• Dose VO: 30 a 60 mg/kg/dia dividido em 2 ou 3 doses

Formas farmacêuticas

Formas farmacêuticas	Nomes comerciais
• Comprimidos revestidos (300 e 500 mg) • Comprimidos liberação entérica (500 mg) • Cápsula (250 mg) • Xarope (250 mg/5 mℓ) • Injetável: ampola de 5 mℓ com 100 mg/mℓ	• Epilenil® • Valpakine® • Depakon® • Depakote®

Anti-hipertensivos

Embora a hipertensão arterial seja uma doença com predomínio em adultos e em idosos, atualmente tem havido aumento crescente de hipertensão em crianças e em adolescentes em todo o mundo. Ela apresenta causas multifatoriais e é um dos principais fatores de risco para o desenvolvimento de comprometimentos cardiovasculares.

Os tratamentos farmacológico e não farmacológico são a base para evitar as complicações em órgãos-alvo, com o objetivo principal de reduzir a morbimortalidade cardiovascular.

A elevação da pressão arterial (PA), geralmente com pressão arterial diastólica (PAD) ≥ 120 mmHg, com estabilidade clínica e sem comprometimento de órgãos-alvo, caracteriza a urgência hipertensiva. Quando há elevação crítica da PA com quadro clínico grave e progressiva lesão de órgãos-alvo e risco de morte que exige imediata redução da PA com agentes parenterais, define-se a situação como emergência hipertensiva.

As principais classes de anti-hipertensivos utilizados clinicamente são:
- Diuréticos
- Inibidores adrenérgicos (ação central, agonistas alfa-2 centrais; betabloqueadores, bloqueadores beta-adrenérgicos; alfabloqueadores, bloqueadores alfa-1 adrenérgicos)
- Vasodilatadores diretos
- Bloqueadores dos canais de cálcio
- IECA
- Bloqueadores do receptor AT1 da angiotensina II.

As Tabelas 4.53 a 4.57 apresentam os principais fármacos vasoativos.

TABELA 4.53 ANLODIPINO, DILTIAZEM, NIFEDIPINA, VERAPAMIL – BLOQUEADORES DE CANAL DE CÁLCIO.

Mecanismo de ação	Indicações	Efeitos colaterais

• Redução da resistência vascular periférica por diminuição da concentração de cálcio, nas células musculares lisas vasculares
• Classificam-se como:
  · Diidropiridínicos (nifedipina e anlodipino) e não diidropiridínicos
  · Fenilalquilaminas (verapamil)
  · Benzotiazepinas (diltiazem)
	• Hipertensão
	• Antiarrítmico
	• Prevenção de angina
		• Cefaleia
		• Tontura
		• Rubor facial
		• Edema de extremidades, sobretudo maleolar
		• Hipertrofia gengival
		• Náuseas
		• Obstipação intestinal
		• Verapamil e diltiazem podem provocar depressão miocárdica e bloqueio atrioventricular
		• Nifedipina é potente vasodilatador, por isso provoca taquicardia reflexa e hipotensão grave

Observações		
• Os bloqueadores de canal de cálcio diidropiridínicos são frequentemente usados como anti-hipertensivos por exercerem um efeito vasodilatador predominante, com mínima interferência na frequência e na função sistólica. • Reduzem a morbimortalidade cardiovascular • Os efeitos adversos são, em geral, dose-dependentes		• Meia-vida de 30 a 50 h, podendo durar mais de 50 h na insuficiência hepática e em pacientes idosos • Metabolismo hepático e metabólitos inativos; extenso metabolismo de primeira passagem • Excreção renal e fecal • É dialisável

(continua)

TABELA 4.53 *(Continuação)* ANLODIPINO, DILTIAZEM, NIFEDIPINA, VERAPAMIL – BLOQUEADORES DE CANAL DE CÁLCIO.

Observações	
• Anlodipino não precisa de ajuste na insuficiência renal • Após administração oral de doses terapêuticas, o anlodipino é bem absorvido com picos séricos entre 6 e 12 h pós-dose • A biodisponibilidade absoluta varia entre 64 e 80% • Verapamil e diltiazem têm menor efeito vasodilatador; podem promover bradicardia com atividade antiarrítmica • Anlodipino, um diidropiridínico com ação vasodilatadora, tem a vantagem de reduzir o risco de morbimortalidade, quando comparado a outros do grupo, e possibilitar única dose ao dia • Não altera o perfil lipídico e a glicemia • Início de efeito entre 30 e 50 min • Pico de concentração de 6 a 12 h • Duração: 24 h	• Idosos são mais suscetíveis à constipação intestinal e à hipotensão • Podem causar hipersensibilidade cruzada com outros bloqueadores de canal de cálcio • Em adultos, sobretudo idosos, a hipotensão da nifedipina pode causar isquemia cerebral e cardíaca • Verapamil é contraindicado em ICC muito grave, hipotensão grave, choque cardiogênico, doença do nó sinusal e taquicardia ventricular • Não usar em lactentes pequenos • Nifedipina e diltiazem têm contraindicação na doença do nó sinusal ou BAV de II grau, hipotensão arterial grave, bradicardia acentuada e infarto agudo do miocárdio recente

Ações de enfermagem	
Cuidados gerais	**Monitoração dos efeitos colaterais**
• Controle do medicamento • Monitoração dos sinais vitais • Precauções cardíacas, como limitar a ingestão de sódio, promover técnicas eficientes de redução de estresse, entre outras	• Controlar arritmias • Controlar constipação • Controlar cefaleia e monitorar a dor • Controlar náuseas, vômitos e edema

Controle de dosagem	
Adultos	**Crianças**

• Nifedipina
  - Dose VO: 60 a 120 mg/dia
• Anlodipino
  - Dose VO: 5 mg/dia
• Verapamil
  - Dose VO: 240 a 480 mg/dia dividido em 3 a 4 doses
  - Dose IV: 5 mcg/kg/min
• Diltiazem
  - Dose VO: 180 a 360 mg/dia dividido em 3 doses
	• Nifedipina
	  - Dose VO: 180 mg/dia dividido em 2 doses
	• Anlodipino
	  - Dose VO: 0,05 a 0,2 mg/kg/dia dividido em 1 a 2 doses
	• Verapamil
	  - Dose VO: 4 a 8 mg/kg/dia dividido em 3 doses
	  - Dose IV: 0,1 a 0,3 mg/kg/dose
	• Diltiazem
	  - Dose VO: 1,5 a 2 mg/kg/dia dividido em 3 a 4 doses

Formas farmacêuticas	Nomes comerciais

• Comprimidos:
  - Nifedipina (10, 20, 30, 60 mg)
  - Verapamil (80, 120 e 240 mg)
  - Anlodipino (5 e 10 mg)
  - Diltiazem (30 e 60 mg)
• Cápsula gelatinosa:
  - Nifedipina (10 mg)
  - Diltiazem (90 e 120 mg)
• Solução injetável:
  - Verapamil (5 mg/2 mℓ)
	• Nifedipina: Adalat®, Adalex®, Cardalin®, Oxcord®, Dilaflux®, Neo fedipina®, Nifedipress®, Dipinal®, Prodopina®, Nifadil®, Roxflan®, Nifehexal®
	• Verapamil: Dilacoron®, Dilacor®, Veracoron®, Cordilat®, Veramil®, Veraval®, Vaston®
	• Anlodipino: Norvasc®, Amilopil®, Anlo®, Anlovasc®, Cordipina®, Pressat®, Tensidipin®, Tensiliv®, Tensodin®, Amlocor®, Cordarex®, Nicord®, Roxflan®, Amloprax®
	• Diltiazem: Cardizem®, Balcor®, Angiolong®, Diltzen®, Diltipress®, Incoril AP®, Diltor®, Calzem®, Diltiacor®

TABELA 4.54 CAPTOPRIL, ENALAPRIL, LISINOPRIL – INIBIDORES DA ENZIMA CONVERSORA DA ANGIOTENSINA (IECA).

Mecanismo de ação	Indicações	Efeitos colaterais
• Pertencem ao grupo de vasodilatadores indiretos • Inibem a enzima conversora da angiotensina (bloqueio da transformação de angiotensina I em angiotensina II) • Supressão do sistema renina-angiotensina-aldosterona	• Hipertensão • Insuficiência cardíaca • Após IAM (quando houver disfunção ventricular) • Alto risco de cardiopatia isquêmica • Nefropatia diabética • Insuficiência renal progressiva	• Tosse seca (por acúmulo de bradicinina) • *Rash* • Hipotensão • Taquicardia • Hipercalemia (por redução da secreção de aldosterona) • Edema angioneurótico • Erupção cutânea • Alteração do paladar • Aumento de ureia e creatinina • Hipoglicemia
Observações		
• Afetam os vasos de capacitância e de resistência, e diminuem a carga cardíaca e a PA • Não afetam a contratilidade miocárdica • Aumentam o débito cardíaco • Atuam nos vasos renais, cardíacos e cerebrais • Retardam, a longo prazo, o declínio da função renal em nefropatas • Não devem ser usados na gravidez, pois atravessam a barreira placentária • Exigem ajuste de dose na insuficiência renal • Não é necessário ajuste de dose na insuficiência hepática • São dialisáveis • Usar com cautela em adolescentes • Podem elevar as transaminases	• A enzima conversora da angiotensina é idêntica à bradicininase. O IECA também pode interferir na degradação da bradicinina, provocando aumento da concentração de bradicinina ou de prostaglandina E2 • Devem ser administrados 1 h antes das refeições, pois os alimentos podem diminuir a absorção em até 40% • Têm baixa ligação proteica • Atenuam a dilatação progressiva e a piora da função ventricular esquerda, bem como a inibição da ativação neuro-humoral • Biotransformação hepática e excreção renal • Biodisponibilidade ao redor de 60% • Início de ação: de 1 a 4 h • Não precisam de ajuste de dose em idosos	
Ações de enfermagem		
Cuidados gerais	**Monitoração dos efeitos colaterais**	
• Supervisão da pele • Orientar a ingesta 1 h antes das refeições	• Acompanhar o aparecimento de tosse seca • Monitorar função renal: ureia e creatinina • Monitorar função hepática: transaminases • Controlar os eletrólitos: hipercalemia • Atentar para o controle periódico da PA • Atentar para sinais de reação alérgica e hipoglicemia	
Controle de dosagem		
Adultos	**Crianças**	

• Captopril
  · Dose VO: 50 mg/dose 2 a 3 × dia
• Enalapril
  · Dose VO: 5 a 20 mg/dia
• Lisinopril
  · Dose VO: 10 mg/dia
	• Captopril
	  · Dose VO: 1 a 2 mg/kg/dia dividido em 3 a 4 doses
	• Enalapril
	  · Dose VO: 0,1 a 0,15 mg/kg/dia dividido em 1 a 2 doses
	• Lisinopril
	  · Dose VO: sem referências seguras	

Formas farmacêuticas	**Nomes comerciais**	

• Comprimidos:
  · Captopril (12,5; 25; 50 mg)
  · Enalapril VO (5, 10 e 20 mg)
  · Lisinopril (5, 10 e 20 mg)
	• Capoten®
	• Capotril®
	• Catoprol®
		• Renitec®
		• Eupressin®
		• Pressotec®
			• Vasopril®
			• Atens®
			• Zestril®
				• Prinivil®
				• Ecapril®
				• Lipril®

Saiba mais em: Sociedade Brasileira de Cardiologia/Sociedade Brasileira de Hipertensão/Sociedade Brasileira de Nefrologia. VI Diretrizes Brasileiras de Hipertensão. Arq Bras Cardiol. 2010;95(1):1-51.

TABELA 4.55 CLONIDINA, METILDOPA – INIBIDORES ADRENÉRGICOS: DE AÇÃO CENTRAL.

Mecanismo de ação	Indicação	Efeitos colaterais
• Os agentes alfa-agonistas de ação central agem por meio do estímulo dos receptores alfa-2 diminuindo a atividade simpática e o reflexo dos barorreceptores, reduzindo discretamente a RVP e o débito cardíaco e diminuindo os níveis plasmáticos de renina e retenção de líquidos. • A metildopa demonstrou reduzir a concentração tecidual de serotonina, dopamina, norepinefrina e epinefrina	• Hipertensão arterial	• Hipotensão postural • Astenia • Palpitações • Sonolência • Tolerância • Impotência sexual • Tontura • Cefaleia
Observações		
• Não são agentes de primeira escolha para a hipertensão • Podem ser usadas no controle da retenção urinária por hipertrofia prostática (relaxam o músculo liso do colo da bexiga e da cápsula da próstata) e feocromocitoma (preparo pré-operatório) • A interrupção do medicamento deve ser feita de maneira gradual, caso contrário poderão aparecer inquietação, taquicardia, hipertensão arterial, nervosismo, tremores, cefaleia e enjoo • Os antagonistas seletivos alfa-1 adrenérgicos de longa duração, como doxazosina, não afetam a função cardíaca (causam menos taquicardia) e provocam menos hipotensão postural	• Causam discreta redução de colesterol de baixa densidade • Clonidina® não é recomendada para crianças e adolescentes nem para indivíduos com intolerância a galactose • Necessitam de ajuste de dose na insuficiência renal • Metildopa® é contraindicado para indivíduos em tratamento com inibidores da monoamina-oxidase (MAO) • A metildopa cruza a barreira placentária, aparece no sangue do cordão umbilical e no leite materno • Nos pacientes idosos, síncope pode relacionar-se com maior sensibilidade e com vasculopatia aterosclerótica avançada • Absorção é amplamente variável	
Ações de enfermagem		
Cuidados gerais	**Monitoração dos efeitos colaterais**	
• Controle do medicamento, com retirada gradual em virtude do efeito rebote • Monitoração dos sinais vitais • Precauções cardíacas • Controle hídrico	• Controlar a cefaleia • Controlar arritmias • Avaliar sinais de impotência sexual • Avaliar sonolência	
Controle de dosagem		
Adultos	**Crianças**	

• Metildopa
  · Dose VO: 500 a 2.000 mg/dia
• Clonina
  · Dose VO: 0,2 a 0,8 mg/dia
	• Metildopa
	  · Dose VO: 10 mg/kg/dia dividido em 2 a 4 doses
	• Clonina
	  · Dose VO: 5 a 25 mcg/kg/dia dividido em 2 doses	

Formas farmacêuticas	**Nomes comerciais**	

• Comprimidos:
  · Clonidina (0,1; 0,15; 0,2 mg)
  · Metildopa (250 e 500 mg)
	• Clonidina: Atensina®, Neoclodil®
	• Metildopa: Aldomet®, Aldotensin®, Angimet®, Etildopanan®, Ductomet®, Medpress®, Metilbio®, Metilpress®, Multigel®, Multiprod®, Pressomet®, Tensioval®, Tildomet®, Dopametil®	

Saiba mais em: Freire CMV, Tedoldi CL. Hipertensão arterial na gestação. Arq Bras Cardiol 2009;93(6):159-65. 7º Diretriz Brasileira de hipertensão arterial. Arq Bras Card. 2016;107(3)supl 3. Disponível em: http://publicacoes.cardiol.br/2014/diretrizes/2016/05_HIPERTENSAO_ARTERIAL.pdf.

TABELA 4.56 LOSARTANO – ANTAGONISTA DO RECEPTOR DE ANGIOTENSINA II.

Mecanismo de ação	Indicações	Efeitos colaterais
• Antagonizam a ação da angiotensina II por meio do bloqueio específico de seus receptores AT1 responsáveis pelos efeitos vasoconstritores e secretores de aldosterona	• Hipertensão em pacientes jovens (mais renina) e diabéticos • Hipertensão complicada com hipertrofia ventricular • Nefropatia diabética • Insuficiência cardíaca congestiva • Prevenção de acidente vascular cerebral	• Apresenta bom perfil de tolerabilidade • Tontura • Reação de hipersensibilidade cutânea • Cefaleia • Fadiga • Hipotensão exagerada • Edema • Hipercalemia • Hipoglicemia • Anemia • Alterações gastrintestinais • Alterações musculares

Observações	
• Bem tolerado • Pico de concentração: de 1 a 1h30 • Duração da ação: 24 h (em hipertensão) • No tratamento da hipertensão arterial, especialmente em populações de alto risco cardiovascular ou com comorbidades, proporciona redução da morbimortalidade cardiovascular • É nefroprotetor no paciente com diabetes tipo 2 • Necessita de ajuste de dose na insuficiência hepática	• Não exige ajuste de dose na insuficiência renal • Sofre metabolismo de primeira passagem • Biodisponibilidade ao redor de 35% • Forma um metabólito ácido carboxílico ativo e outros metabólitos inativos • Metabolismo hepático via citocromo P450 isoenzimas CYP2C9 e CYP3A4 • Menor incidência de tosse e angioedema que os IECA • Não é indicado para uso na gestação • Cimetidina e fluconazol potencializam o efeito anti-hipertensivo

Ações de enfermagem	
Cuidados gerais	**Monitoração dos efeitos colaterais**
• Monitoração dos sinais vitais • Controle respiratório • Supervisão da pele	• Controlar hiperglicemia e hipoglicemia • Avaliar desconforto gastrintestinal • Monitorar exames de sangue (HB e Ht) • Controlar a cefaleia e monitorar a dor • Controlar os eletrólitos: hipercalemia • Monitorar função hepática

Controle de dosagem	
Adultos	**Crianças**
• Dose VO: 50 mg/dose	• Dose VO: dose e segurança não determinadas

Forma farmacêutica	Nomes comerciais	
• Comprimidos (12,5, 50 e 100 mg)	• Cozaar® • Aradois® • Zaarpres® • Corus® • Losartec®	• Torlos® • Lanzacor® • Lorsacor® • Losacoron®

TABELA 4.57 NITROPRUSSIATO DE SÓDIO – VASODILATADOR DE AÇÃO DIRETA.

Mecanismo de ação	Indicações	Efeitos colaterais
• Vasodilatador arterial e venoso • Interage com grupos intracelulares de sulfidrila, inibição do transporte de cálcio e alteração dos nucleotídeos cíclicos intracelulares, promovendo vasodilatação e diminuição da resistência vascular periférica	• Tratamento das emergências hipertensivas • Hipertensão arterial refratária • Medicamento auxiliar nos estados de choque circulatório, com pressões de enchimento ventricular e resistência periférica aumentada • Para redução rápida da pré e/ou pós-carga	• Hipotensão grave • Taquicardia reflexa • Metemoglobinemia • Intoxicação por cianeto • Náuseas e vômitos • Espasmo muscular • Cefaleia • Diaforese • Retenção hídrica

Observações	
• Mantém o fluxo sanguíneo renal e a taxa de filtração glomerular • É utilizado em infusão IV por bomba de infusão contínua • Efeito rápido e potente • Recomenda-se a diluição de uma ampola contendo 50 mg da substância ativa em 250 mℓ a 500 mℓ de SF ou SG a 5% • As doses para se obter uma resposta adequada devem ser tituladas e são variáveis, dependentes de fatores individuais e do grau desejado de redução da PA • A duração da terapêutica não deve exceder 3 a 4 dias • Após o término da infusão, seus efeitos se mantêm entre 1 e 10 min • Não se conhecem seus efeitos sobre o feto • O uso por tempo prolongado pode levar a uma intoxicação por cianeto, manifestada por acidose metabólica (láctica), hiperoxemia venosa, dispneia, confusão mental e até mesmo morte	• Seu metabolismo consiste na passagem do nitroprussiato a cianeto nos eritrócitos e de cianeto a tiocianato no fígado • Em uso de doses elevadas, deve-se monitorar níveis de tiocianato diariamente • O tratamento da intoxicação por cianeto pode ser feito com hidroxicobalamina • A hidroxicobalamina é um precursor de vitamina B_{12}, que contém uma porção de cobalto, que se liga avidamente ao cianeto intracelular, formando a cianocobalamina • Uma alternativa de tratamento é a administração de tiossulfato de sódio, que aumenta a eliminação de íons cianeto • Excretado de forma lenta, pois sua meia-vida é de 8 dias, ocasionando o aparecimento de toxicidade tardia

Ações de enfermagem	
Cuidados gerais	**Monitoração dos efeitos colaterais**

• Controle do medicamento
  · Infundir em bomba de infusão
  · Não infundir em *bolus*
  · Correr com proteção do frasco e do equipo, pois a medicação é fotossensível
  · Diluir em SG 5%
• Cuidados com a pele
  · Tomar precaução para evitar o extravasamento do medicamento, pois poderá causar irritação local
  · Supervisão da pele
	• Controlar a cefaleia
	• Controlar os sinais vitais
	  · Controlar PA de 10 em 10 min e atentar para a adequação da dose da infusão de acordo com a PA desejada
	  · Atentar-se aos idosos, que podem ser mais sensíveis aos efeitos hipotensores do fármaco
	  · Controlar a FC
	• Realizar o controle acidobásico
	  · Atentar à acidose metabólica
	  · Monitorar níveis de tiocianato na administração de doses elevadas
	  · Controlar os sinais de intoxicação

Controle hídrico e circulatório	
• Controle hídrico • Controle circulatório • Monitorar perfis sanguíneos	

(continua)

TABELA 4.57 (Continuação) NITROPRUSSIATO DE SÓDIO – VASODILATADOR DE AÇÃO DIRETA.

Controle de dosagem	
Adultos	**Crianças**
• Dose IV: 3 mcg/kg/min	• Dose IV: 3 mcg/kg/min
Forma farmacêutica	**Nomes comerciais**
• Solução injetável (50 mg/2 mℓ)	• Nipride® • Nitroprus®

Saiba mais em: Oliveira GMM et al. Diretrizes em Hipertensão Arterial para Cuidados Primários nos Países de Língua Portuguesa. Arq. Bras. Cardiol, 2017;5(109):389-96.

Anti-histamínicos

A histamina é um importante mediador químico das reações alérgicas. Está presente em altas concentrações no pulmão, na pele e em concentrações particularmente elevadas no trato gastrintestinal. Em nível celular, é amplamente encontrada nos mastócitos e nos basófilos.

A histamina é sintetizada e liberada por diferentes células, especialmente basófilos, mastócitos, plaquetas, neurônios histaminérgicos, linfócitos e células enterocromafínicas, sendo estocada em vesículas ou grânulos liberados sob estimulação.

Os efeitos da histamina são mediados por sua ligação com quatro subtipos de receptores: receptor de histamina HR1, HR2, HR3 e HR4, todos pertencentes à família dos receptores acoplados à proteína G.

O receptor HR1 é responsável por muitos sintomas das doenças alérgicas, como o prurido, a rinorreia, o broncoespasmo e a contração da musculatura lisa intestinal.

Os anti-histamínicos classificam-se em primeira e segunda geração.

Anti-histamínicos de primeira geração (Tabela 4.58)

Anti-histamínicos são, convencionalmente, referidos como antagonistas do receptor H1, que afetam vários mecanismos inflamatórios e alérgicos, decorrentes de ações da histamina. Têm efeito no SNC, provocando sedação; alguns, ainda, possuem ação antiemética.

São ditos "clássicos". Impedem a ação da histamina na hipersensibilidade imediata, agindo nos brônquios, capilares e músculos lisos.

 TABELA 4.58 MALEATO DE DEXCLORFENIRAMINA E PROMETAZINA.

Mecanismo de ação	Indicações	Efeitos colaterais
• Antagonistas do receptor H1 da histamina (primeira geração)	• Reações de hipersensibilidade imediata • Reações alérgicas, incluindo rinite alérgica e urticária • Aliviam os espirros, a rinorreia e o prurido dos olhos, do nariz e da garganta • Dermatite atópica e de contato • Hipnóticos • Cinetose	• Receptor H1: sedação, diminuição da cognição e aumento do apetite • Receptor muscarínico: taquicardia, xerostomia, retenção urinária e visão turva • Receptor adrenérgico: tontura, hipotensão, taquicardia reflexa • Receptor serotoninérgico: aumento do apetite, hiperatividade, convulsões, cansaço e depressão respiratória

(continua)

TABELA 4.58 (Continuação) MALEATO DE DEXCLORFENIRAMINA E PROMETAZINA.

Observações

- Boa absorção VO
- Boa lipossolubilidade, o que produz boa biodisponibilidade
- pH: 4 a 5,5
- Fenergan® pode ser IM (profundo), *bolus* e infusão intermitente, mas deve-se ter cuidado quando administrado IV, pois pode causar depressão respiratória, alterações cardiovasculares, sonolência e sintomas extrapiramidais
- Têm risco de causar necrose tecidual
- Metabolização hepática, pelo citocromo P450
- Excreção renal
- Necessitam de ajuste de dose em insuficiência hepática, renal e em pacientes idosos
- Cruzam facilmente a BHL, além de não se comportarem como substrato da glicoproteína P no endotélio dos vasos da BHL, ligando-se assim aos receptores H1 cerebrais

- O tratamento deve ser planejado levando em consideração os fármacos coadministrados, o potencial de interações medicamentosas e as comorbidades existentes
- Devem ser utilizados cautelosamente quando associados a barbitúricos, benzodiazepínicos ou outros fármacos depressores do SNC (inclusive o álcool), pela possibilidade de potencialização dos efeitos depressores desses agentes
- A sonolência pode ser causada pela inibição da transmissão envolvendo os neurônios do núcleo túbero-mamilar
- Pode-se verificar o desenvolvimento de tolerância a certos anti-histamínicos após administração prolongada
- Contraindicação de prometazina nos pacientes com glaucoma, depressão do SNC, obstrução gastrintestinal ou urinária

Ações de enfermagem

Cuidados gerais	Monitoração dos efeitos colaterais
• Administrar prometazina, preferencialmente, IM e VO. Caso ocorra a prescrição IV, infundir, sem diluição, em 3 min, sem deixar extravasar, pelo risco de necrose subcutânea • Atentar para a contraindicação de uso durante a gestação e na lactação	• Orientar o paciente sobre os efeitos colaterais • Orientar o paciente sobre os riscos de dirigir veículos ou de executar tarefas que exijam atenção • Observar e comunicar a ocorrência de excitação nas crianças de baixa idade • Avaliar alterações gastrintestinais e renais • Avaliar alterações comportamentais (ansiedade, nervosismo, hiperatividade, entre outros) • Monitorar sonolência • Orientar uso de gomas de mascar ou chicletes sem açúcar, para a secura da boca • Monitorar alterações cutâneas • Avaliar percepção visual • Monitorar FC, FR e PA • Monitorar o aumento de apetite e do peso

Controle de dosagem

Adultos	Crianças

• Maleato de dexclorfeniramina
  · Dose VO: 1 a 2 mg/dose 3 a 4 ×/dia
• Prometazina
  · Dose VO: 12,5 mg/dose 3 ×/dia
  · Doses IM ou IV: 25 mg/dose
	• Maleato de dexclorfeniramina
	  · Dose VO: 0,5 a 1 mg/dose 4 a 6 ×/dia
	• Prometazina
	  · Dose VO: 0,1 mg/kg/dose 4 ×/dia
	  · Dose IM: 0,5 mg/kg/dose

Formas farmacêuticas

- Comprimido:
  · Maleato de dexclorfeniramina (2 mg)
  · Prometazina (25 mg)
- Drágea:
  · Maleato de dexclorfeniramina (6 mg)
- Solução oral
  · Maleato de dexclorfeniramina (2 mg/5 mℓ)

- Gotas:
  · Maleato de dexclorfeniramina (2,8 mg)
- Solução injetável
  · Prometazina (25 mg/mℓ)

Nomes comerciais

- Polaramine®
- Fenergan®

Saiba mais em: Orlando PR, Criado RFJ, Maruta CW, Machado Filho CA. An Bras Dermatol. 2010;85(2):195-210.

Anti-histamínicos de segunda geração (Tabela 4.59)

São substâncias desenvolvidas nos últimos 25 anos, algumas derivadas dos compostos anti-H1 de primeira geração, porém oferecendo maiores vantagens em relação a esses compostos, em decorrência de apresentarem menores efeitos anticolinérgicos ou sedativos.

 TABELA 4.59 CETIRIZINA E LORATADINA.

Mecanismo de ação	Efeitos colaterais	
• Antagonistas do receptor H1 da histamina	• Não apresentam efeitos anticolinérgicos e depressão do SNC • Cardiotoxicidade • Fadiga • Cefaleia	• Sonolência • Boca seca • Distúrbios gastrintestinais, como náuseas e gastrite • Exantema ou *rash*
Indicação		
• Antialérgicas		
Observações		
• Com elevada potência, longa duração de ação e poucos efeitos adversos por conta da baixa passagem pela BHE e alta afinidade aos receptores H1, com pouco ou nenhum efeito anticolinérgico • Alta afinidade pelos receptores H1, têm meia-vida prolongada e podem ser administradas em 1 ou 2 doses diárias • Cetirizina precisa de ajuste de dose na insuficiência renal e hepática, enquanto a loratadina somente com a insuficiência hepática • Não atravessam de modo apreciável a BHE (são fármacos mais polares)	• Em doses usuais, têm notadamente menor efeito sedativo que os de primeira geração • O aumento de dosagem acarreta prejuízo das funções de SNC • O Claritin® xarope contém açúcar • A cetirizina não deve ser usada em pacientes gestantes e em período de lactação • As concentrações plasmáticas máximas, em jejum, são geralmente obtidas em 1 h • Alta ligação proteica • Contraindicação da cetirizina: disfunção vesical obstrutiva e hepática, glaucoma, lactação e gravidez	
Ações de enfermagem		
Cuidados gerais	**Monitoração dos efeitos colaterais**	
• Administração não recomendada para crianças menores 2 anos, pacientes com insuficiência hepática e histórico de intervalo QT prolongado	• Orientar o paciente sobre os efeitos colaterais • Orientar o paciente sobre os riscos de dirigir veículos ou executar tarefas que exijam atenção • Avaliar descoloração da urina • Monitorar PA • Avaliar alterações gastrintestinais • Avaliar alterações comportamentais (ansiedade, nervosismo, hiperatividade, entre outros) • Monitorar padrão de sono • Orientar uso de gomas de mascar ou chicletes sem açúcar, pela secura da boca • Orientar a ingestão de maior quantidade de água, se não houver restrição hídrica • Atentar para interação medicamentosa: potencializam o efeito depressivo quando associadas ao álcool e aos medicamentos que produzem depressão do SNC; tem sua ação aumentada com o uso de antifúngicos; podem mascarar os efeitos de toxicidade auditiva de outros medicamentos, bem como aumentar a ação dos anticolinérgicos	

(continua)

TABELA 4.59 *(Continuação)* CETIRIZINA E LORATADINA.

Controle de dosagem	
Adultos	**Crianças**
• Dose VO: 10 mg/dose 1 ×/dia	• Dose VO: · 2 a 5 anos: – 2,5 mg/dose 1 ×/dia · > 6 anos: – 5 mg/dose 1 ×/dia

Formas farmacêuticas		Nomes comerciais
• Comprimido: · Loratadina (10 mg) · Cetirizina (10 mg)	• Solução oral: · Loratadina (1 mg/mℓ) · Cetirizina (1 mg/mℓ)	• Alergaliv® • Desalex® • Hexal®

Saiba mais em: Pastorino AC. Revisão sobre a eficácia e segurança dos anti-histamínicos de primeira e segunda geração. Rev Bras Alerg Imunopatol. 2010;3(33):88-92.

Antilipêmicos

O ateroma é uma doença focal da camada íntima de médias e grandes artérias. As lesões evoluem silenciosas por longo período; quando aparece sintomatologia, a doença já está avançada.

Vários são os fatores de risco para a formação da doença. Alguns não modificáveis, como histórico familiar de cardiopatia isquêmica. Os fatores modificáveis, como hipertensão, diabetes, obesidade, tabagismo, sedentarismo e dislipidemia, são passíveis de tratamento medicamentoso. Entre eles, é possível citar: estatinas, fibratos, inibidores da absorção do colesterol, ácido nicotínico, entre outros.

Os lipídios e o colesterol são transportados através da corrente sanguínea na forma de lipoproteínas (complexos macromoleculares de lipídios e proteínas). Existem quatro classes de lipoproteínas, de acordo com a densidade, e cada uma tem seu papel específico no transporte de lipídios. São elas:

- Partículas HDL (lipoproteínas de alta densidade)
- Partículas LDL (lipoproteínas de baixa densidade)
- Partículas VLDL (lipoproteínas de densidade muita baixa)
- Quilomícrons.

O HDL leva o colesterol para o fígado ou transfere-o para outras lipoproteínas. É considerado o "lixeiro do colesterol", portanto importante para o organismo. Adsorve o colesterol derivado da degradação celular em tecidos e remove o colesterol dos vasos sanguíneos.

O LDL é o principal transportador de colesterol para o tecido. Ele se liga nas células que precisam de colesterol, como células em multiplicação, células produtoras de hormônios da suprarrenal, ovário, testículo e células que estão renovando a membrana.

O VLDL é transportador endógeno de triglicerídios. Transporta colesterol e triglicerídios recém-sintetizados aos tecidos.

O quilomícron é obtido a partir da gordura absorvida na refeição; sai dos canais linfáticos intestinais e cai na circulação sanguínea, na qual sofre ação enzimática da lipase lipoproteica. Esta retira os triglicerídios e os transforma em ácidos graxos que entram na célula para ser usados como fonte de energia ou ser armazenados sob a forma de triglicerídios. O quilomícron transporta triglicerídios exógenos.

As hiperlipidemias podem ser primárias ou secundárias a uma doença.

O reconhecimento da hipercolesterolemia como fator de risco aterogênico levou ao desenvolvimento de fármacos que reduzem os níveis de colesterol, os antilipêmicos.

As Tabelas 4.60 a 4.62 apresentam os principais fármacos antilipêmicos.

TABELA 4.60 COLESTIRAMINA (RESINA LIGANTE DE ÁCIDOS BILIARES).

Mecanismo de ação	Indicações	Efeitos colaterais
• Inibe a absorção do colesterol exógeno	• Hipercolesterolemia, quando estiver contraindicada uma estatina • Prurido associado à obstrução biliar parcial • Toxicidade por glicosídeos digitálicos • Diarreia em decorrência de ácidos biliares	• Como não é absorvida, a toxicidade sistêmica é baixa • Diarreia (relacionada à dose) • Obstipação • Úlcera péptica • Perda de peso repentina • Náuseas e vômitos • Desconforto abdominal • Flatulência

Observações	
• A colestiramina é resina de troca iônica • As resinas ligantes de ácidos biliares são os mais antigos hipolipidêmicos • Por seu tamanho grande, as resinas não são absorvidas e os ácidos biliares ligados são excretados nas fezes • Mais de 95% dos ácidos biliares são normalmente absorvidos e a interrupção desse processo depleta o fígado de ácidos biliares, aumentando a síntese hepática destes. Com isso, a quantidade de colesterol hepático declina • Sequestram ácidos biliares no intestino e impedem a sua reabsorção e circulação êntero-hepática • Aumentam os receptores de LDL, diminuindo, com isso, o número de LDL plasmático	• A concentração de HDL é inalterada e pode causar aumento de triglicerídios • As resinas são volumosas e insolúveis na água • Interferem na absorção de vitaminas lipossolúveis (A, D, K) • Varfarina, digoxina e clorotiazida devem ser administradas 1 h antes da resina ser dada, pois interfere na sua absorção • Pode ser necessária administração de ácido fólico • Pode aparecer acidose, principalmente em pacientes jovens • Administração em gestantes ou em mulheres em fase de amamentação deve ser cautelosa, pela carência de vitaminas provocada

Ações de enfermagem	
Cuidados gerais	**Monitoração dos efeitos colaterais**
• Diluir a forma em pó em algum líquido, exceto em álcool e gasoso. Manter suspensão e repouso entre 1 e 2 min, após mexer bem e orientar o paciente a ingeri-la • Atentar para o uso imediato após abertura do envelope • Orientar o paciente sobre o paladar desagradável	• Orientar o paciente sobre os efeitos colaterais • Monitorar resultado de exames: vitaminas A, D e K, colesterol, triglicerídios, cálcio, enzimas hepáticas e tempo de protrombina • Atentar para interação medicamentosa: podem diminuir a ação das tetraciclinas orais e vancomicina, fenilbutazona, diurético tiazídico, glicosídeo digitálico, hormônio da tireoide, propranolol e penicilina G; podem aumentar e diminuir a ação dos anticoagulantes orais • Comunicar os pacientes idosos a maior propensão aos efeitos colaterais gastrintestinais • Observar o risco de sangramento • Estimular ingesta de fibras e hidratação • Monitorar função intestinal

(continua)

TABELA 4.60 *(Continuação)* COLESTIRAMINA (RESINA LIGANTE DE ÁCIDOS BILIARES).

Controle de dosagem	
Adultos	**Crianças**
• Dose VO: 4 g a 8 g/dia divididos em 2 a 3 vezes	• Dose VO: 0,25 a 0,5 g/kg/dia dividido em 3 doses
Forma farmacêutica	**Nome comercial**
• Envelope pó (4 g)	• Questran Light®

Saiba mais em: Vargas TC, Limberger JB. Tratamento farmacológico com estatinas: revisão sistemática. Disciplinarum Scientia. 2013;14(2):175-87. (Série Ciências da Saúde)

 TABELA 4.61 FIBRATOS (DERIVADOS DO ÁCIDO FÍBRICO: FENOFIBRATO, CIPROFIBRATO, BEZAFIBRATO E GENFIBROZILA).

Mecanismo de ação	Indicações
• Reduzem o VLDL circulante e, por isso, os triglicerídios, com redução modesta do LDL e aumento do HDL • São agonistas do subconjunto de elementos reguladores de genes controlados por lipídios, PPARα, que são membros da superfamília de receptores nucleares • Isso aumenta a produção e a ação da lipase lipoproteica (LPL), que é responsável pela hidrólise intravascular dos triglicerídios, e reduz a apoproteína CIII	• Dislipidemia mista • Hipertrigliceridemia
	Efeitos colaterais
	• Miosite • Sintomas gastrintestinais • Prurido • *Rash* e erupção cutânea • Litíase biliar • Cefaleia • Aumento das transaminases hepáticas e CPK • Anemia
Observações	
• Aumentam a captação hepática de LDL, reduzem a proteína C reativa e o fibrinogênio, bem como a tolerância à glicose, e inibem a inflamação do músculo liso vascular • São metabolizados pelo fígado, utilizando isoenzimas P450 • São absorvidos pelo trato gastrintestinal • O fenofibrato tem meia-vida biológica ao redor de 20 h, biodisponibilidade de 60% e meia-vida de eliminação entre 2 e 80 h	• Excreção renal • Sua associação a estatinas deve ser feita com cuidado, pois pode levar a rabdomiólise • Absorção aumenta com alimentos • Alta ligação proteica em todos os fibratos • Meia-vida de eliminação de, aproximadamente, 20 h • Excreção renal
Ações de enfermagem	
Cuidados gerais	**Monitoração dos efeitos colaterais**
• Checar periodicamente as taxas de lipídios e de triglicerídios • Ajustar a dose em pacientes com disfunção renal ou hepática e nos idosos • Orientar que o tratamento medicamentoso deve estar associado à dieta equilibrada e à prática de atividade física • Atentar para a contraindicação do uso de ciprofibrato e benzafibrato durante a gestação e a amamentação	• Orientar o paciente sobre os efeitos colaterais • Atentar para interação medicamentosa: fenofibrato e ciprofibrato aumentam a ação dos anticoagulantes orais e podem potencializar a deterioração da função renal quando associados à ciclosporina

(continua)

TABELA 4.61 (Continuação) FIBRATOS (DERIVADOS DO ÁCIDO FÍBRICO: FENOFIBRATO, CIPROFIBRATO, BEZAFIBRATO E GENFIBROZILA).

Ações de enfermagem	
Cuidados gerais	**Monitoração dos efeitos colaterais**
• Atentar para a contraindicação do uso de ciprofibratno e benzafibrato para crianças e para pacientes com insuficiência hepática e renal (uso com ajuste de dose) • Orientar o paciente a ingerir o benzafibrato após a refeição • Orientar o paciente a ingerir o genfibrozila 30 min antes das refeições	• Monitorar exames laboratoriais: hemograma, enzimas hepáticas e glicose • Observar e comunicar dores e fraqueza muscular, dor de estômago, cefaleia, tontura, alterações gastrintestinais e cutâneas
Controle de dosagem	
Adultos	**Crianças (> 10 anos)**

• Fenofibrato
  · Dose VO: 250 mg/dia
• Ciprofibrato
  · Dose VO: 100 mg/dia
• Bezafibrato
  · Dose VO: 200 mg 3 ×/dia
• Genfibrozila
  · Dose VO: 300 a 600 mg 2 ×/dia
	• Fenofibrato
	  · Dose VO: 5 mg/kg
	• Ciprofibrato
	  · Dose VO: não recomendado
	• Bezafibrato
	  · Dose VO: não recomendado
	• Genfibrozila
	  · Dose VO: não recomendado

Formas farmacêuticas	**Nomes comerciais**

• Comprimidos:
  · Bezafibrato (400 mg)
  · Ciprofibrato (100 mg)
  · Genfibrozila (600 e 900 mg)
• Cápsula:
  · Fenofibrato (200 e 250 mg)
  · Genfibrozila (600 e 900 mg)
• Drágea:
  · Bezafibrato (200 mg)
	• Fenofibrato: Lipidil®, Lipanon®
	• Ciprofibrato: Oroxadin®, Lipless®, Ciprolip®
	• Benzafibrato: Cedur®, Cedur Retard®
	• Genfibrozila: Lopid®

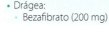

TABELA 4.62 ROSUVASTATINA, ATORVASTATINA, PRAVASTATINA SÓDICA, LOVASTATINA E SINVASTATINA (INIBIDORAS DA HMG-CoA REDUTASE).

Mecanismo de ação	Indicações	
• São inibidores competitivos, específicos e reversíveis da HMG-CoA redutase, a enzima que catalisa a conversão de HMG-CoA a ácido mevalônico, que é a etapa limitante da biossíntese hepática do colesterol. Como consequência, há aumento da síntese dos receptores de lipoproteínas de baixa densidade (LDL) nos hepatócitos, aumentando, assim, sua captação da circulação para repor o colesterol intracelular	• Redutor de lipídios • Prevenção primária e secundária de cardiopatia isquêmica	
	Efeitos colaterais	
	• Mialgia • Hepatotoxicidade • Distúrbios gastrintestinais • Insônia • *Rash* • Rabdomiólise • Angioedema	• Fraqueza • Cefaleia • Alopecia • Prurido • Febre • Colúria • Distúrbios visuais e psiquiátricos

(continua)

TABELA 4.62 *(Continuação)* ROSUVASTATINA, ATORVASTATINA, PRAVASTATINA SÓDICA, LOVASTATINA E SINVASTATINA (INIBIDORAS DA HMG-CoA REDUTASE).

Observações	
• Inibem a síntese de colesterol • Atorvastatina e rosuvastatina são inibidores de longa duração: rosuvastatina cerca de 19 h e uma biodisponibilidade de, aproximadamente, 20%; e a atorvastatina, cerca de 14 h • A sinvastatina tem meia-vida de aproximadamente 3 h e baixa biodisponibilidade • Sofrem extenso metabolismo pré-sistêmico, pelo citocromo P450 • Baixa biodisponibilidade	• Alta ligação proteica • A sinvastatina é um profármaco de lactona, metabolizando no fígado em β-hidroxiácido graxo • Diminuição do mau colesterol (HDL) e dos triglicerídios e aumento dos níveis de HDL • Retardam a progressão da aterosclerose • Não devem ser usadas em casos de doenças hepáticas agudas • Não precisam de ajuste de dose para idosos • Excreção renal, nas fezes e bile

Ações de enfermagem	
Cuidados gerais	**Monitoração dos efeitos colaterais**
• Administrar VO, à noite, para reduzir o pico matinal da síntese do colesterol • Atentar para a contraindicação de uso durante a gestação e a amamentação • Atentar para a contraindicação de uso para crianças • Orientar o paciente a associar atividades físicas ao tratamento • Orientar o paciente a adotar dieta padrão • Checar regularmente os níveis de colesterol e suas frações	• Orientar o paciente sobre os efeitos colaterais • Observar e comunicar a ocorrência de miopatia, cãibras, fraqueza muscular, alterações cutâneas, gastrintestinais e psiquiátricas • Monitorar níveis de CPK, enzimas hepáticas, colesterol, ureia e creatinina • Atentar para a interação medicamentosa: rosuvastatina tem sua concentração aumentada quando associada a ciclosporina e genfibrozila; pravastatina sódica e sinvastatina podem ter as reações adversas potencializadas quando associadas a ciclosporina, genfibrozila e niacina • Sinvastatina pode aumentar ação da digoxina

Controle de dosagem	
Adultos	**Crianças**

• Rosuvastatina
  · Dose VO: 10 a 20 mg/dia
• Atorvastatina
  · Dose VO: 10 a 80 mg/dia
• Pravastatina sódica e sinvastatina
  · Dose VO: 10 a 40 mg/dia
• Lovastatina
  · Dose VO: 20 a 80 mg/dia
	• Dose VO: não recomendado nenhum dos fármacos

Formas farmacêuticas	Nomes comerciais

• Comprimidos
  · Rosuvastatina (10, 20 mg)
  · Atorvastatina (10, 20, 40 e 80 mg)
  · Pravastatina sódica (10, 20 e 40 mg)
  · Lovastina (10, 20 e 40 mg)
  · Sinvastatina (5, 10, 20, 40 e 80 mg)
	• Rosuvastatina: Crestor®
	• Atorvastatina: Citalor®, Lipitor®
	• Pravastatina sódica: Pravacol®, Mevalotin®
	• Lovastina: Mevacor®
	• Sinvastatina: Zocor®

Antiparkinsonianos

A doença de Parkinson é um distúrbio neurológico progressivo dos movimentos, decorrente da degeneração dos neurônios dopaminérgicos da via nigroestriatal. Em geral, surge com marcha lenta e arrastada, sendo difícil começar e terminar o movimento.

Caracteriza-se clinicamente por tremores em repouso (inicialmente nas mãos), rigidez muscular e hipocinesia. Pode estar associada à demência, sem causa aparente, podendo ser, entre outros motivos, em decorrência da infecção viral, da isquemia cerebral, dos fármacos e, raramente, hereditária.

A grande alteração neuroquímica da patologia é a redução importante de dopamina da substância negra e do corpo estriado, associada à perda de neurônios dopaminérgicos e à degeneração dos terminais nervosos no estriado; consequentemente, há aumento da modulação colinérgica, induzindo as alterações motoras.

Nenhum dos fármacos utilizados para tratar a doença de Parkinson reduz a sua progressão. A levodopa, a substância precursora da dopamina, é o principal fármaco, além de alguns agonistas diretos de dopamina. Há também os que visam a reduzir a estimulação colinérgica ou glutamatérgica, a fim de manter o equilíbrio dos neurotransmissores excitatórios e inibitórios do SNC.

As Tabelas 4.63 a 4.68 apresentam os principais fármacos antiparkinsonianos.

TABELA 4.63 AMANTANDINA.

Mecanismo de ação	Efeitos colaterais	
• Ação dopaminérgica indireta • Bloqueadora da recaptação de dopamina, aumentando sua quantidade na fenda sináptica • Antagonista nos receptores do tipo NMDA de glutamato	• Pode exacerbar transtornos mentais e comportamentais • Agitação • Alucinações • Inquietação • Efeitos anticolinérgicos • Insônia • Tontura • Irritabilidade • Confusão	• Anorexia • Constipação • Boca seca • Hipotensão • Cefaleia • Retenção urinária • Descompensação cardíaca • Diminuição da libido • Neutropenia • Piora do glaucoma de ângulo estreito
Indicações		
• Doença de Parkinson primária • Parkinsonismo secundário		
Observações		
• É coadjuvante no tratamento da doença de Parkinson • Perde o efeito após seu uso entre 6 meses e 1 ano • Usa-se em fases iniciais da doença • Contém lactose • Histórico de epilepsia exige acompanhamento mais acurado • Boa absorção VO • Pico plasmático entre 1 e 4 h • Ligação proteica ao redor de 65% • Biodisponibilidade de, aproximadamente, 90%	• Excreção renal na forma inalterada • Ajuste de dose é necessário em idosos e em pacientes portadores de insuficiência renal e cardíaca • Maior suscetibilidade a adquirir melanoma, exigindo acompanhamento periódico com exames de pele • Após 1 ano de uso, sua eficácia vai reduzindo • Proporciona aos pacientes melhora do humor, da atenção e da habilidade • Não diminui acetilcolina no SNC e não promove produtos anfetamínicos	

(continua)

TABELA 4.63 *(Continuação)* **AMANTADINA.**

Ações de enfermagem		
Cuidados gerais	**Monitoração dos efeitos colaterais**	
• Atentar para a contraindicação de uso em crianças, gestantes e durante a lactação	• Controlar o medicamento • Realizar controle intestinal • Prevenir quedas • Controlar náuseas e vômitos • Monitorar queixas de astenia • Avaliar nível de consciência: atenção para sonolência, tontura, excitabilidade, agitação e confusão mental • Monitorar o surgimento de cefaleia • Determinar os efeitos dos medicamentos no paciente sobre o padrão de sono	• Controlar o humor • Controlar o comportamento • Controlar os sinais vitais • Avaliar perfil sanguíneo: hemograma • Realizar controle hídrico • Realizar controle urinário • Fazer conselhamento sexual • Controlar a libido • Controlar o ambiente • Controlar o delírio
Controle de dosagem		
Adultos	**Crianças**	
• Dose VO: 100 mg 2 ×/dia	• Não recomendada	
Forma farmacêutica	**Nome comercial**	
• Comprimidos (100 mg)	• Mantidan®	

Saiba mais em: Werneck ALS. Doença de Parkinson: etiopatogenia, clínica e terapêutica. Revista do Hospital Pedro Ernesto, Rio de Janeiro, 2010;9(1):604-19.

 TABELA 4.64 BIPERIDENO.

Mecanismo de ação	Indicações	Efeitos colaterais
• Anticolinérgico de ação central • Restabelece o equilíbrio acetilcolina/dopamina em nível estriatal	• Controle de tremores e rigidez, distonias e acatisia na doença de Parkinson • Transtornos extrapiramidais	• Boca seca • Visão turva • Taquicardia • Excitabilidade • Agitação • Confusão • Sonolência • Retenção urinária • Constipação • Náuseas
Observações		
• Início de ação em aproximadamente 1 h • Deve ser administrado com cuidado em idosos • Observação de efeitos colaterais mais frequentes • Não deve ser administrado em idosos se a doença já estiver instalada há muito tempo • Não deve ser administrado durante a gestação e na lactação • Observações maiores devem ser tomadas quando o paciente tiver epilepsia, doença da próstata e arritmias cardíacas	• É antagonista competitivo dos receptores muscarínicos (M1) • Boa absorção VO • Meia-vida de 20 min • Pico de concentração plasmática em 1 h e 30 min • Biodisponibilidade de 33% • Alta ligação proteica • Metabolização hepática • Excreção renal e pelas fezes	

(continua)

TABELA 4.64 *(Continuação)* BIPERIDENO.

Ações de enfermagem	
Cuidados gerais	**Monitoração dos efeitos colaterais**
• Administrar IM ou IV lentamente • Ajustar a dose em pacientes idosos, que são mais suscetíveis ao fármaco • Orientar o paciente a ingerir o medicamento com alimentos	• Orientar o paciente a evitar dirigir máquinas e veículos, pois o fármaco altera esta habilidade • Controlar o medicamento: administrar com alimentos ou com líquidos, preferencialmente, durante ou após uma refeição, para minimizar os efeitos indesejáveis no sistema gastrintestinal • Realizar controle intestinal • Prevenir quedas • Controlar náuseas e vômitos • Avaliar nível de consciência: atenção para sonolência, excitabilidade, agitação, visão turva e confusão mental • Controlar os sinais vitais • Determinar os efeitos dos medicamentos no paciente sobre o padrão de sono • Realizar controle hídrico • Realizar controle urinário • Controlar o ambiente • Orientar o paciente a evitar ingestão de bebidas alcoólicas

Controle de dosagem	
Adultos	**Crianças**

• Dose VO:
  • 2 mg 3 a 4 ×/dia
• Dose IV:
  • 2 mg/dose
	• Dose: não está indicada

Formas farmacêuticas	**Nomes comerciais**
• Comprimidos (2 mg) • Drágea (4 mg) • Solução injetável (5 mg/mℓ)	• Cinetol® • Akineton® • Propark®

Saiba mais em: Rigo JC, Rigo JFO, Faria BC, Santos VM dos. Demência reversível e quedas associadas ao biperideno. Rev Psiquiatr Clín. 2006;33(1):24-7.

 TABELA 4.65 BROMOCRIPTINA.

Mecanismo de ação	Efeitos colaterais	
• Agonista dopaminérgico D2 de ação direta • Estimula os receptores de dopamina pós-sinápticos • Inibidora de prolactina	• Sintomas psicóticos (alucinações e delírios) • Náuseas • Hipertensão • Sonolência • Vômitos • Vertigem • Vasoespasmo • Síncope • Arritmia	• Angina • Cefaleia • Congestão nasal • Constipação • Sangramento digestivo • Alteração nas enzimas hepáticas • Hipotensão • Tontura
Indicações		
• Doença de Parkinson • Amenorreia • Infertilidade feminina • Hipogonadismo • Acromegalia • Pacientes com adenomas que secretam prolactina		

(continua)

TABELA 4.65 *(Continuação)* BROMOCRIPTINA.

Observações	
• Reduz a liberação de prolactina • Exige ajuste de dose nas disfunções hepáticas • Deve ser administrada com cuidado em pacientes portadores de doenças cardíacas, síndrome de Raynaud ou histórico de psicose e hipertensão não controlada • Contém lactose • Boa absorção VO • Alta biodisponibilidade • Alta ligação proteica • Alto metabolismo de primeira passagem	• Alta eliminação hepática de baixíssima excreção renal • Pode ser usada por pacientes acima de 15 anos • Domperidona, metoclopramida, butirofenonas e fenotiazidas podem reduzir o efeito do Parlodel® • Pode ser administrada isoladamente, tanto no início quanto nos estágios mais avançados da doença, ou em combinação com outros medicamentos antiparkinsonianos

Ações de enfermagem	
Cuidados gerais	**Monitoração dos efeitos colaterais**
• Administrar com as refeições • Atentar para a contraindicação de uso durante a gestação e a lactação	• Controlar o medicamento • Realizar controle intestinal: avaliar sinais de sangue oculto nas fezes • Prevenir quedas • Controlar náuseas • Monitorar queixas de astenia • Avaliar nível de consciência: atenção para sonolência, tontura, agitação, síncope e confusão mental • Monitorar ocorrência de cefaleia • Determinar os efeitos dos medicamentos no paciente sobre o padrão de sono • Controlar o humor • Controlar o comportamento • Controlar os sinais vitais • Avaliar perfil sanguíneo: hemograma e enzimas hepáticas • Controlar o ambiente • Controlar o delírio • Realizar monitoração cárdica: controle de ECG e monitorar dor no peito em repouso ou aos esforços • Realizar monitoração cardiovascular, hematopoiética, hepática e função renal • Orientar o paciente a não dirigir nem operar máquinas

Controle de dosagem	
Adultos	**Crianças**
• Dose VO: 1,25 mg a 2,5 mg 2 ×/dia. Avaliações a cada 2 semanas são aconselháveis para assegurar que doses mais baixas possam produzir o efeito terapêutico desejado. Se necessário, a dose pode ser aumentada a cada 14 ou 28 dias, com 2,5 mg/dia	• Dose: não há indicação

Formas farmacêuticas	Nome comercial
• Comprimido (2,5 mg) • Cápsulas SRO (2,5 e 5 mg)	• Parlodel®

TABELA 4.66 CARBIDOPA + LEVODOPA E LEVODOPA OU L-DOPA + BENSERAZIDA.

Mecanismo de ação	Efeitos colaterais
• Precursora da dopamina	• Discinesia (aparece tardiamente) • Rigidez
Indicações	• Hipocinesia • Náuseas e vômitos
• Doença de Parkinson • Pacientes com disfagia • Discinesia de pico de dose • Acinesia noturna	• Anorexia • Hipotensão postural • Delírios • Alucinações • Reações alérgicas • Prurido • Anemia, leucopenia e trombocitopenia • Depressão, ansiedade e sonolência

Observações
• É o tratamento mais avançado para a doença de Parkinson • Em geral, são associadas à carbidopa ou à benzeramida, medicamentos que reduzem os efeitos colaterais periféricos e a dose necessária para a terapêutica • A dopamina não atravessa a BHE • A L-dopa ultrapassa essa barreira e é descarboxilada rapidamente em dopamina, sendo armazenada em vesículas e, posteriormente, liberada na fenda sináptica • Apenas uma pequena quantidade consegue atravessar a BHE; o que resta na periferia gera norepinefrina e adrenalina, provocando os efeitos colaterais principalmente no sistema nervoso autônomo • É inativada pela MAO • A conversão da dopamina na periferia é impedida pelo uso de inibidores da dopa descarboxilase • Existem dois inibidores da dopa descarboxilase: carbidopa e benzeramida • A efetividade desse fármaco diminui com o avanço da doença. No início, existem ainda células cerebrais que funcionam como depósito de dopamina e, por isso, doses menores da medicação conseguem controlar os sintomas; com a progressão da doença, essa capacidade de armazenamento diminui pela degeneração maior dos neurônios, de maneira que os sintomas começam a aparecer antes da próxima dose. Como isso é progressivo, o intervalo entre as doses é reduzido, para tentar manter o paciente sem os sintomas • É bem absorvida por VO, no duodeno • A ingestão de alimentos reduz a velocidade e a extensão de absorção da levodopa, mas, no início do tratamento, deve ser administrada com alimentos para evitar os efeitos gastrintestinais • Meia-vida de, aproximadamente, 2 h • Não se liga às proteínas plasmáticas • Prolopa® é bem tolerado por pacientes urêmicos em esquema de hemodiálise • A interrupção abrupta pode produzir quadro semelhante ao da síndrome neuroléptica maligna (hiperpirexia, instabilidade autonômica, rigidez muscular acentuada, distúrbios psíquicos e aumento de creatinofosfoquinase – CPK), podendo ser fatal • A levodopa é biotransformada por duas vias metabólicas principais (descarboxilação e O-metilação) e duas vias acessórias (transaminação e oxidação) • Pode provocar aumento das transaminases, gama GT e fosfatase alcalina • Em indivíduos diabéticos, deve-se fazer controle frequente da glicemia e ajuste na dose dos hipoglicemiantes • Domperidona pode aumentar a biodisponibilidade da levodopa

(continua)

TABELA 4.66 *(Continuação)* CARBIDOPA + LEVODOPA E LEVODOPA OU L-DOPA + BENSERAZIDA.

Ações de enfermagem	
Cuidados gerais	**Monitoração dos efeitos colaterais**
• Administrar o medicamento em jejum • Controlar o ambiente • Avaliar nível de consciência • Atentar para contraindicação durante a gestação e na lactação • Atentar para contraindicação em menores de 25 anos	• Controlar alucinações • Controlar ideias delirantes • Avaliar reações alérgicas • Controlar delírio • Controlar glicemia capilar (paciente diabéticos) • Controlar náuseas e vômitos • Monitorar perda de peso e inapetência • Monitorar queixas de astenia
Monitoração da toxicidade	
• Monitorar função hematológica, renal e hepática	• Atentar para agitação e alucinações • Monitorar PA com maior frequência • Monitorar padrão de sono • Prevenir queda • Controlar movimento • Avaliar sinais de discinesia e hipocinesia • Controlar humor

Controle de dosagem	
Adultos	**Crianças**
• Dose VO: 1 comprimido 2 ou 3 ×/dia • Dose máxima: 600 mg/dia	• Dose: não há indicação

Forma farmacêutica	**Nomes comerciais**
• Comprimidos (125 mg e 250 mg)	• Cronomet® • Sinemet® • Stalevo® • Parkidopa®

Saiba mais em: Lopes MA, Tanaka EM, Nishiyamal P. Reações adversas causadas por antiparkinsonianos. Interfaces Científicas – Saúde e Ambiente. 2012;1(1):73-81.

 TABELA 4.67 PRAMIPEXOL.

Mecanismo de ação	**Efeitos colaterais**	
• Agonista dopaminérgico D2 e D3	• Alucinações • Confusão • Sonolência • Tontura • Movimentos involuntários • Cefaleia • Visão dupla	• Hipotensão • Edema • Perda de peso • Sonolência • Desmaio • Efeito indutor de hipoprolactinemia
Indicações		
• Doença de Parkinson • Síndrome das pernas inquietas		

(continua)

TABELA 4.67 (Continuação) PRAMIPEXOL.

Observações	
• Melhora os problemas motores do Parkinson e protege os neurônios dos efeitos nocivos da levodopa • Poderá acarretar estados compulsivos (jogos, sexo, alimentos etc.) • A interrupção do tratamento deve ser gradual, para não haver síndrome neuroléptica • A dose deve ser reduzida em vigência da cimetidina e da amantadina	• Boa absorção VO • Alta biodisponibilidade (90%) • Pico plasmático entre 1 e 3 h • Alimentos interferem na taxa de absorção • Baixa ligação proteica • Pouca metabolização hepática • Excreção renal • Meia-vida de eliminação entre 8 e 12 h • Não há necessidade de ajuste de dose para idosos
Ações de enfermagem	
Cuidados gerais	**Monitoração dos efeitos colaterais**
• Administrar em jejum • Atentar para contraindicação em criança, adolescente, gestante e durante a lactação	• Prevenir quedas • Avaliar nível de consciência: atenção para sonolência, tontura, alucinações, diplopia e confusão mental • Monitorar o surgimento de cefaleia • Determinar os efeitos dos medicamentos no paciente sobre o padrão de sono • Controlar o humor • Controlar o comportamento • Controlar os sinais vitais • Controlar o ambiente • Controlar o delírio • Controlar o peso • Orientar o paciente a não dirigir nem operar máquinas • Atentar para a interação medicamentosa: pode aumentar o efeito sedativo se forem utilizados fármacos sedativos ou álcool
Controle de dosagem	
Adultos	**Crianças**
• Dose VO: 1,5 a 4,5 mg/dia dividido em 3 doses	• Dose: não há indicação
Forma farmacêutica	**Nome comercial**
• Comprimidos (0,125; 0,25 e 1,0 mg)	• Sifrol®

Saiba mais em: Salarini D. O uso da amantadina no tratamento da doença de Parkinson. Revista Brasileira de Medicina. 2012;69(7):1-4.

 TABELA 4.68 SELEGILINA.

Mecanismo de ação	Indicações	Efeitos colaterais	
• Inibidor da MAO-B • Aumenta os níveis cerebrais de dopamina, por meio da inibição do seu metabolismo e pela inibição da reabsorção da dopamina	• Doença de Parkinson, nas fases iniciais • Síndrome psicorgânica primária • Em associação à levodopa, é particularmente indicada aos pacientes que, durante o tratamento com doses elevadas de levodopa, apresentem fenômenos de flutuação *on-off*, discinesias e acinesias	• Hipotensão ortostática • Arritmias • Ansiedade • Confusão • Tonturas • Boca seca • Taquicardia • Hipertensão • Edema periférico • Tremor	• Insônia • Delírios • Bradicinesia • Cefaleia • Visão turva • Síncope • Aumento das enzimas hepáticas • Alopecia • Perda de peso

(continua)

TABELA 4.68 *(Continuação)* SELEGILINA.

Observações	
• Retarda o início da incapacidade provocada pela doença • A MAO-B é a enzima que degrada a dopamina • Se inibida, aumenta a quantidade de dopamina na fenda sináptica • Ativa os neurônios dopaminérgicos da zona nigroestriatal • Usada nas fases iniciais da doença • O paciente deve evitar alimentos com alto teor de tiramina (p. ex., derivados do leite, cerveja, vinho, fígado de galinha), pois, com a inibição da MAO, elevam a quantidade de catecolaminas circulantes, promovendo alta estimulação do SNA com o aparecimento de graves crises hipertensivas – "reação ao queijo"	• É usada em associação à levodopa nos pacientes que, durante o tratamento com doses elevadas desta, apresentem fenômenos de flutuações (*on-off*), discinesias e acinesias • Boa absorção VO • Pico plasmático de 30 min a 2 h • Biodisponibilidade ao redor de 30% • Atravessa a barreira hematoencefálica • Sofre metabolismo de primeira passagem no fígado para produzir pelo menos cinco metabólitos, incluindo a desmetilselegilina, a metilanfetamina e a anfetamina • Excreção renal (lenta) e nas fezes

Ações de enfermagem	
Cuidados gerais	**Monitoração dos efeitos colaterais**
• Atentar para a contraindicação de uso durante a gestação e na lactação • Orientar o paciente a ingerir o medicamento com alimento • Atentar para contraindicação em indivíduos com úlcera péptica ativa, psicoses graves e em uso de opioides, como a meperidina	• Controlar o medicamento • Prevenir quedas • Avaliar nível de consciência: atenção para sonolência, tontura, tremor, visão turva e confusão mental • Monitorar o surgimento de cefaleia • Determinar os efeitos dos medicamentos no paciente sobre o padrão de sono • Controlar o humor • Controlar o comportamento • Controlar os sinais vitais • Avaliar perfil sanguíneo: enzimas hepáticas • Controlar o ambiente • Controlar o delírio • Controlar o peso • Realizar monitoração cárdica: controle de ECG • Realizar controle hídrico • Monitorar surgimento de edema periférico • Controle do movimento: bradicinesia

Controle de dosagem	
Adultos	**Crianças**
• Dose VO (manutenção): 10 mg/dia dividido em 2 doses	• Não recomendada
Formas farmacêuticas	**Nome comercial**
• Comprimido (5 mg) • Drágeas (10 mg)	• Selegina®

Saiba mais em: Muller T. Drug therapy in patients with Parkinson's disease. Berlin, Germany: Department of Neurology – St. Joseph Hospital Berlin-Weissensee; 2012.

Antipsicóticos

As principais categorias deste grupo são:

- Antipsicóticos de primeira geração: típicos ou convencionais (p. ex., clorpromazina e haloperidol)
- Antipsicóticos de segunda geração: atípicos (p. ex., clozapina, risperidona e quetiapina).

As distinções entre eles são pequenas: a incidência dos efeitos colaterais, o perfil do receptor e a eficácia, principalmente quanto aos sintomas negativos. Nos pacientes em uso de antipsicóticos, acredita-se que haja hiperatividade da dopamina, subatividade do glutamato e algum envolvimento com a serotonina.

Todos os fármacos antipsicóticos são antagonistas nos receptores D2 de dopamina, mas a maioria também bloqueia receptores de outras monoaminas, especialmente a serotonina. Eles levam dias ou semanas para funcionar, o que sugere que efeitos secundários podem ser mais importantes do que diretamente o bloqueio do receptor D2.

Os antipsicóticos típicos incluem as fenotiazinas (sedativos), como a clorpromazina, usada na fase aguda, quando há necessidade de sedação, e as butirofenonas (incisivos), como o haloperidol, usado no tratamento da fase aguda, quando predominam os sintomas positivos, e também na fase de manutenção do tratamento. Eles bloqueiam os receptores D2 dopaminérgicos dos sistemas mesolímbico (efeito antipsicótico esperado), mesocortical, nigroestriatal (contribui para o aparecimento de efeitos extrapiramidais) e túbero-infundibular (promove a hiperprolactinemia). A diminuição da dopamina no córtex pré-frontal ocasiona os sintomas negativos da doença.

Os antipsicóticos atípicos apresentam menor afinidade pelo receptor D2 e maior afinidade pelos receptores 5-HT2 de serotonina, relacionada com as funções cognitivas e o humor. Essas ações nos receptores melhoram os sintomas positivos e negativos da esquizofrenia.

As Tabelas 4.69 a 4.73 apresentam os principais fármacos antipsicóticos.

TABELA 4.69 CLORPROMAZINA (CLASSE DAS FENOTIAZINAS).

Mecanismo de ação	Indicações	Efeitos colaterais
• Bloqueio dos receptores pós-sinápticos dopaminérgicos mesolímbicos • As fenotiazinas produzem também bloqueio alfa-adrenérgico e deprimem a liberação de hormônios hipotalâmicos e hipofisários • Inibe a zona disparadora quimiorreceptora medular (ação antiemética)	• Antipsicótico típico, sedativo • Manifestação de ansiedade e agitação • Tratamento da hiperexcitabilidade • Soluços de difícil tratamento • Náuseas e vômitos • Tem propriedades neurolépticas, vagolíticas, simpatolíticas, sedativas e antieméticas	• Efeitos extrapiramidais • Hipotensão • Sedação • Ganho de peso • Icterícia obstrutiva • Aumento da prolactina • Distúrbios menstruais • Hipotermia • Constipação • Retenção urinária • Enjoos • Micção difícil (por efeito antimuscarínico) • Secura na boca • Congestão nasal • Trombocitopenia, anemia e leucopenia discreta • Intolerância a glicose/hiperglicemia

(continua)

TABELA 4.69 *(Continuação)* CLORPROMAZINA (CLASSE DAS FENOTIAZINAS).

Observações

- Boa absorção VO e biodisponibilidade
- Alta ligação proteica
- Metabolização hepática (metabólitos ativos e inativos) e intenso metabolismo de primeira passagem
- Excreção renal e biliar
- Meia-vida plasmática curta, mas com eliminação lenta
- pH: 3 a 5
- Não é dialisável
- Em recém-nascidos cujas mães receberam essa medicação no final da gravidez, podem ocorrer icterícia prolongada, hipo ou hiper-reflexia e efeitos extrapiramidais
- Durante a lactação, observa-se sonolência no lactente
- Pacientes geriátricos necessitam de uma dose inicial mais baixa, pois apresentam mais hipotensão e efeitos antimuscarínicos e sedativos
- Por seu efeito antimuscarínico, pode diminuir o fluxo salivar e contribuir para o desenvolvimento de cáries, doença periodontal e candidíase oral
- Os efeitos leucopênicos e trombocitopênicos podem aumentar a incidência de infecção microbiana, retardo na cicatrização e hemorragia gengival
- A via parenteral preferível é a IM profunda
- A IV não é a primeira escolha, mas, se usada, pode provocar hipotensão grave, náuseas e vômitos
- Boa margem de segurança
- Não deve ser usada em crianças menores de 2 anos
- Para sedação em pacientes internados, é mais eficaz que o haloperidol
- Utilizar as menores doses pelo menor tempo possível em idosos
- Suspensão gradual em tratamentos prolongados
- Cuidado maior com idosos ou pacientes debilitados pelo risco de hipotensão postural e quedas. Neles, a dose deverá ser metade ou um terço da dose de adultos
- Uso criterioso em pacientes com insuficiência hepática
- Atravessa a barreira hematoencefálica, a placenta e aparece no leite materno

Ações de enfermagem

Cuidados gerais

- Evitar uso IV em crianças e em adultos
- Ajustar dose em idosos, hepatopatas ou pacientes debilitados
- Atentar para o risco de infiltração no SC, pela ação de necrose tecidual
- Atentar para a não recomendação de amamentação
- Monitorar nível de consciência

Monitoração dos efeitos colaterais

- Monitorar exames laboratoriais: hemograma e leucograma
- Monitorar PA durante a administração IV
- Atentar para o risco de queda em idosos
- Observar, registrar e comunicar se houver constipação intestinal, cefaleia, erupção na pele, inapetência, sintomas extrapiramidais e hipotensão postural
- Atentar para interação medicamentosa, podendo aumentar o risco de depressão do SNC, depressão respiratória e hipotensão, quando associado a álcool ou outros medicamentos que produzem depressão do SNC
- Pode inibir a ação da levodopa e diminuir a ação do lítio
- Sua ação pode ser aumentada quando associada a antidepressivos tricíclicos, fluoxetina, fluvoxamina, paroxetina e maprotilina
- Se ingerida com anti-histamínicos ou antimuscarínicos, pode provocar confusão mental, alucinações e pesadelos. Se o faz com anticonvulsivos, pode diminuir o limiar convulsivo, o que faz necessário o ajuste da dose de ambos
- Orientar o paciente a não consumir álcool, ter cuidado ao dirigir e ao executar tarefas que exijam atenção
- Orientar o paciente sobre os riscos de fotossensibilidade
- Orientar e estimular o paciente à ingestão de maior quantidade de fibras
- Orientar o paciente a mascar gomas ou chicletes sem açúcar, para aliviar a secura na boca

(continua)

TABELA 4.69 *(Continuação)* **CLORPROMAZINA (CLASSE DAS FENOTIAZINAS).**

Controle de dosagem	
Adultos	**Crianças**
• Dose VO: 300 a 800 mg/dia • Dose IV e IM: 25 a 400 mg/dia	• Dose VO e IM: 0,5 a 1 mg/kg/dose 4 a 6 ×/dia
Formas farmacêuticas	**Nomes comerciais**
• Solução injetável (25 mg/5 mℓ) • Comprimidos (25 e 100 mg) • Solução em gotas (1 mg/gota)	• Amplictil® • Clorpromaz® • Longactil®

 TABELA 4.70 CLOZAPINA, PRIMEIRO ANTIPSICÓTICO DE SEGUNDA GERAÇÃO ("ATÍPICO").

Mecanismo de ação	Indicações	Efeitos colaterais
• Bloqueio seletivo dos receptores dopaminérgicos (D1, D3 e D4) no sistema límbico, além dos colinérgicos e serotoninérgicos	• Controle dos sintomas psicóticos (positivos e negativos) • Déficits cognitivos específicos • Doença bipolar refratária ao tratamento	• Agranulocitose (por toxicidade seletiva a leucócitos polimorfonucleares) • Leucopenia • Sedação • Ganho de peso • Efeitos anticolinérgicos • Hipotensão • Taquicardia • Constipação • Crises convulsivas (dose-dependente) • Sialorreia • Baixo risco de discinesia tardia
Observações		
• Eficaz contra sintomas negativos e positivos • Boa eficácia para os pacientes resistentes a outros tratamentos • Boa absorção VO • Alta ligação proteica • Menor probabilidade de causar discinesia tardia • Meia-vida de eliminação entre 10 e 17 h	• Sofre metabolismo de primeira passagem • Biodisponibilidade ao redor de 55% • Pode ser usada em pacientes com doença de Parkinson, tratados com levodopa • Não deve ser usada em casos de psicose alcoólica • Deve-se fazer hemogramas regulares, geralmente semanais, enquanto estiver em uso de clozapina e durante 4 semanas após a interrupção do tratamento	
Cuidados gerais	**Monitoração dos efeitos colaterais**	
• Atentar para a contraindicação de uso durante a gestação e a amamentação • Retirar gradualmente a medicação	• Orientar o paciente sobre os efeitos colaterais • Observar, registrar e comunicar ocorrência de taquicardia, salivação, sedação, sonolência, tontura e vertigem • Orientar o paciente quanto ao risco de queda • Orientar o paciente quanto à hipotensão postural • Monitorar resultado de exames laboratoriais: hemograma e leucograma	

(continua)

TABELA 4.70 *(Continuação)* **CLOZAPINA, PRIMEIRO ANTIPSICÓTICO DE SEGUNDA GERAÇÃO ("ATÍPICO").**

Ações de enfermagem	
Cuidados gerais	**Monitoração dos efeitos colaterais**
• Observar os efeitos da medicação 2 semanas após o início do tratamento	• Atentar para interação medicamentosa, já que pode ter sua concentração aumentada quando associada a inibidores seletivos da receptação de serotonina • Pode ter sua ação diminuída se associada ao fumo • Pode aumentar a ação de anticolinérgicos, álcool, heparina, fenitoínas e varfarina • Pode sofrer ou provocar aumento das reações adversas, quando associada a depressores do SNC e de medula óssea, e do lítio
Controle de dosagem	
Adultos	**Crianças**
• Dose VO: no 1º dia, iniciar com 12,5 mg e, em seguida, aumentar de 25 a 50 mg/dia	• Eficácia e segurança não estabelecidas
Forma farmacêutica	**Nomes comerciais**
• Comprimidos (25 e 100 mg)	• Leponex® • Pinazan®

Obs.: A olanzapina é semelhante à clozapina, com a diferença de que não induz agranulocitose e tem afinidade pelos receptores D1 a D4, muscarínicos, adrenérgicos, alfa-1 e histaminérgico H1 e que aumentam as enzimas hepáticas.

 TABELA 4.71 HALOPERIDOL (CLASSE DAS BUTIROFENONAS).

Mecanismo de ação	Indicações
• Bloqueio dos receptores dopaminérgicos (efeito terapêutico) • Bloqueio dos receptores adrenérgicos, serotoninérgicos, colinérgicos e histaminérgicos (efeitos colaterais)	• Antipsicótico típico, incisivo (para alucinações e delírios – sintomas positivos) • Manifestações agudas de esquizofrenia e transtornos psicóticos • Manutenção do controle em pacientes psicóticos sem adesão a tratamento oral (decanoato de haloperidol) • Psicose induzida por substâncias
Efeitos colaterais	
• Sintomas extrapiramidais (parkinsonismo, distonia aguda, acatisia e discinesia tardia) – por ação na zona nigroestriatal sedação, hipotensão, efeitos anticolinérgicos	• Interferência na liberação do hormônio de crescimento, aumento da prolactina, secreção inapropriada do HAD, síndrome neuroléptica maligna, hipoglicemia • Agranulocitose e leucopenia • Parada cardíaca, hipertensão, prolongamento do intervalo QT, taquicardia e *torsades de pointes*
Observações	
• Boa absorção gastrintestinal (60 a 70%) • Pico de concentração plasmática: 3 a 6 h (oral) e 20 min (intramuscular) • Meia-vida de eliminação: 12 a 38 h (oral) e aproximadamente 3 semanas (decanoato)	• Usar com cuidado em crianças menores de 3 anos • Preferencialmente, a administração é VO e IM. Caso se utilize a IV, deve-se diluir com SG 5% e administrar lentamente

(continua)

TABELA 4.71 *(Continuação)* **HALOPERIDOL (CLASSE DAS BUTIROFENONAS).**

Observações	
• Não é dialisável • Em idosos, deve-se reduzir a dose • Decanoato de haloperidol corresponde de 10 a 15 vezes a dose oral diária administrada • Deve ser empregada via IM profunda, a intervalos de 4 semanas; não pode ser administrada via IV e a rotatividade dos locais de injeção é fundamental	• Pico plasmático: haloperidol, 2 a 6 h (oral) e 20 min (intramuscular) • Pico plasmático: decanoato de haloperidol, 6 dias • Com seu uso, há risco de *torsades de pointes* e prolongamento do intervalo QT

Ações de enfermagem	
Cuidados gerais	**Monitoração dos efeitos colaterais**
• Atentar para a não recomendação de uso na amamentação • Retirar gradualmente a medicação • Observar os efeitos da medicação após 2 semanas do início do tratamento • Administrar IM (em adultos, na região glútea; em crianças, no vasto lateral da coxa)	• Orientar o paciente sobre os efeitos colaterais • Monitorar exames laboratoriais: leucograma • Observar o aparecimento de sintomas extrapiramidais e discinesias • Orientar o paciente a não consumir álcool, ter cuidado ao dirigir e ao executar tarefas que exijam atenção • Observar, registrar e comunicar movimentos anormais do corpo • Orientar o paciente quanto à hipotensão postural • Atentar para interação medicamentosa, já que pode ter sua ação diminuída quando associada ao barbiturato, carbamazepina e fenitoína • Pode diminuir ação da levodopa e epinefrina • Pode aumentar as reações adversas do lítio e do álcool

Controle de dosagem	
Adultos	**Crianças**
• Dose VO: 0,5 a 5 mg 2 a 3 ×/dia • Dose IM: 2 a 5 mg/dose	• Dose VO: 0,05 a 0,15 mg/kg/dia dividido em 2 a 3 doses • Dose IM: eficácia e segurança não estabelecidas
Formas farmacêuticas	**Nomes comerciais**
• Comprimidos (5 mg/mℓ) • Solução oral (2 mg/mℓ) • Solução injetável (5 mg/mℓ) • Solução injetável com 50 mg/mℓ (forma injetável de depósito) – decanoato de haloperidol	• Haldol® • Halo® • Haloper® • Haldol Decanoato® • Decan Haloper® • Halo Decanoato®

 TABELA 4.72 QUETIAPINA.

Mecanismo de ação	Indicações
• Estruturalmente, é parecida com a clozapina • Interage com os receptores: 5HT2 e 5HT6, H1 e alfa-1 e 2, D2 do sistema límbico	• Esquizofrenia (sintomas positivos e negativos) • Pacientes idosos com sintomas psicóticos • Quadros demenciais • Psicoses induzidas por medicações na doença de Parkinson

(continua)

TABELA 4.72 *(Continuação)* QUETIAPINA.

Efeitos colaterais	Observações
• Sonolência • Tontura • Hipotensão • Ganho de peso • Cefaleia • Baixa incidência de sintomas extrapiramidais	• Meia-vida de eliminação em torno de 7 h • A dose deve ser aumentada gradativamente até atingir a eficácia esperada • Não é necessário ajuste de dose na insuficiência renal • Pode ser administrada com ou sem alimento
Ações de enfermagem	
Cuidados gerais	**Monitoração dos efeitos colaterais**
• Administrar doses menores em idosos, pacientes debilitados e com diminuição da função hepática ou com tendência à hipotensão • Atentar para a contraindicação de uso durante a gestação e a amamentação	• Orientar o paciente sobre os efeitos colaterais • Observar, registrar e comunicar ocorrência de boca seca, constipação intestinal, ganho de peso, má digestão, sonolência e tontura • Monitorar PA • A interação medicamentosa pode aumentar a depressão do SNC, quando associada a medicamentos com esta mesma ação e ao álcool • Pode ter seu metabolismo alterado se associada aos inibidores de enzimas hepáticas • Supervisionar pacientes com tendência suicida • Orientar o paciente a não consumir álcool, ter cuidado ao dirigir e ao executar tarefas que exijam atenção
Controle de dosagem	
Adultos	**Crianças**
• Dose VO: iniciar com 25 mg 2 ×/dia e aumentar 25 a 50 mg/dose • Dose total: 300 mg a 400 mg/dia	• Dose: eficácia e segurança não estabelecidas
Formas farmacêuticas	**Nomes comerciais**	
• Comprimido (25, 100, 200, 300 mg) • Comprimido de liberação prolongada (200 e 300 mg)	• Seroquel® • Queropax®	• Querok® • Seroquel XRO®

Saiba mais em: Shirakawa I, Kaio MH. Esquizofrenia: antipsicóticos atípicos. Revista Brasileira de Medicina. 2012;2(12):4-12.

 TABELA 4.73 RISPERIDONA.

Mecanismo de ação	Indicações	Efeitos colaterais
• Antisserotoninérgica (5-HT2), antidopaminérgica (D1 a D4) e antiadrenérgica (alfa 1 e 2) • Sem atividade anticolinérgica	• Esquizofrenia (primeiros episódios, reagudizações e manutenção) • Transtorno esquizoafetivo • Demências • Transtornos delirantes	• Ganho de peso • Hipotensão • Sedação • Cefaleia • Disfunção sexual • Taquicardia • Parkinsonismo, em doses acima de 10 mg/dia • Hiperglicemia • Agitação • Visão turva • Fadiga

(continua)

TABELA 4.73 *(Continuação)* **RISPERIDONA.**

Observações	
- Boa absorção VO - Pico plasmático entre 1 e 2 h - Meia-vida de eliminação entre 20 e 22 h - Metabolização hepática (metabolizada pelo CYP 2D6 em 9-hidroxi-risperidona, que apresenta atividade farmacológica semelhante à do fármaco) - Alta ligação proteica - Boa ação nos sintomas negativos e nas funções cognitivas - Uso com cautela em insuficiência renal e hepática	- A carbamazepina diminui os níveis plasmáticos da risperidona - Cuidados na administração a pacientes hepatopatas e renais - Cuidados ao utilizar em pacientes idosos, diabéticos e com problemas cardiovasculares - Fenitoína, fenobarbital e topiramato diminuem o efeito da risperidona - Carbamazepina e ácido valproico aumentam o efeito da risperidona - Associação à sinvastatina é contraindicada

Ações de enfermagem	
Cuidados gerais	**Monitoração dos efeitos colaterais**
- Atentar para a não recomendação na gravidez e lactação - Pode ser ingerida com alimentos - Retirar o fármaco gradualmente evitando crise de abstinência	- Orientar o paciente sobre os efeitos colaterais - Observar, registrar e comunicar ocorrência de constipação intestinal, má digestão, reações extrapiramidais, sonolência ou ansiedade - Orientar o paciente quanto à hipotensão postural - Orientar o paciente quanto ao risco de queda - Monitorar glicemia - Orientar o paciente a não consumir álcool, ter cuidado ao dirigir e ao executar tarefas que exijam atenção - Atentar para interação medicamentosa, pois pode ter sua ação diminuída, se associada à carbamazepina, ou aumentada, se associada à clozapina - Pode antagonizar a ação de bromocriptina, levodopa, pergolida - Pode sofrer ou provocar aumento das ações adversas quando associada ao álcool e depressor do SNC - Pode ter sua concentração aumentada quando associada à fluoxetina - Orientar o paciente a evitar banhos quentes, saunas e exercícios extenuantes, pelo risco de choque térmico - Orientar o paciente a evitar a exposição prolongada ao frio pelo risco de hipotermia - Orientar o paciente sobre os riscos de fotossensibilidade - Orientar o paciente a ingerir fibras

Controle de dosagem	
Adultos	**Crianças**
- Dose VO: no 1º dia, iniciar com 1 mg 2 x/dia; no 2º dia, 2 mg 2 x/dia ; e, no 3º dia, 3 mg 2 x/dia	- Dose: eficácia e segurança não estabelecidas
Formas farmacêuticas	**Nomes comerciais**
- Comprimidos (0,25 mg, 0,5 mg, 1 mg, 2 mg e 3 mg) - Solução oral (1 mg/mℓ)	- Risperdal® - Viverdal® - Risperidon®

Saiba mais em: Bernik V. Demência: risperidona, um antipsicótico polivalente e seguro para a população idosa. Revista Brasileira de Medicina. 2013;70(3):6-10.

Antivirais

São fármacos utilizados para tratar as infecções causadas por vírus, isto é, agentes infecciosos de tamanho médio de 25 nm, incapazes de reproduzir-se fora do seu hospedeiro, por não apresentarem processos metabólicos como as células.

Os vírus são parasitas intracelulares, caracterizados conforme a natureza do seu conteúdo de ácido nucleico em:

- Vírus DNA: entram no núcleo da célula do hospedeiro onde o DNA viral é transcrito em RNAm pela RNAm polimerase da célula hospedeira e geram novos vírus
- Vírus RNA: não envolvem o núcleo da célula do hospedeiro; a replicação na célula hospedeira depende das enzimas contidas no virion (a partícula viral infecciosa completa) para sintetizar seu RNAm ou do RNA viral.

Exemplos de doenças causadas por vírus DNA patogênicos são:

- Varíola
- Catapora
- Herpes-zóster
- Herpes labial
- Conjuntivite
- Dor de garganta
- Verrugas.

Exemplos de doenças causadas por vírus RNA patogênicos são:

- Gripe
- Sarampo
- Caxumba
- Infecções do trato respiratório
- Rubéola
- Raiva
- Resfriado
- Meningite
- Poliomielite
- Hepatite.

Os retrovírus têm atividade enzimática de transcriptase reversa, que produz uma cópia de DNA a partir do modelo de RNA viral, sendo integrada ao genoma do hospedeiro (pró-vírus), bem como transcrita no RNA genômico e no RNAm para tradução em proteínas virais, dando origem a novas partículas virais. O vírus da Aids é um exemplo de retrovírus.

Os antivirais eficazes devem inibir eventos específicos da replicação do vírus ou inibir a síntese de ácidos nucleicos ou de proteínas dirigidas pelo vírus (não aquelas dirigidas pela célula hospedeira).

Como os vírus utilizam o metabolismo celular do hospedeiro, é difícil ter fármacos seletivos para ele. A maioria é efetiva enquanto o vírus está se replicando e quase todos têm mecanismo de ação similar, assim como os efeitos colaterais. São exemplos:

- Análogos de nucleosídeos, que inibem a enzima transcriptase reversa viral
- Análogos não nucleosídicos

- Inibidores de protease
- Inibidores da DNA-polimerase viral
- Inibidores da desmontagem da cápsula viral
- Inibidores da neuraminidase
- Imunomoduladores (interferons e imunoglobulinas).

As Tabelas 4.74 a 4.78 apresentam os principais fármacos antivirais.

 TABELA 4.74 ACICLOVIR.

Mecanismo de ação	Indicações	Efeitos colaterais
• Inibidor da DNA polimerase viral • Convertido a monofosfato pela ação da timidinaquinase • Nucleosídeo sintético análogo da purina com atividade inibitória contra o vírus da família herpes-vírus • A atividade antiviral do aciclovir é altamente seletiva • A timidina quinase converte o aciclovir em monofosfato de aciclovir, que é convertido em difosfato e, posteriormente, em trifosfato por enzimas celulares. O trifosfato inibe a DNA polimerase viral interrompendo a cadeia nucleotídica	• Herpes simples • Varicela-zóster • Ceratite	• Disfunção renal, se administrado IV. Se administrado lentamente, esse risco diminui • Inflamação local se houver extravasamento da solução • Náuseas • Cefaleia • Encefalopatia • Diarreia
Observações		

• É derivado da guanosina com alta especificidade para o vírus herpes simples e varicela-zóster
• Apresenta pequeno efeito contra o citomegalovírus
• O trifosfato de aciclovir é 30 vezes mais potente contra a enzima do herpes-vírus do que a do hospedeiro
• Pode ser administrado VO, IV ou topicamente
• Quando administrado VO, apenas 20% é absorvido
• Pico plasmático de 1 a 2 h
	• Alta distribuição
	• No líquido cerebrorraquidiano, atinge 50% da concentração plasmática
	• Excreção renal
	• Não é necessário ajuste na insuficiência hepática
	• Atenção maior deve ser dada ao uso em insuficiência hepática
	• Pode ser usado durante a gestação e a amamentação
	• Outros fármacos de ação similar:
	  · Valaciclovir (profármaco)
	  · Fanciclovir (metabolizado no composto ativo penciclovir)	

Ações de enfermagem		
Cuidados gerais	**Monitoração dos efeitos colaterais**	
• Atentar para a necessidade de ajuste de dose para pacientes idosos e com insuficiência renal • Orientar o paciente sobre as medidas de prevenção de contato, visto que o herpes genital é transmitido sexualmente • Orientar os pacientes para evitar a transmissão do vírus, principalmente quando há lesões ativas presentes • Acompanhar melhora ou não das lesões visíveis • Diluir soluções IV em SF 0,9% e SG 5% • Administrar a solução IV em 60 min • Orientar o paciente a higienizar as mãos e as lesões antes de aplicar o produto	• Orientar o paciente sobre os efeitos colaterais • Idosos são mais sensíveis aos efeitos do aciclovir sobre o SNC • Monitorar nível de consciência • Observar e comunicar alterações gastrintestinais e cefaleia • Monitorar função renal • Atentar para o risco de inflamação local se houver extravasamento da solução IV	

(continua)

TABELA 4.74 *(Continuação)* ACICLOVIR.

Controle de dosagem	
Adultos	**Crianças**
• Dose VO: 200 a 800 mg 4 a 5 ×/dia • Dose IV: 5 a 10 mg/kg a cada 8 h • Dose tópica: uma camada sobre as lesões por 5 ×/dia • Dose oftalmológica: aplicar 1 cm de pomada no saco conjuntival inferior a cada 4 h	• Dose VO: 20 mg/kg 4 ×/dia • Dose IV: 10 mg/kg 3 ×/dia • Dose tópica: uma camada sobre as lesões por 5 ×/dia • Dose oftalmológica: aplicar 1 cm de pomada no saco conjuntival inferior a cada 4 h
Formas farmacêuticas	**Nomes comerciais**
• Comprimido (200 e 400 mg) • Creme 5% (50 mg/g) • Pomada oftalmológica 3% (30 mg/g) • Solução injetável (250 mg)	• Zovirax® • Ezopen® • Virotin® • Ciclavix® • Aciclovir® • Cicloviral® • Acibioanclomax® • Aviral® • Aciveral® • Ductovirax® • Clovir® • Zynvir® • Acivirax® • Hervirax® • Aciclomed® • Herpesil® • Antivirax® • Exavir® • Hpvir® • Uni Vir® • Aciclovan® • Ziclovir® • Aciclor®

Saiba mais em: Trindade Angela CIB. Agentes antivirais. Universidade Federal do Paraná: Química Medicinal Farmacêutica. 2012;1(1):1-15.

 TABELA 4.75 GANCICLOVIR.

Mecanismo de ação	Indicações
• Inibe a DNA polimerase • Sua fosforilação não requer timidinoquinase viral específica • Interrompe a reprodução do CMV	• Prevenção e tratamento da infecção por CMV em pacientes imunodeprimidos e em pacientes receptores de transplantes sólidos • Manutenção do tratamento de retinite causada por CMV em portadores de HIV
Efeitos colaterais	**Observações**
• Depressão da medula óssea • Carcinogenicidade potencial • Leucopenia • Plaquetopenia • Anemia • Infertilidade • Dor de garganta • Sintomas de gripe • Febre • Tremores • Cefaleia • Infecção • Falência renal • Hipertensão • Disfunção hepática	• Análogo do aciclovir • Mais tóxico para as células humanas que o aciclovir • É absorvido como profármaco e fosforilado pelas quinases virais induzidas • Suprime a replicação do DNA viral • Apresenta duração de ação mais prolongada, por volta de 20 h • Tem meia-vida de 4 h • Tem baixíssima ligação proteica • Excreção renal • Se administrado com zidovudina, pode ocorrer importante leucopenia

(continua)

TABELA 4.75 *(Continuação)* **GANCICLOVIR.**

Ações de enfermagem	
Cuidados gerais	**Monitoração dos efeitos colaterais**
• Orientar o paciente a ingerir o fármaco com alimento • Atentar para a ausência de estudos clínicos para o uso em crianças • Orientar a paciente em idade fértil a utilizar algum método anticoncepcional durante o tratamento • Orientar o paciente do sexo masculino a utilizar método anticoncepcional de barreira durante o tratamento • Atentar para o ajuste de dose para pacientes idosos e com insuficiência renal • Atentar para a contraindicação de uso durante a gestação e a amamentação • Diluir em SF 0,9%, SG 5% e Ringer lactato • Administrar IV em 60 min • Manusear com cautela o pó contido nas cápsulas para não inalar ou ter contato direto, pelo risco carcinogênico	• Orientar o paciente sobre os efeitos colaterais • Orientar o paciente de que o fármaco prejudica a atenção e a habilidade em operar máquinas e em dirigir veículos • Monitorar resultados de exames: hemograma, leucograma, enzimas hepáticas e função renal • Observar e comunicar alterações neurológicas, sintomas de gripe e outros sinais de infecção • Monitorar PA e T com maior frequência • Orientar pacientes do sexo masculino sobre a possível ocorrência de diminuição do número de espermatozoides no sêmen, podendo ser total e irreversível • Atentar para as interações medicamentosas, pois pode aumentar a concentração de azidotimina didanosina • Pode provocar convulsão generalizada se associado ao imipenem-cilastatina • Pode aumentar a toxicidade com outras medicações imunossupressoras e nefrotóxicas
Controle de dosagem	
Adultos	**Crianças**
• Dose VO: 1 g 3 ×/dia • Dose IV: 5 mg/kg	• Dose: não recomendada
Formas farmacêuticas	**Nomes comerciais**
• Frasco-ampola (500 mg) • Cápsula (250 mg)	• Ganciclotrat® • Ganvirax® • Cymevene®

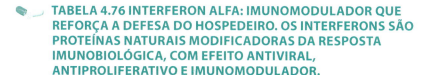

TABELA 4.76 INTERFERON ALFA: IMUNOMODULADOR QUE REFORÇA A DEFESA DO HOSPEDEIRO. OS INTERFERONS SÃO PROTEÍNAS NATURAIS MODIFICADORAS DA RESPOSTA IMUNOBIOLÓGICA, COM EFEITO ANTIVIRAL, ANTIPROLIFERATIVO E IMUNOMODULADOR.

Mecanismo de ação	Indicações
• Liga-se a receptores gangliosídicos, específicos nas membranas do hospedeiro • Induz, nos ribossomos das células do hospedeiro, a produção de enzimas que inibem a translação do RNAm nas proteínas virais, interrompendo a replicação viral	• Interferon alfa-2a é usado para o tratamento das infecções por hepatite B e dos sarcomas de Kaposi relacionados com a Aids • Interferon alfa-2b é usado para a hepatite C • Leucemia mieloide crônica • Condiloma acuminado

(continua)

TABELA 4.76 *(Continuação)* INTERFERON ALFA: IMUNOMODULADOR QUE REFORÇA A DEFESA DO HOSPEDEIRO. OS INTERFERONS SÃO PROTEÍNAS NATURAIS MODIFICADORAS DA RESPOSTA IMUNOBIOLÓGICA, COM EFEITO ANTIVIRAL, ANTIPROLIFERATIVO E IMUNOMODULADOR.

Efeitos colaterais		
• Febre • Fadiga • Mialgia • Cefaleia • Artralgia	• Perda de peso • Anorexia • Depressão da medula óssea • Alopecia • Distúrbios tireoidianos, cardiovascular e hepático	• Alergia • Reação autoimune • Broncoconstricção • Sintomas de gripe e resfriado

Observações	

• É produzido por tecnologia de DNA recombinante
• Existem três tipos de interferons:
  • Alfa: secretados pelos leucócitos
  • Beta: secretados pelos fibroblastos humanos
  • Gama: secretados pelos linfócitos T
• Interferon alfa: amplo espectro; atua nas células infectadas pela ligação a receptores específicos na superfície das células; inibem a transcrição e a tradução do RNAm em ácido nucleico viral e proteínas
• Interferon beta: obtido por tecnologia do DNA recombinante (PCR)
• É semelhante aos hormônios polipeptídicos e funciona como comunicação célula a célula para transmitir mensagens específicas
• Apresenta amplo espectro de ação
• Protege a célula de infecções virais posteriores
	• Administração IV
	• Na administração IM ou SC, a concentração máxima sanguínea é de 5 a 8 h
	• Sua absorção é de cerca de 80% via IM
	• Tem vida média de 4 h
	• Não cruza a barreira hematoencefálica
	• Inibe o crescimento viral, a multiplicação celular e a atividade imunomodulatória
	• Não tem metabolismo hepático importante
	• É filtrado nos glomérulos e degradado por proteases
	• Não tem potencial carcinogênico
	• Necessita de ajuste de dose na insuficiência renal
	• Pode ser usado em crianças
	• Pode ser associado à ribavarina no tratamento da hepatite C

Ações de enfermagem	
Cuidados gerais	**Monitoração dos efeitos colaterais**
• Atentar para a contraindicação de uso durante a gestação e a amamentação • Orientar a paciente em idade fértil a fazer uso de anticoncepcional • Manter sob refrigeração • Atentar para contraindicação em pacientes com hepatopatia grave, cirrose, doença cardíaca prévia e pacientes imunodeprimidos	• Orientar o paciente sobre os efeitos colaterais • Monitorar exames laboratoriais: hemograma, plaquetas e leucograma • Atentar para interação medicamentosa, pode ter sua eficácia comprometida por anti-inflamatórios não esteroidais, inclusive ácido acetilsalicílico • Acompanhar resultados do exame de carga viral • Atentar para artralgia, perda de peso e sinais de reação alérgica • Observar e comunicar alterações gastrintestinais, tireoidianas, cardíacas, hepáticas e sintomas de gripe

Controle de dosagem	
Adultos	**Crianças**
• Dose SC: 22 mcg 3 ×/dia	• Dose: não recomendada
Formas farmacêuticas	**Nomes comerciais**
• IFN alfa-2b: frasco com pó liofilizado contendo 3.000.000 UI, 5.000.000 UI e 10.000.000 UI • IFN alfa-2a: frasco-ampola com 1, 3, 5 e 9.000.000 UI	• Roferon A® • Frone® • Blauferon B® • Interferon α-2b Humano Recombinante® • Intron-α® • Alfainterferona 2B®

TABELA 4.77 LAMIVUDINA.

Mecanismo de ação	Efeitos colaterais	
• Inibidora da transcriptase reversa análoga de nucleosídeos	• Acidose lática • Dores abdominais • Náuseas e vômitos • Pancreatite • Hepatomegalia e aumento das transaminases	• Cefaleia • Alopecia • Dor articular • Cansaço • Febre • Anemia, plaquetopenia e neutropenia
Indicações		
• Hepatite B • HIV		

Observações	
• É um análogo nucleosídico da citosina, que requer ativação de cinases intracelulares a fim de formar lamivudina-trifosfato (forma ativa) • Tem elevada biodisponibilidade • Longa meia-vida • Baixa toxicidade	• Promove resistência (15 a 30% no 1º ano de tratamento e continua nos anos seguintes) • Atravessa a barreira placentária • Apresenta boa resposta bioquímica e virológica • Outros análogos recentes de nucleosídeos utilizados para tratar hepatite B crônica: adefovir, dipivoxil e entecavir

Ações de enfermagem	
Cuidados gerais	**Monitoração dos efeitos colaterais**
• Atentar para a necessidade de ajuste de dose para os pacientes com insuficiência renal e idosos • Observar a não recomendação do uso durante a amamentação e o risco-benefício em gestantes • Orientar o paciente a ingerir o fármaco com alimentos • Orientar o paciente sobre os cuidados de prevenção de transmissão viral • Atentar que o tratamento é associado em combinação à zidovudina • Orientar os pacientes diabéticos a analisarem a quantidade de sacarose existente nas soluções de lamivudina • Ter atenção ao estado geral do paciente, ocorrência de cansaço e astenia	• Orientar o paciente sobre os efeitos colaterais • Monitorar exames laboratoriais: hemograma, enzimas hepáticas, amilase, lipase, triglicerídios, ureia, creatinina, ácido lático e leucograma • Observar e comunicar alterações gastrintestinais, hepáticas e algias • Atentar para interação medicamentosa, não podendo ser associada a zidovudina e zalcitabina • As soluções de lamivudina contendo álcool podem precipitar reações adversas se utilizadas com dissulfiram ou metronidazol

Controle de dosagem	
Adultos	**Crianças**
• Dose VO: 150 mg em 2 ×/dia	• Dose VO: 4 mg/kg em 2 ×/dia
Formas farmacêuticas	**Nome comercial**
• Comprimido (150 mg) • Solução oral (10 mg/mℓ)	• Epivir®

Saiba mais em: Brito MA. Fármacos recentes usados para o tratamento da infecção pelo HIV-1: enfuvirtida, maraviroc, raltegravir e etravirina. Revista de Ciências Farmacêuticas Básica e Aplicada. 2011;2(32):159-168.
Santana A, Rodrigues N. Treatment of hepatitis C in patients with chronic Kidney disease: a challenge. Port J Nephrol Hypert, Portugal, 2015;29(4):292-305.

TABELA 4.78 RIBAVIRINA.

Mecanismo de ação	Indicações	Efeitos colaterais
• Altera os reservatórios dos nucleotídeos virais, interferindo com a síntese do RNAm viral • Inibidor da penetração na célula do hospedeiro • Redução celular da GTP por meio da inibição da desidrogenase do monofosfato de inosina • Inibição direta da polimerase viral	• Hepatite C • Febre de Lassa • Doenças respiratórias • Após transplante hepático em indivíduos com hepatite C • Cirrose hepática compensada causada por vírus C	• Anemia • Insuficiência cardíaca • Convulsões • Hepatotoxicidade • Astenia • Fadiga • Anorexia • Diarreia • Dispneia • Prurido • Alopecia • Calafrios • Alterações tireoidianas • Aumento do ácido úrico • Ansiedade e agitação
Observações		
• Nucleosídeo sintético com estrutura similar à guanosina • Inibe vírus DNA e vírus RNA • É rapidamente absorvida e distribuída • É prontamente transportada para dentro das células e convertida por enzimas celulares a 5-mono, di, e derivados de trifosfato, que são responsáveis por inibir enzimas virais envolvidas na síntese do ácido nucleico viral	• Metabolização hepática • Pico plasmático ocorre entre 1 e 2 h • Excreção renal • Exige ajuste de dose na insuficiência renal • Geralmente é associada a interferon alfa • Exige monitoramento hematológico em períodos curtos • Biodisponibilidade entre 45 e 60% • Apresenta grande eliminação pré-sistêmica • Não se liga a proteínas plasmáticas	
Ações de enfermagem		
Cuidados gerais	Monitoração dos efeitos colaterais	
• Atentar para a contraindicação de uso durante a gestação e a amamentação • Orientar o paciente a ingerir o fármaco com alimento	• Orientar o paciente sobre os efeitos colaterais • Monitorar os exames laboratoriais: hormônios tireoidianos, hemograma e ácido úrico • Observar e comunicar alterações cardíacas, neurológicas, respiratórias e dermatológicas • Atentar para a interação medicamentosa com didanosina, que pode causar insuficiência hepática fatal, neuropatia periférica, pancreatite, aumento dos níveis séricos de lactato e acidose láctica • Interação com antiácidos, diminuindo sua biodisponibilidade	
Controle de dosagem		
Adultos	Crianças	
• Dose VO: 400 a 1.000 mg dividido em 2 doses/dia	• Dose VO: 10 mg/kg dividido em 4 doses/dia	
Forma farmacêutica	**Nomes comerciais**	
• Comprimidos (100 e 250 mg)	• Ribavirin® • Ribav® • Virazole®	

Broncodilatadores

Os principais fármacos broncodilatadores são:

- Agonistas dos receptores beta-2
- Antagonistas dos receptores muscarínicos
- Xantinas
- Corticosteroides inalatórios.

Os agonistas dos receptores beta-2 podem ser classificados em: agentes de curta ação (salbutamol, fenoterol e terbutalina), geralmente utilizados para controlar os sintomas conforme a necessidade; e agentes de longa ação (formoterol e salmeterol), fármacos para manutenção, para prevenir os sintomas e, geralmente, de primeira escolha, além de poderem ser associados aos corticosteroides inalatórios.

O betarreceptor é constituído de sete domínios inseridos na membrana celular, dispostos em círculo. Os beta-2 agonistas de curta duração estimulam domínios alcançados externamente, enquanto os de longa duração penetram na membrana para estimular lateralmente o receptor, daí seu início retardado de ação.

O brometo de ipratrópio é o único anticolinérgico (antagonista dos receptores muscarínicos) disponível para uso inalatório no Brasil. Ele promove a redução do tônus colinérgico intrínseco das vias respiratórias e sua ação broncodilatadora é inferior à dos beta-2 agonistas.

As xantinas (teofilina e aminofilina) são broncodilatadores de baixa potência e elevado risco de efeitos colaterais. Todavia, além de broncodilatadoras, parecem ter alguma ação anti-inflamatória, equiparável à dose baixa de beclometasona inalatória ou equivalente. A margem terapêutica das xantinas é muito estreita, isto é, próxima da dose tóxica.

Os corticosteroides são agentes que reúnem máxima potência tópica e mínima biodisponibilidade sistêmica. Essas características foram alcançadas com os agentes lipossolúveis de alta afinidade ao receptor e rápida inativação na primeira passagem pelo fígado, após absorção sistêmica. São os fármacos que oferecem melhor relação custo/risco/benefício para o controle da asma persistente.

As Tabelas 4.79 a 4.84 apresentam os principais fármacos broncodilatadores.

TABELA 4.79 BUDESONIDA E FLUTICASONA – GLICOCORTICOSTEROIDES INALATÓRIOS E SISTÊMICOS.

Mecanismo de ação	Indicação	Efeitos colaterais
• Interagem com receptores intracelulares específicos de glicocorticosteroides que regulam a transcrição gênica • Diminuem a formação de citocinas, que recrutam e ativam eosinófilos e produzem IgE • Inibem a formação de vasodilatadores PGE2 e PGI2 • Inibem a indução de COX-2	• Asma aguda e crônica	• Supressão do crescimento • Sensação de sede • Disfonia • Candidíase oral • Distúrbios do humor • Aumento de apetite • Anormalidades no controle da glicose dos pacientes diabéticos

(continua)

TABELA 4.79 (Continuação) BUDESONIDA E FLUTICASONA – GLICOCORTICOSTEROIDES INALATÓRIOS E SISTÊMICOS.

Observações	

• Reduzem a inflamação, aceleram a recuperação e diminuem o risco de crise fatal
• Corticosteroides inalatórios podem ter efeito protetor mais rápido
• O uso de corticosteroide VO ou via IV tem efeito equivalente; via IV deve ser usada nos extremos de gravidade
• Atraso no uso ou não administração de corticosteroides na crise asmática pode ser fator de risco para a morte do paciente
• Principal medicamento utilizado no tratamento de manutenção, profilático e anti-inflamatório, tanto em adultos quanto em crianças asmáticas
• Por via inalatória, reduz a frequência e a gravidade das exacerbações e as hospitalizações, melhora a função pulmonar e a responsividade brônquica, além de diminuir a broncoconstrição induzida por exercícios
	• É necessário utilizar a menor dose eficaz, no sentido de minimizar os efeitos sobre o crescimento
	• É a única medicação que evita a recidiva dos sintomas e reduz a taxa de hospitalização, sendo importante seu uso ainda na primeira hora da crise asmática
	• São classificados de acordo com sua meia-vida em:
	  - Ação curta: cortisona, hidrocortisona. Suprimem o ACTH de 8 a 12 h
	  - Ação intermediária: prednisona, prednisolona, metilprednisolona. Suprimem o ACTH de 12 a 36 h
	  - Ação longa: dexametasona e betametasona. Suprimem o ACTH de 36 a 72 h

Ações de enfermagem	
Cuidados gerais	**Monitoração dos efeitos colaterais**
• Realizar ausculta pulmonar com frequência	• Orientar o paciente sobre os efeitos colaterais • Ter cuidado com mucosa • Monitorar dor • Controlar peso: avaliar apetite • Controle glicêmico • Monitorar alteração do humor • Avaliar distúrbios na fonação

Controle de dosagem	
Adultos	**Crianças**
• Dose inalatória: 200 a 400 mcg/dia • Dose IV: as necessidades posológicas são variáveis e deverão ser individualizadas com base na doença específica, na gravidade do quadro e na resposta do paciente ao tratamento	• Dose inalatória: 200 mcg 2 ×/dia • Dose IV: as necessidades posológicas são variáveis e deverão ser individualizadas com base na doença específica, na gravidade do quadro e na resposta do paciente ao tratamento • Fluticasona indicada para > 12 anos

Formas farmacêuticas	Nomes comerciais
• Aerossol (50, 200 ou 250 mcg de dipropionato de beclometasona/dose) • Solução de nebulização (0,25 a 0,50 mg/mℓ) • Solução injetável (5 mg/mℓ + 2 mg/mℓ)	• Beclosol 250® • Clenil F® • Flunitec® • Flixotide® • Pulmocort®

Obs.: não são broncodilatadores, mas impedem a progressão da asma crônica e são eficazes na asma grave aguda.
Saiba mais em: Meireles CG, Lima JTS, Sposito PA. Tratamento medicamentoso da asma em crianças e suas principais reações adversas. Revista Brasileira de Farmácia. 2013:2(94):102-8.

TABELA 4.80 FENOTEROL – AGONISTA DOS RECEPTORES BETA-2 DE CURTA AÇÃO.

Mecanismo de ação	Indicações
• Agente simpaticomimético de ação direta, estimulando seletivamente os receptores beta-2 em doses terapêuticas • Inibe a liberação de mediadores broncoconstritores e pró-inflamatórios dos mastócitos	• Broncodilatador em casos de asma, bronquite crônica e DPOC • Profilaxia da asma por exercício

Efeitos colaterais	

• Em doses mais elevadas, podem aparecer efeitos metabólicos:
  · Lipólise
  · Glicogenólise
  · Hiperglicemia
  · Hipocalemia
  · Tremores
  · Taquicardia
	· Inibição da contração uterina
	· Palpitações
	· Rubor
	· Cefaleia
	· Tontura
	· Nervosismo
	· Náuseas e vômitos
	· Cãibras

Observações	
• O efeito broncodilatador após inalação inicia-se poucos minutos após a administração e perdura de 3 a 5 h • Cerca de 10 a 30% do fármaco liberado pelo aerossol alcança o trato respiratório inferior, enquanto o restante é depositado no trato respiratório superior e na boca • Pode passar pela placenta e penetrar o leite materno • A transformação metabólica do fármaco no homem ocorre quase exclusivamente por sulfatação, predominantemente na parede intestinal • Não precisa de ajuste de dose em idosos • O tratamento sempre deve ser iniciado com a menor dose recomendada • Na administração por inalação, a broncodilatação ocorre dentro de poucos minutos e dura de 3 a 5 h • A administração oral age dentro de poucos minutos, com uma duração de ação de até 8 h • Após administração oral, aproximadamente 60% da dose é absorvida. A quantidade absorvida sofre extenso metabolismo de primeira passagem, resultando em uma biodisponibilidade oral de, aproximadamente, 1,5%	• Tem efeito tocolítico (concentrações plasmáticas mais elevadas, as quais são mais frequentemente atingidas com administração VO ou IV, inibem a motilidade uterina) • Broncodilatadores anticolinérgicos podem ser inalados simultaneamente • Evitar outros broncodilatadores simpatomiméticos concomitantemente • Se a obstrução brônquica piorar, é perigoso aumentar o uso do fármaco, além da dose recomendada, trazendo risco à vida • Aumentar o nível de observação do paciente quando utilizar concomitantemente xantinas, glicocorticoides e diuréticos, quanto ao nível de potássio • IMAO ou antidepressivos tricíclicos podem potencializar o seu efeito • Tem maior toxicidade que os outros beta-2, em virtude das doses mais altas nas apresentações comercializadas ou da maior afinidade a receptores beta-1 e alfa • Pode ocorrer tolerância

(continua)

TABELA 4.80 *(Continuação)* FENOTEROL – AGONISTA DOS RECEPTORES BETA-2 DE CURTA AÇÃO.

Ações de enfermagem	
Cuidados gerais	**Monitoração dos efeitos colaterais**
• Realizar ausculta pulmonar com frequência	• Monitorar FR e FC • Monitorar níveis séricos de potássio • Monitorar arritmias • Controlar dispneia e oximetria de pulso • Observar, comunicar e registrar ocorrência de tremores, alteração no ritmo cardíaco, redução das contrações uterinas, náuseas e vômitos • Monitorar estado mental: agitação, ansiedade, nervosismo, cefaleia e desmaios
Controle de dosagem	
Adultos	**Crianças**
• Dose *spray*: 200 a 400 mcg (1 a 2 jatos/dose) • Dose nebulização: 8 a 10 gotas/dose diluídas em 5 mℓ de SF, repetir com intervalos de 8 em 8 h • Dose VO: 2,5 mg/dose de 2 a 3 ×/dia	• Dose *spray*: 200 a 400 mcg (1 a 2 jatos/dose) • Dose nebulização: 1 gota/3 kg/dose diluída em 5 mℓ de SF, repetir com intervalos de 4 a 6 h • Dose VO: 0,2 mg/kg/dose de 3 a 4 ×/dia
Formas farmacêuticas	**Nomes comerciais**
• Gotas (5 mg/mℓ) • Xarope (1,25 mg/5 mℓ) • Comprimido (2,5 mg) • Aerossol dosificador + aerocâmara (frasco com 10 mℓ com 5 mg/mℓ. Cada *puff* tem 100 mcg)	• Berotec® • Bromifen® • Bromotec® • Fenozen® • Brofentec®

Saiba mais em: Sociedade Brasileira de Pediatria (Org.). Asma na infância: tratamento medicamentoso: Diretrizes clínicas na saúde complementar. São Paulo: Sociedade Brasileira de Pediatria; 2011.

TABELA 4.81 FORMOTEROL, SALMETEROL – AGONISTA DOS RECEPTORES BETA-2 DE LONGA AÇÃO.

Mecanismo de ação	Indicações	Efeitos colaterais
• Agente simpaticomimético de ação agonista, estimulando seletivamente os receptores beta-2 em doses terapêuticas • Inibe a liberação de mediadores broncoconstritores e pró-inflamatórios dos mastócitos • Inibe a liberação de histamina e dos leucotrienos do pulmão humano	• Broncodilatador em casos de asma, bronquite crônica e DPOC • Profilaxia da asma por exercício	• Tremores • Mialgia • Cãibras • Palpitações • Ansiedade • Vertigem • Cefaleia • Insônia • Edema • Hipocalemia • Urticária

(continua)

TABELA 4.81 *(Continuação)* FORMOTEROL, SALMETEROL – AGONISTA DOS RECEPTORES BETA-2 DE LONGA AÇÃO.

Observações	
• O salmeterol não é capaz de reagir imediatamente com o local ativo do receptor, mas é atraído para a membrana celular, onde permanece retido como depósito, e, por difusão lateral pela membrana, consegue atingir o receptor. Portanto, o início de ação é lento, porém o efeito é prolongado • O formoterol é moderadamente lipofílico. Sua ativação ao local do receptor é rápida, mas também permanece como depósito na membrana. De maneira intermitente, o formoterol sai para o meio aquoso para atingir o receptor. Assim, tem início de ação rápido, como os agentes hidrofílicos e de duração prolongada, em decorrência de sua propriedade lipofílica	• Formoterol e fenoterol são os agentes com a maior atividade intrínseca, sendo considerados agonistas totais, enquanto salmeterol e salbutamol seriam agonistas parciais • Formoterol começa a agir de 2 a 3 min, enquanto salmeterol demora de 7 a 10 min, aproximadamente, para o início de ação • Contudo, a duração do efeito do formoterol depende da dose utilizada. Assim, a duração do efeito é superior com 24 mcg em relação a 12 e 6 mcg de formoterol

Ações de enfermagem	
Cuidados gerais	**Monitoração dos efeitos colaterais**
• Realizar ausculta pulmonar com frequência	• Orientar o paciente sobre os efeitos colaterais • Avaliar padrão de sono • Avaliar palpitações e arritmias • Avaliar queixas álgicas: mialgia e vertigem • Monitorar estado mental: ansiedade e vertigem • Monitorar níveis séricos de potássio • Avaliar padrão de sono • Supervisionar pele: urticária • Observar, comunicar e registrar ocorrência de tremores e cãibras • Monitorar edema

Controle de dosagem	
Adultos	**Crianças**

• Formoterol:
  · Dose inalatória: 12 a 24 mcg, 2 ×/dia
  · Dose inalatória: 1 jato de 50 mcg/dose 2 ×/dia
	• Formoterol:
	  · Dose inalatória: 12 mcg dose 2 ×/dia
	• Salmeterol (< 4 anos):
	  · Dose inalatória: 1 jato de 50 mcg/dose 2 ×/dia

Formas farmacêuticas	Nomes comerciais
• Formoterol (cápsulas para inalação) • Salmeterol (aerossol com 25 mcg e 50 mcg e rotadisco 50 mcg)	• Foradil® • Alenia® • Fluir® • Formare® • Serevent®

Obs.: são agentes lipofílicos capazes de interagir com a membrana celular lipídica, possibilitando maior tempo acoplados ao receptor beta-adrenérgico, tornando-os, então, de longa duração.
Saiba mais em: Sociedade Brasileira de Pediatria (Org.). Asma na infância: tratamento medicamentoso: Diretrizes clínicas na saúde complementar. São Paulo: Sociedade Brasileira de Pediatria; 2011.

TABELA 4.82 IPRATRÓPIO – ANTICOLINÉRGICO (ANTAGONISTA DOS RECEPTORES MUSCARÍNICOS).

Mecanismo de ação	Indicações	Efeitos colaterais
• Age no pulmão, na musculatura dos brônquios, antagonizando a acetilcolina e causando dilatação dos brônquios	• Como coadjuvante no uso dos beta-2 agonistas e corticosteroides em caso de asma • Para pacientes com doença pulmonar obstrutiva crônica • Para broncoespasmo provocado por antagonistas dos receptores beta-2 adrenérgicos	• Cefaleia • Vômitos • Tosse • Secura da boca, pela baixa absorção sistêmica do brometo de ipratrópio • Reações anticolinérgicas • Taquicardia • Palpitações • Distúrbios na acomodação visual • Distúrbios na motilidade gastrintestinal • Retenção urinária (é rara e reversível, embora o risco de retenção urinária possa estar aumentado em pacientes com obstrução preexistente do trato urinário)

Observações

• É o principal anticolinérgico disponível para uso inalatório no Brasil • Quase nunca é usado como base regular na asma • Menos potente que os beta-2 agonistas e com início de ação mais lento, com efeito máximo entre 30 min e 1 h após a administração • Inibe o aumento de secreção de muco que ocorre na asma e pode aumentar a depuração mucociliar das secreções brônquicas • Não tem efeito sobre a fase inflamatória tardia da asma • Por ser composto nitrogênio quarternário derivado da atropina, é polar e não é bem absorvido na circulação; portanto, age nos receptores muscarínicos dos brônquios, com pouca ação sistêmica	• É seguro e bem tolerado • Pode ser usado com os beta-2 agonistas • Não aumenta os efeitos colaterais • Na asma aguda grave, tem efeito adicional aos beta-2 agonistas • É o tratamento de escolha para broncoespasmo induzido por betabloqueadores • Nas exacerbações mais graves, pode ser empregado em doses repetidas • Deve ser usado com prudência em pacientes com predisposição a glaucoma de ângulo fechado, obstrução do colo vesical ou hipertrofia prostática

Ações de enfermagem

Cuidados gerais	Monitoração dos efeitos colaterais
• Atentar para a contraindicação de tratamento de crises respiratórias agudas	• Orientar o paciente sobre os efeitos colaterais • Controlar a cefaleia • Monitorar FC frequentemente • Avaliar sinais de arritmias e palpitações • Monitorar queixas gastrintestinais • Monitorar eliminação urinária (atenção para retenção) • Ter cuidado com os olhos: avaliar diminuição visual, visão embaçada ou outras queixas visuais. Proteger os olhos dos pacientes com glaucoma

(continua)

TABELA 4.82 *(Continuação)* IPRATRÓPIO – ANTICOLINÉRGICO (ANTAGONISTA DOS RECEPTORES MUSCARÍNICOS).

Controle de dosagem	
Adultos	**Crianças**
• Dose inalatória aerossol: 4 a 8 jatos a cada 20 min, por 3 doses; em seguida, a cada 2 ou 4 h • Dose nebulização: até 50 gotas dose 6 a 8 ×/dia	• Dose inalatória aerossol: até 4 *puffs* por dose 6 ×/dia • Dose nebulização: até 20 gotas por dose de 6 a 8 ×/dia
Formas farmacêuticas	**Nomes comerciais**
• Solução para nebulização (0,25 mg/mℓ) • *Spray* nasal (20 mcg/jato) • *Spray* com aerocâmera (20 mcg/jato)	• Atrovent® • Iprabon® • Ipraneo® • Ares®

Saiba mais em: Carvalho PRR. Diretrizes da Sociedade Brasileira de Pneumologia e Tisiologia no manejo da asma. Jornal Brasileiro de Pneumologia. 2012;1(38):51-546.

 TABELA 4.83 METILXANTINAS.

Mecanismo de ação	Indicações
• Apresentam efeitos inibitórios sobre as principais células (mastócitos, eosinófilos, neutrófilos, linfócitos e macrófagos) envolvidas no processo inflamatório das vias respiratórias, característico da asma, cuja ação é diferente da dos corticosteroides • Inibição da liberação de histamina e leucotrienos nos mastócitos • As ações broncodilatadora e imunomoduladora decorrem de: 　• Inibição de fosfodiesterases, com aumento do AMPc 　• Antagonismo competitivo dos receptores A1 e A2 de adenosina 　• Estímulo da liberação de catecolamina 　• Elevação do nível intracelular de cálcio	• Broncodilatadoras de terceira escolha em casos de asma, bronquite, enfisema pulmonar, geralmente em situações refratárias ao tratamento com beta-2 agonista e corticosteroide • Potencializadoras do efeito dos diuréticos em nefropatias com componente edematoso • Coadjuvantes no tratamento da insuficiência cardíaca congestiva e no edema pulmonar
Efeitos colaterais	
• Náuseas • Tremor • Excitação • Convulsões • Vômitos • Cefaleia • Insônia • Arritmias • Pirose • Ansiedade • Tremores	
Observações	
• Baixo índice terapêutico • Risco/benefício menos favorável que as outras classes de fármacos broncodilatadores • Combinação de teofilina com etilenodiamina para aumentar sua solubilidade na água • Dosar sua concentração sérica é útil para otimizar a dosagem da aminofilina • Podem ser administradas VO com preparados de ação prolongada e endovenosa • São metabolizadas pelo citocromo P450	• A meia-vida é de aproximadamente 8 h • Há diminuição da concentração plasmática quando administradas com: rifampicina, fenobarbital, fenitoína e carbamazepina (induzem as enzimas P450) • O efeito é obtido em doses baixas • Podem reduzir os sintomas crônicos da asma, melhorar a função pulmonar e a tolerância ao exercício, reduzir a necessidade de medicação de resgate e facilitar a retirada de corticosteroides orais

(continua)

TABELA 4.83 *(Continuação)* METILXANTINAS.

Observações	
• Seu papel imunomodulador e seu sinergismo com os corticosteroides fazem com que sejam mantidas no arsenal medicamentoso da asma • Os níveis séricos devem ficar inferiores a 20 mcg/mℓ • Aumentam o volume e a acidez das secreções gástricas, por isso devem ser evitadas em indivíduos com úlcera péptica • Utilizar com precaução em neonatos • Concentrações séricas de pico da teofilina ocorrem de 1 a 2 h após a ingestão • Excreção renal. Em adultos, aproximadamente 10% de uma dose de teofilina é excretada inalterada na urina, mas, nos neonatos, cerca de 50% é excretada inalterada e uma proporção grande o é como cafeína	• A meia-vida em neonatos é de 10 a 45 h • Como medicação de alívio, deve restringir-se a pacientes hospitalizados, de preferência em infusão contínua • As teofilinas de liberação lenta podem ser usadas como fármacos de controle, para evitar exacerbações • Pacientes idosos e lactentes têm maior risco de toxicidade • Têm ações cronotrópicas e inotrópicas positivas, enquanto relaxam a musculatura lisa vascular
Ações de enfermagem	
Cuidados gerais	**Monitoração dos efeitos colaterais**
• Atentar para contraindicação de uso durante a gestação e na lactação • Ajustar dose em idosos e em pacientes hepatopatas, conforme prescrição médica	• Orientar o paciente sobre os efeitos colaterais. • Monitorar estado mental: agitação, ansiedade, nervosismo, cefaleia, convulsões e insônia • Avaliar palpitações e arritmias • Controlar o medicamento: infusão IV lenta. Atentar às doses terapêuticas muito próximas das tóxicas • Monitorar queixas gastrintestinais: pirose • Avaliar padrão de sono • Monitorar função hepática em idosos • Monitorar função renal em idosos e em pacientes lactentes • Atentar aos efeitos tóxicos que podem estar relacionados com o uso concomitante de antibióticos (quinolonas, eritromicina e isoniazida), bloqueadores de H2, propranolol, bloqueadores de canal de cálcio, anticoncepcionais orais, cafeína e vacina contra influenza, pois reduzem o *clearance* da teofilina ou interferem em seu metabolismo hepático
Controle de dosagem	
Adultos	**Crianças**
• Dose IV: 240 a 480 mg/dose entre 10 e 20 min • Dose solução oral: 100 a 200 mg/dose de 2 a 3 ×/dia • Dose comprimidos: 1 a 2 comprimidos de 100 mg ou 1 comprimido de 200 mg, de 2 a 3 ×/dia, após as refeições • Dose gotas: de 10 a 20 gotas, 2 a 3 ×/dia, após as refeições	• Dose IV: 3 a 5 mg/kg/dose 4 ×/dia • Dose solução oral: 6 mg/kg/dose 4 ×/dia • Dose gotas: 20 mg (2 gotas)/kg de peso por dia, dividida em 4 tomadas
Formas farmacêuticas	**Nomes comerciais**
• Comprimidos (100 e 200 mg) • Solução oral (240 mg/mℓ) • Solução injetável (ampolas de 10 mℓ – 24 mg/mℓ)	• Asmapen® • Aminofilina® • Hyfilina® • Teoston®

Obs.: com o desenvolvimento de fármacos mais potentes e seguros, seu emprego está reduzido.
Saiba mais em: Borges W, Burns D, Sarinho E, Guedes H, Pitchon R, Anderson MIP *et al*. Asma na infância: tratamento medicamentoso. Rev Assoc Med Bras. 2011;57(4):369-76.
Dalcin P TR, Perin C. Manejo da asma aguda em adultos na sala de emergência: evidências atuais. Revista da Associação Médica Brasileira. 2009;1(55):82-8.

TABELA 4.84 SALBUTAMOL – AGONISTA DOS RECEPTORES ADRENÉRGICOS BETA-2 DE CURTA AÇÃO.

Mecanismo de ação	Indicações
• Agonista seletivo dos adrenorreceptores beta-2 • Em doses terapêuticas, atua nos adrenorreceptores beta-2 da musculatura brônquica, com pouca ou quase nenhuma ação sobre os adrenorreceptores beta-1 do músculo cardíaco • A maioria dos efeitos dos beta-2 agonistas é mediada pela ativação da adenilciclase e da produção intracelular de AMPc, o qual ativa a proteína quinase A, que produz a maioria dos efeitos celulares do betarreceptor. O AMPc inibe a liberação de cálcio dos depósitos intracelulares e reduz o influxo de cálcio pela membrana, auxiliando o relaxamento da musculatura lisa e a broncodilatação	• Broncoespasmo associado às crises de asma, bronquite crônica e enfisema • Inibidor do trabalho de parto prematuro

Efeitos colaterais		
• Tremores • Cefaleia • Taquicardia • Palpitações • Irritação na boca e garganta	• Cãibras • Hipocalemia • Vermelhidão • Prurido • Edema	• Dispneia • Lipotimia • Arritmias cardíacas

Observações	
• É absorvido pelo trato gastrintestinal e sofre efeito de primeira passagem para sulfato fenólico • A biodisponibilidade da administração oral é de, aproximadamente, 50% • Excreção renal • Não deve ser utilizado durante a gestação e a amamentação • Não deve ser utilizado por pacientes diabéticos • Em comprimido e injetável, também está indicado no 3º trimestre de gestação, no trabalho de parto prematuro não complicado • Pode também causar *doping* quando usado em excesso e incorretamente • Via IV, tem meia-vida de 4 a 6 h • Baixa ligação proteica • Via inalatória, cerca de 10 a 20% da dose atinge as vias respiratórias inferiores. O restante fica retido no dispositivo de liberação ou se deposita na orofaringe, por onde é deglutido	• O aumento do uso de agonistas de receptores beta-2 adrenérgicos de curta ação para alívio dos sintomas indica a deterioração do controle da asma • A terapia com beta-2 agonista pode resultar em hipocalemia potencialmente grave, sobretudo após administração parenteral ou por nebulização • Deve ser administrado com cautela em pacientes com tireotoxicose • O salbutamol e os fármacos betabloqueadores não seletivos, como o propanolol, não devem ser prescritos conjuntamente • Os efeitos indesejáveis mais frequentes (tremor de extremidades e taquicardia) resultam, na maioria das vezes, da absorção da fração oral da dose inalada • Nas exacerbações dos quadros, a apresentação de inalação é melhor porque atinge diretamente o local de ação • Também não deve ser usado de maneira regular e contínua

(continua)

TABELA 4.84 *(Continuação)* SALBUTAMOL – AGONISTA DOS RECEPTORES ADRENÉRGICOS BETA-2 DE CURTA AÇÃO.

Ações de enfermagem	
Monitoração dos efeitos colaterais	
• Controlar cefaleia • Observar, comunicar e registrar a ocorrência de tremores, alteração de ritmo cardíaco, irritação na boca e na garganta, cefaleia, lipotimia, vermelhidão e prurido • Controlar FC e FR frequentemente • Controlar de dispneia e oximetria de pulso • Fazer monitoração ácido-básica	• Fazer controle do medicamento: avaliar outros medicamentos que o paciente utiliza, como antidepressivos tricíclicos que potencializam os efeitos tóxicos ou os bloqueadores beta-adrenérgicos que reduzem o efeito terapêutico • Promover higiene oral após cada inalação • Monitorar níveis séricos de potássio • Avaliar sinais de arritmias e palpitações • Avaliar alterações cutâneas • Monitorar estado mental: agitação, ansiedade e nervosismo
Controle de dosagem	
Adultos	**Idosos**
• Dose VO: 2 a 4 mg/dose 3 a 4 ×/dia • Dose nebulização: 2,5 a 5 mg/dose • Dose *spray*: 200 a 300 mcg/dose (2 a 3 jatos)	• Dose xarope: recomenda-se iniciar o tratamento com 5 mℓ do xarope 3 ou 4 ×/dia
	Crianças
	• Dose VO: 2 mg/dose 3 a 4 ×/dia • Dose nebulização: 2,5 mg diluídos em 3 a 5 mℓ de SF 0,9% • Dose *spray*: 100 a 200 mcg/dose (1 a 2 jatos) • Obs.: há variação de dosagens para crianças maiores de 6 anos
Formas farmacêuticas	**Nomes comerciais**
• *Spray* (100 mcg/jato) • Comprimidos (2 e 4 mg) • Xarope (2 mg/5 mℓ) • Solução para nebulização (5 mg/mℓ) • Injetável (0,5 mg/mℓ)	• Aerojet® • Aerodine® • Asmaliv® • Pulmoflux® • Aerolin®

Saiba mais em: Campos HS, Camargos PAM. Broncodilatadores. Pulmão. 2012;2(21):60-4.

Diuréticos

Os anti-hipertensivos mais comumente utilizados são classificados em diuréticos (de alça, tiazídicos e poupadores de potássio), inibidores da enzima conversora de angiotensina, antagonistas de canais de cálcio, antagonistas adrenérgicos (de ação central, antagonistas dos receptores alfa-1 e betabloqueadores), antagonistas dos receptores AT1 de angiotensina II e vasodilatadores diretos. Podem ser usados em monoterapia ou em associações e a terapia deve ser individualizada, de acordo com a resposta do paciente.

As Tabelas 4.85 a 4.87 apresentam os principais fármacos diuréticos.

TABELA 4.85 DIURÉTICOS TIAZÍDICOS.

Mecanismo de ação	Indicações
• Efeitos diuréticos e natriuréticos • Diminuição do volume extracelular • Adequação do volume circulante • Redução da resistência vascular periférica • Ação principalmente na porção proximal do túbulo contornado distal, inibindo a reabsorção de NaCl (antagonizando o cotransporte de Na^+ e Cl^-) e promovendo a reabsorção de Ca^{++}. O aumento de liberação de Na^+ e água para o túbulo coletor cortical e/ou o aumento da velocidade do fluxo conduzem a um aumento da secreção e excreção de K^+ e H^+ • Causam perda de íons cloreto e sódio	• Anti-hipertensivos (principalmente se a função renal estiver preservada) • Insuficiência cardíaca leve (controle do edema) • Diuréticos de efeito moderado • Hipercalciúria (para prevenir formação recorrente de cálculos)

Efeitos colaterais	
• Hipocalemia • Hipomagnesemia • Hipocalcemia • Hiponatremia • Arritmias cardíacas • Hiperuricemia • Podem alterar o metabolismo da glicose e causar hiperglicemia	• Alcalose metabólica • Disfunção erétil • Hipotensão • Vertigem • Cefaleia • Urticária e *rash*

Observações	
• Podem precipitar azotemia nos pacientes com insuficiência renal grave • Bem absorvidos VO • Poderá ser necessária reposição de potássio VO, principalmente se paciente utiliza digitálicos • Devem ser usados após a correção de qualquer depleção de sódio preexistente e/ou de volume e com cuidado em idosos • Devem ser usados com precaução em pacientes com hipercalcemia, porque elevam o nível de cálcio sérico • Monitorar os eletrólitos séricos em pacientes idosos, em pacientes com ascite por cirrose hepática e com edema decorrente de síndrome nefrótica • Reduzem a depuração do ácido úrico, podendo causar ou agravar a hiperuricemia • Podem alterar a tolerância à glicose e aumentar os níveis séricos de colesterol e triglicerídios	• Cortalidona pode causar uma reação idiossincrática, resultando em miopia aguda transitória e glaucoma de ângulo estreito, além de hipoperfusão placentária e trombocitopenia neonatal • Clortalidona passa para o leite materno • Pode ser necessário ajuste de dose de insulina e de agentes antidiabéticos orais • Biodisponibilidade oral ao redor de 65% • Devem ser administrados com cuidado em pacientes com insuficiência hepática ou doença hepática progressiva, pois pequenas alterações no balanço hidreletrolítico podem precipitar o coma hepático • Alta ligação proteica • Excreção renal por secreção tubular, pela qual competem o ácido úrico • Podem precipitar encefalopatia em pacientes com hepatopatia grave • As tiazidas causam aumento na concentração de colesterol e triglicerídios no plasma

(continua)

TABELA 4.85 *(Continuação)* DIURÉTICOS TIAZÍDICOS.

Ações de enfermagem	
Cuidados gerais	**Monitoração dos efeitos colaterais**
• Orientar a ingestão concomitante a de alimentos, pois aumenta sua absorção • Orientar o paciente a ingerir o comprimido pela manhã, quando tomar 1 x/dia	• Avaliar padrão urinário • Atentar para arritmias • Monitorar função hepática em pacientes com insuficiência hepática ou doença hepática progressiva • Orientar o paciente sobre os efeitos colaterais • Atentar para hipocalcemia e o surgimento de sintomas, como fraqueza muscular, paresia e alteração no ECG • Monitorar e avaliar distúrbios hidreletrolíticos • Realizar avaliações periódicas das funções renal e hepática • Controlar sinais vitais • Monitorar gasometria arterial, se hospitalizado • Monitorar alterações glicêmicas • Orientar e monitorar disfunção erétil • Avaliar vertigem e cefaleia • Observar regressão de edema • Observar diminuição da sintomatologia da insuficiência cardíaca • Atentar para sintomas, como boca seca e sede • Monitorar perfil lipídico
Cuidados cutâneos	
• Monitorar o aparecimento de *rash* cutâneo e de urticária	
Controle de dosagem	
Adultos	**Idosos**

• Dose VO:
  • 25 a 100 mg/dia ou dividido em 2 doses (hipertensão)
  • 25 a 100 mg 1 ou 2 x/dia ou dias alternados (edema)
	• O uso em pacientes idosos, geralmente mais sensíveis aos medicamentos, em especial aos diuréticos, deve ser cuidadosamente acompanhado

	Crianças
	• Dose VO: • 1 a 2 mg/kg/dia ou dividido em 2 doses
Formas farmacêuticas	**Nomes comerciais**
• Comprimido • Hidroclorotiazida (25 e 50 mg) • Clortalidona (12,5, 25, 50 mg)	• Hidroclorotiazida: Diurezin®, Hidrofall®, Hidroflux®, Neo Hidroclor®, Clorana®, Clorizin®, Diurix®, Hidromed® • Clortalidona: Clorana®, Higroton®, Diureflux®, Clordilon®, Cortalil®, Clortil®

Saiba mais em: Brasil. Ministério da Saúde. Secretaria de Ciência, Tecnologia e Insumos Estratégicos. Departamento de Assistência Farmacêutica e Insumos Estratégicos. Formulário Terapêutico Nacional 2010: Rename 2010. 2. ed. Brasília: Ministério da Saúde; 2010.
Almeida LM et al. Diuréticos: um artigo de revisão. Revista Científica Fagoc – Saúde, Minas Gerais, 2017;2(1):78-83.

TABELA 4.86 ESPIRONOLACTONA – ANTAGONISTA DA ALDOSTERONA.

Mecanismo de ação	Indicações
• Ação diurética limitada quando utilizada isoladamente • Compete com a aldosterona por seus receptores intracelulares, inibindo a retenção de sódio e a secreção de potássio no nível do túbulo contornado distal • Age como um diurético poupador de potássio, causando aumento nas quantidades de sódio e de água a serem excretadas enquanto o potássio e o magnésio são conservados	• Associada aos diuréticos perdedores de potássio para prevenir hipocalemia em casos que seja perigosa (quando o paciente fizer uso de digoxina e amiodarona) • Hipertensão • Edemas • Insuficiência cardíaca • Hiperaldosteronismo primário e secundário • Prevenção de hipopotassemia • Prevenção de hipomagnesemia
Efeitos colaterais	
• Hipercalemia • Desconforto gastrintestinal • Ginecomastia • Distúrbios menstruais • Atrofia testicular	• Sonolência • Alopecia • Leucopenia • Hipotensão
Observações	
• É bem absorvida no intestino • Meia-vida plasmática curta (10 min) • Tem metabólito ativo (canrenona) com meia-vida plasmática de 16 h • A eliminação dos metabólitos ocorre principalmente pela urina e secundariamente, por excreção biliar, nas fezes	• Biodisponibilidade de aproximadamente 90% • Alta ligação proteica • A administração concomitante com alimento aumenta a biodisponibilidade e diminui o efeito de primeira passagem
Ações de enfermagem	
Cuidados gerais	**Monitoração dos efeitos colaterais**
• Orientar quanto à administração concomitante com alimento, pois aumenta a biodisponibilidade e diminui o efeito de primeira passagem	• Avaliar padrão urinário • Orientar o paciente sobre os efeitos colaterais • Monitorar e avaliar distúrbios hidreletrolíticos periodicamente, com maior ênfase ao potássio • Avaliações periódicas das funções renais • Controlar os sinais vitais • Observar regressão do edema • Observar diminuição da sintomatologia da insuficiência cardíaca • Atentar para sintomas como boca seca e sede • Atentar para desconforto gastrintestinal • Avaliar alterações no ciclo menstrual • Monitorar o surgimento de atrofia testicular • Monitorar leucograma • Avaliar e monitorar alopecia • Monitorar o surgimento de ginecomastia • Monitorar o surgimento de parestesias • Orientar o paciente para evitar dirigir e operar máquinas, pelo risco de hipotensão

(continua)

TABELA 4.86 (Continuação) ESPIRONOLACTONA – ANTAGONISTA DA ALDOSTERONA.

Controle de dosagem	
Adultos	**Crianças**
• Dose VO: 25 a 400 mg/dia dividido em 1 a 2 doses	• Dose VO: 1,5 a 3,5 mg/kg/dia dividido em 1 a 4 doses
Forma farmacêutica	**Nomes comerciais**
• Comprimidos (25, 50 e 100 mg)	• Aldactone® • Lasilactona® • Aldosterin® • Aldazida® • Spiroctan®

Saiba mais em: Lima MV, Ochiai ME, Cardoso JN, Munhoz RT, Barreto ACP. Hiperpotassemia na vigência de espironolactona em pacientes com insuficiência cardíaca descompensada. Arq Bras Cardiol. 2008;91(3):194-9.

TABELA 4.87 FUROSEMIDA – DIURÉTICO DE ALÇA.

Mecanismo de ação	Indicações
• Diurético de alça que produz efeito potente com início de ação rápido e de curta duração • Bloqueia o sistema cotransportador de Na$^+$K$^+$2Cl$^-$ localizado na membrana celular luminal do ramo ascendente da alça de Henle, combinando-se com seu local de ligação para Cl$^-$ • A eficácia anti-hipertensiva da furosemida é atribuída ao aumento da excreção de sódio, à redução do volume sanguíneo e à redução da resposta vascular do músculo liso ao estímulo vasoconstritor (angiotensina II e norepinefrina), ao aumento da formação de prostaglandinas vasodilatadoras e à abertura de canais de potássio em artérias de resistência	• Hipertensão arterial • Tratamento de sobrecarga de sal e água: edema agudo de pulmão, insuficiência cardíaca, cirrose hepática, síndrome nefrótica, insuficiência renal • Diurética
Efeitos colaterais	
• Hipovolemia • Hipotensão • Hipocalemia	• Alcalose metabólica • Ototóxica • Hipomagnesemia • Surdez em neonatos com algumas • Hiperuricemia formas de síndrome de Bartter
Observações	
• Alta ligação proteica • É secretada no túbulo contornado proximal, sendo essa fração, então, eliminada na urina • É metabolizada no fígado pelo citocromo P450, por glicuronidação • Meia-vida plasmática de aproximadamente 90 min • A biodisponibilidade é influenciada por vários fatores, incluindo doenças de base, e pode ser reduzida a 30% (p. ex., na síndrome nefrótica) • A biodisponibilidade da furosemida não é alterada em pacientes com insuficiência renal terminal. Em insuficiência renal, a eliminação de furosemida é diminuída e a meia-vida é prolongada; a meia-vida terminal pode ser de até 24 h em pacientes com insuficiência renal grave	• Em insuficiência hepática, a meia-vida da furosemida é aumentada de 30 a 90%, principalmente pelo maior volume de distribuição • Em crianças prematuras ou de termo, dependendo da maturidade dos rins, a eliminação de furosemida pode estar diminuída • Em idosos, a eliminação de furosemida é diminuída pela redução na função renal, portanto deve-se atentar quanto a hipovolemia, hipotensão, desidratação e hemoconcentração (trombose) • Pode originar nefrolitíase em prematuros, devendo-se monitorar a função renal nesses casos

(continua)

TABELA 4.87 *(Continuação)* **FUROSEMIDA – DIURÉTICO DE ALÇA.**

Ações de enfermagem	
Cuidados gerais	**Monitoração dos efeitos colaterais**
• Administrar vias VO e IV • Administrar VO e aguardar o efeito em 1 h, e IV em 30 min • A administração IV de furosemida solução injetável deve ser realizada lentamente, não excedendo a velocidade de infusão de 4 mg/min • Atentar para não misturar furosemida solução injetável com outros medicamentos na mesma seringa de injeção, ou durante infusão • Administrar IM em casos excepcionais, nos quais as administrações VO (furosemida comprimidos) ou IV (furosemida solução injetável) não são possíveis; porém, não é adequada em condições agudas, como o edema pulmonar • Substituir a administração parenteral (furosemida solução injetável) pela oral (furosemida comprimidos) sempre que possível	• Avaliar padrão urinário • Monitorar nível de consciência • Monitorar função hepática em pacientes com insuficiência hepática • Orientar o paciente sobre os efeitos colaterais • Monitorar e avaliar distúrbio hidreletrolítico, periodicamente, principalmente do potássio • Realizar avaliações periódicas das funções renal e hepática • Controlar os sinais vitais • Caso o paciente esteja hospitalizado, monitorar gasometria arterial • Monitorar alterações glicêmicas • Observar regressão de edema • Observar diminuição da sintomatologia da insuficiência cardíaca • Atentar para sintomas, como boca seca, sede e cãibras • Avaliar alterações otológicas • Atentar para sintomas de desidratação em pacientes idosos • Orientar o paciente a evitar dirigir e operar máquinas, pelo risco de hipotensão
Controle de dosagem	
Adultos	**Crianças**
• Dose IV ou IM: 20 a 40 mg 1 a 2 x/dia • Dose IV: 100 a 300 mg/dia por período máximo de 48 h (edema pulmonar agudo) • Dose VO: 20 a 80 mg/dia	• Doses IV ou IM: 1 mg/kg/dia • Dose VO: 2 mg/kg/dia
Formas farmacêuticas	**Nomes comerciais**
• Comprimidos (20 e 40 mg) • Solução injetável (20 mg)	• Lasix® • Diurit® • Furosetron® • Neosemid® • Neosemid® • Fluxil® • Furozix® • Furosemin® • Furosan®

Saiba mais em: Batlouni M. Diuréticos. Rev Bras Hipertens. 2009;16(4):211-4.

Fármacos vasoativos | Simpaticomiméticas

Trata-se de fármacos adrenérgicos, sendo os principais representantes agonistas adrenérgicos: dopamina, norepinefrina, dobutamina e epinefrina.

As catecolaminas têm rápido início de ação, não são administradas VO, têm breve duração de ação e não ultrapassam a barreira hematoencefálica (BHE).

Os receptores do sistema adrenérgico comumente utilizados pelos fármacos são alfa-1, alfa-2, beta-1 e beta-2 e pertencem à superfamília dos receptores acoplados à proteína G.

As Tabelas 4.88 a 4.91 apresentam os principais vasoativos.

TABELA 4.88 DOBUTAMINA – CATECOLAMINA SINTÉTICA.

Mecanismo de ação	Indicações
- Agonista beta-1 - Agente inotrópico positivo de ação direta - Poucos efeitos alfa-1 (vasoconstrição) e beta-2 (vasodilatador)	- Suporte inotrópico em choque cardiogênico - ICC - Cirurgia cardíaca

Efeitos colaterais

- Taquicardia
- Arritmias
- Hipotensão
- Hipertensão
- Febre
- Angina
- Parestesia
- Erupção cutânea
- Eosinofilia
- Broncoespasmo
- Cefaleia
- Ansiedade

Observações

- pH entre 2,5 e 5
- Início de ação ocorre após 1 a 10 min, dependendo da velocidade de infusão
- A dose deve ser ajustada de acordo com a resposta clínica
- Meia-vida de eliminação em cerca de 9 min
- Metabolização hepática e excreção, principalmente, renal
- É um potente agente inotrópico que aumenta o débito cardíaco sem causar taquicardia ou arritmia significativa
- Pacientes com hipertensão preexistente podem ter maior risco de desenvolver uma resposta pressórica aumentada
- Aumenta o débito cardíaco e a pressão sistêmica em pacientes pediátricos de todas as idades
- Em neonatos prematuros, é menos efetiva que a dopamina em aumentar a pressão sanguínea sistêmica sem causar taquicardia
- Não há necessidade de ajuste de dose em idosos, mas cautela inicial é necessária para verificar se há efeitos colaterais
- Contém bissulfito de sódio, que pode causar reações alérgicas, incluindo sintomas anafiláticos e episódios asmáticos menos graves ou com risco de vida em indivíduos suscetíveis
- Meia-vida plasmática ao redor de 2 min
- Perde o seu efeito com infusão prolongada
- Durante o tratamento com betabloqueadores, baixas doses de dobutamina poderão manifestar graus variados de atividade alfa-adrenérgica, como vasoconstrição
- Sua ação não depende da norepinefrina endógena
- Aumenta o volume sistólico e o débito cardíaco
- Diminui a pré-carga, a resistência vascular pulmonar e sistêmica

Ações de enfermagem

Cuidados gerais	Monitoração dos efeitos colaterais
- Conservar medicação diluída por até 24 h em geladeira - Diluir no mínimo 5 mg/mℓ em SF ou SG 5%. Geralmente, uma ampola em 230 mℓ de soro, com concentração final de 1 mg/mℓ - Administrar em bomba de infusão para controle da velocidade de infusão - Corrigir hipovolemia antes da administração, conforme orientação médica - Descontinuar o medicamento gradualmente - Administrar em acesso venoso central - Atentar para a contraindicação de uso durante a amamentação	- Atentar para o risco de flebite e necrose dérmica, caso ocorra extravasamento - Monitorar FC, PA e ECG - Observar e comunicar ocorrência de arritmias - Observar e comunicar reações alérgicas - Monitorar o potássio sérico

(continua)

TABELA 4.88 *(Continuação)* DOBUTAMINA – CATECOLAMINA SINTÉTICA.

Controle de dosagem	
Adultos	**Crianças**
• Dose IV: 5 a 10 mcg/kg/min	• Dose IV: 5 a 10 mcg/kg/min
Formas farmacêuticas	**Nomes comerciais**
• Solução injetável: ampola de 20 ml (12,5 mg/ml e bolsa plástica 250 a 500 mg)	• Dobutrex® • Dobutil® • Dobutal® • Hibutan® • Dobtan®

TABELA 4.89 DOPAMINA.

Mecanismo de ação	Indicações
• Agente simpaticomimético • Agonista dos receptores alfa, beta e dopa adrenérgico • Agente pressor inotrópico	• Estados de choque circulatório

Efeitos colaterais		
• Taquicardia • Angina • Palpitação • Vasoconstrição • Cefaleia	• Midríase • Poliúria • Arritmia • Hipertensão arterial	• Náuseas • Vômitos • Precordialgia • Lesões necróticas na pele

Observações	
• pH: 2,5 e 5 • Os efeitos clínicos são dose-dependentes • Doses dopaminérgicas (baixa) causam vasodilatação renal (aumento do volume urinário), coronariana, mesentérica e cerebral • Doses beta (média) causam melhora da contratilidade miocárdica • Doses alfa (maiores) causam aumento da resistência vascular periférica e da PA, vasoconstrição renal e mesentérica; além disso, aumentam a FC e a demanda de oxigênio • É precursor imediato da norepinefrina	• Sua ação depende da reserva de norepinefrina liberável • A volemia deve ser corrigida antes de iniciar o fármaco, assim como a hipercapnia, a hipoxia e a acidose • Não atravessa a barreira hematoencefálica em adultos • Excreção renal • Meia-vida de, aproximadamente, 2 min • A dose deve ser ajustada de acordo com o efeito hemodinâmico desejado • Atravessa a barreira placentária • Reduzir a dose na presença de IMAO

Ações de enfermagem	
Cuidados gerais	**Monitoração dos efeitos colaterais**
• Evitar infusão em cateter umbilical, não usar artéria umbilical • Descontinuar a infusão lentamente • Manter as extremidades do paciente aquecidas • Escolher veia de grosso calibre para aplicar a injeção (cateter central) • Diluir 5 ampolas em 200 ml de SF ou SG 5% • Instalar sempre em bomba de infusão • Atentar para não ser administrada com solução alcalina • Em dose dopaminérgica, controlar o volume urinário	• Atentar para o risco de infiltração no caso de acessos periféricos, pelo risco de necrose cutânea • Monitorar FC com frequência • Atentar para a circulação periférica, pelo risco de isquemia de extremidades

(continua)

TABELA 4.89 *(Continuação)* DOPAMINA.

Controle de dosagem	
Adultos	**Crianças**
• Dose IV: 1 a 5 mcg/kg/min	• Dose IV: 1 a 3 mcg/kg/min (dose vasodilatora renal); 5 a 12 mcg/kg/min (dose inotrópica); 15 a 40 mcg/kg/min (inotrópica e pressora); 5 a 10 mcg/kg/min (choque)
Formas farmacêuticas	**Nomes comerciais**
• Solução injetável (5 mg/ml; 40 mg/ml; 25 mg/ml; 200 mg/5ml)	• Revivan® • Dopabane® • Dopacris® • Inotropisa® • Revimine® • Vasomine®

 ## TABELA 4.90 EPINEFRINA.

Mecanismo de ação	Indicações
• Agonista predominantemente beta-1, mas também tem ação alfa em outros receptores • Simpatomimético de ação direta	• Parada cardíaca • Asma aguda • Choque anafilático • Reações alérgicas • Adjuvante nos anestésicos locais • Vasopressor potente
Efeitos colaterais	
• Arritmia cardíaca (diminui o período refratário ventricular) • Hemorragia (pelo aumento da pressão arterial) • Hiperglicemia • Ansiedade • Pânico • Cefaleia • Tontura • Tremores (ações no SNC)	• Edema pulmonar • Hipertensão • Vasoconstrição • Taquicardia • Palpitação • Náuseas e vômitos • Risco aumentado de arritmias quando utilizada com digitálicos, halotano, levodopa, antidepressivos tricíclicos, hormônio tireoidiano
Observações	
• É agente inotrópico e cronotrópico positivo • Provoca constrição das arteríolas da pele e das mucosas • Promove vasodilatação dos vasos hepáticos e da musculatura esquelética, aumentando, com isso, a pressão sistólica • Estimula a neoglicogênese (aumenta a glicemia) • Inibe a secreção da insulina • Relaxa a musculatura lisa • Causa broncodilatação em potencial (receptores beta-2) e tem alguns efeitos opostos aos da histamina (inibe a degranulação dos mastócitos) • pH entre 2,5 e 5 • Pode ser utilizada no tratamento do glaucoma	• Provoca hipopotassemia e aumenta os níveis de ácidos graxos livres • As catecolaminas são inativadas pelas enzimas intestinais, motivo pelo qual não são administradas VO • Deve ter dose reduzida em pacientes com hipertireoidismo • Metabolizada pela MAO e COMT • Meia-vida plasmática menor que 2 min • O efeito clínico é dose-dependente • Pode ser administrada em *bolus* ou IV intermitente • Em doses baixas, predominam os efeitos beta, aumentando o débito cardíaco (inotrópico e cronotrópico positivo) • Em altas doses, predomina o efeito alfa, com aumento da resistência vascular periférica • É excretada no leite • Pode acarretar anóxia no feto

(continua)

Capítulo 4 • Grupos Farmacológicos

TABELA 4.90 *(Continuação)* EPINEFRINA.

Ações de enfermagem	
Cuidados gerais	**Monitoração dos efeitos colaterais**
• Infundir, preferencialmente, em veia central, em linha exclusiva, pois a infusão de outros fármacos na linha provoca picos de infusão com hipertensão • Infundir, continuamente, em situações críticas (choque grave ou pós-parada), acelerando a infusão (acima de 20 mℓ/h) até que apareça taquicardia indicando o efeito do fármaco e, depois, reduza a infusão para o previsto sob orientação médica • Atentar para não associar na mesma linha o bicarbonato de sódio, pelo risco de precipitação e inatividade do fármaco • Preferir o uso de bomba de seringa, se infusão intermitente • Administrar em infusão contínua, diluição da medicação em SF 0,9% ou SG 5%. Utilizam-se 5 ampolas (5 mg) em 250 mℓ de solução, cuja concentração será de 20 mg/mℓ • Administrar pelas vias venosa (em emergência), subcutânea, endotraqueal, inalação, intraóssea e ocular • Aumentar vigilância do uso do fármaco em idosos • Atentar para a contraindicação de uso durante a amamentação • Atentar para a não exposição à luz ou ao ar, por causa da oxidação	• Monitorar FC e PA, com maior frequência • Observar e comunicar alterações comportamentais (ansiedade e pânico) e alterações fisiológicas (cefaleia e tremores) • Puncionar acesso venoso em locais com perfusão preservada • Atentar ao risco de infiltração no caso de acessos periféricos, pelo risco de necrose cutânea • Atentar para a circulação periférica, pelo risco de isquemia de extremidades • Monitorar glicemia e potássio, com frequência • Estimular no paciente consciente a ingesta hídrica • Monitorar débito urinário, pelo risco de isquemia renal • Atentar para interação medicamentosa, pois é inativa quando administrada com soluções alcalinas • Se usada com anestésico local (1:100.000 partes de epinefrina), causa aumento da duração da anestesia, pois provoca vasoconstrição, reduzindo o fluxo sanguíneo local na região em que foi administrado, reduzindo, com isso, a velocidade de absorção do anestésico • Tem interação medicamentosa com digoxina, potencializando arritmias, bem como interação com bloqueadores adrenérgicos, podendo alterar a PA e a FC
Controle de dosagem	
Adultos	**Crianças**
• Dose IV: 1 mg (1:10.000) a cada 3 e 5 min em *bolus* (reanimação); infusão contínua de 2 a 10 mcg/min • Dose SC e IM: de 0,1 a 0,5 mg (1:1.000) a cada 20 min ou 4 h	• Dose IV: 0,1 mℓ/kg ou 0,1 mg/kg da solução diluída para 1:10.000 (uma ampola em 9 mℓ de água destilada); infusão contínua 0,05 a 0,3 mcg/kg/min • Dose cânula orotraqueal: 0,1 mg/kg (1:1.000) • Doses SC, IM, IO: 0,1 mℓ/kg (1:1.000) para choque anafilático
Forma farmacêutica	**Nomes comerciais**
• Solução injetável (1 mg/mℓ) 1:1.000	• Drenalin® • Epifrin® • Efrinalin®

TABELA 4.91 NOREPINEFRINA.

Mecanismo de ação	Indicações	Efeitos colaterais
• Agonista alfa e beta-1 adrenérgico	• Choque séptico • Medicação vasoconstritora nas manobras de ressuscitação cardiopulmonar	• Hipertensão • Vasoconstrição • Taquicardia • Bradicardia reflexa • Arritmias ventriculares • Cefaleia • Ansiedade • Isquemia periférica

Observações	
• Eleva a PA em pacientes que não responderam à ressuscitação volêmica e aos outros inotrópicos menos potentes • Vida média de 2 min na circulação • Metabolização hepática • Excreção renal • A função renal deve ser monitorada • Deve ser evitada durante a gravidez, pelo seu efeito contrátil sobre o útero gravídico • O uso em altas doses e por tempo prolongado pode provocar graves lesões renais, cutâneas e cardíacas, pela vasoconstrição excessiva	• A administração de altas concentrações também pode precipitar hipotensão acentuada, infarto do miocárdio e hemorragia cerebral • É quimicamente mais estável em SG 5% • É vesicante • Após diluída, a estabilidade é de 24 h • É incompatível com bicarbonato de sódio, atropina, furosemida, tiopental, aminofilina e insulina

Ações de enfermagem	
Cuidados gerais	**Monitoração dos efeitos colaterais**
• Diluir em SG 5% pelo risco de oxidação com SF 0,9% • Administrar em acesso venoso central • Administrar em bomba de infusão, para controle da velocidade de infusão • Atentar para contraindicação do uso em gestantes	• Monitorar a PA a cada 10 min durante o ajuste da dose, de acordo com a necessidade clínica e, após o ajuste, a cada 30 min • Monitorar FC e ECG • Monitorar débito urinário • Observar a perfusão periférica frequentemente • Observar e comunicar cefaleia e ansiedade • Atentar ao risco de infiltração, pelo risco de necrose cutânea • Atentar às incompatibilidades • Manter o paciente com as extremidades aquecidas

Controle de dosagem	
Adultos	**Crianças**
• Dose IV: 8 a 12 mcg/min	• Dose IV: 0,05 a 0,10 mcg/kg/min, até que o efeito hemodinâmico desejado seja alcançado e não haja efeitos colaterais importantes
Forma farmacêutica	**Nomes comerciais**
• Solução injetável (ampola de 4 mg/4 mℓ)	• Hyponor® • Norepine® • Levophed®

Saiba mais em: Paim AE et al. Validação de instrumento para intervenção de enfermagem ao paciente em terapia vasoativa. Revista Brasileira de Enfermagem, Brasília, 2017;3(70):453-60.

Fármacos de ação na tireoide

As doenças da tireoide são comuns e o mau funcionamento dessa glândula provoca alterações no metabolismo, no crescimento e no desenvolvimento humano.

Os hormônios da tireoide são:

- T3 (tri-iodotironina): tem pequena reserva no corpo, com rápido *turnover*, encontrando-se muito no meio intracelular
- T4 (tiroxina): existe em grande quantidade e reserva no corpo, tendo baixo *turnover*, encontrando-se, principalmente, na circulação.

Ambos têm ações de estímulo do metabolismo, aumentando o consumo de oxigênio e da taxa metabólica, além da regulação do crescimento e do desenvolvimento.

As anormalidades da função tireoidiana são:

- Hipotireoidismo: níveis séricos baixos de T4 livre e TSH (hormônio tireoestimulante) aumentado
- Hipertireoidismo
- Bócio simples não tóxico (deficiência de iodo na dieta).

A síntese e a secreção do hormônio tireoidiano são reguladas pelo eixo hipotálamo-hipófise-tireoide.

As Tabelas 4.92 e 4.93 apresentam os principais fármacos de ação na tireoide.

 TABELA 4.92 LEVOTIROXINA SÓDICA – T4.

Mecanismo de ação	Indicações
• O mecanismo pelo qual os hormônios tireoidianos exercem seus efeitos fisiológicos não é totalmente conhecido. Seus principais efeitos ocorrem por meio do controle da transcrição de DNA e da síntese de proteínas • O T3 e o T4 se difundem para o núcleo das células e ligam-se às proteínas receptoras de hormônio tireoidiano ligadas ao DNA • Este complexo de hormônio e receptor nuclear ativa a transcrição de genes e a síntese do RNA mensageiro, bem como proteínas citoplasmáticas	• Hipotireoidismo • Supressão do TSH hipofisário • Diagnóstico nos testes de supressão
Efeitos colaterais	
• Palpitações • Taquicardia • Arritmias cardíacas • *Rash* • Urticária • Sudorese • Insônia • Nervosismo • Excitabilidade • Dor de cabeça • Diarreia e vômitos • Fraqueza muscular e cãibras	• Osteoporose • Aumento da temperatura corporal • Fadiga • Hipertensão • Rubor facial

(continua)

TABELA 4.92 (Continuação) LEVOTIROXINA SÓDICA – T4.

Observações	
• É a terapia de reposição padrão • É composto sintético • A absorção é muito variável, entre 50 e 80%, dependente, por exemplo, do conteúdo intestinal, da flora intestinal e de fatores dietéticos • A maior parte da absorção ocorre no jejuno e no íleo superior • Apresenta boa biodisponibilidade • Consumo de fibras dietéticas diminui a biodisponibilidade do T4 • Tem alta ligação proteica • Meia-vida entre 6 e 7 dias • Metabolização hepática. A principal via é a desiodação sequencial • Sofre circulação êntero-hepática • Excreção predominantemente renal, podendo ser eliminada nas fezes em cerca de 20% • Efeito máximo entre 4 e 6 h • Produz aumento do consumo tecidual de oxigênio, do metabolismo basal e do ritmo cardíaco • Não se deve tomar outros medicamentos com a levotiroxina • Pode ocorrer aumento da reabsorção óssea, provocando osteoporose e fraturas • A tiroxina tem meia-vida mais longa que o T3, no qual se converte, facultando o ajuste de dose	• A levotiroxina deve ser usada com cuidado em pacientes com distúrbios cardiovasculares, como angina *pectoris*, insuficiência cardíaca, infarto do miocárdio e hipertensão, bem como em diabetes melito • A dose utilizada deve estar de acordo com os níveis dos hormônios de função tireoidiana • A levotiroxina atravessa a barreira placentária em quantidade limitada • É transferido minimamente para o leite materno • Não prejudica a habilidade de dirigir ou de operar máquinas • Pode provocar hiperglicemia (os hormônios tireoidianos ajudam a regular a sensibilidade hepática a insulina, importante na inibição da gliconeogênese) • Aumenta os efeitos dos anticoagulantes orais • Amiodarona, betabloqueadores e glicocorticoides inibem a conversão periférica de T4 em T3, ocasionando redução de T3 sérico e aumento do TSH sérico • Contém sacarose e lactose • Grande chance de desencadear osteoporose • No hipotireoidismo congênito, deve-se instituir o tratamento o mais rápido possível, para evitar efeitos deletérios no crescimento e no desenvolvimento intelectual da criança

Ações de enfermagem	
Cuidados gerais	**Monitoração dos efeitos colaterais**
• Administrar exclusivamente VO • Observar que a posologia será adaptada de acordo com os testes da função tireoidiana (TSH +/– L-T4) • Monitorar os pacientes de acordo com sintomas clínicos, assim como com os testes da função da tireoide • Orientar o paciente de que os alimentos podem interferir na absorção da levotiroxina. Assim, recomenda-se a administração da levotiroxina em jejum (1 h antes ou 2 h após o café da manhã ou ingestão de alimento), a fim de aumentar sua absorção • Orientar os pais de crianças com dificuldades de ingerir os comprimidos, os quais devem ser triturados e dissolvidos em pequena quantidade de água	• Orientar o paciente sobre os efeitos colaterais • Monitorar o aparecimento de distúrbios psiquiátricos, como excitação, insônia e nervosismo • Avaliar alterações gastrintestinais, como diarreia e vômito • Monitorar alterações cutâneas, como *rash* e urticária • Orientar quanto ao surgimento de palpitações e taquicardia • Monitorar FC, FR e PA • Monitorar o aumento de apetite e do peso • Atentar para interação medicamentosa: pode aumentar a ação de anticoagulantes; ter sua ação aumentada se associada a simpaticomiméticos ou diminuída por colestiramina e colestipol

(continua)

TABELA 4.92 *(Continuação)* LEVOTIROXINA SÓDICA – T4.

Controle de dosagem	
Adultos	**Idosos**
• Dose VO inicial: 50 mcg/dia • Dose VO de manutenção: 75 a 125 mcg/dia, podendo chegar, em alguns casos, a 200 mcg/dia	• Dose VO: 25 a 50 mcg/dia. A levotiroxina deve ser introduzida gradualmente em pacientes idosos e naqueles com hipotireoidismo de longa data, a fim de evitar qualquer aumento repentino das necessidades metabólicas
Crianças	**Recém-nascidos**
• Dose VO: 4 a 5 mcg/kg/dia	• Dose VO: 10 a 15 mcg/kg/dia
Forma farmacêutica	**Nomes comerciais**
• Comprimido (25, 50, 75, 88, 100, 112, 125, 150, 175 e 200 mcg)	• Puran T4® • Syntroid® • Euthyrox® • Levoid®

Saiba mais em: Maia AL et al. Consenso brasileiro para o diagnóstico e tratamento do hipertireoidismo: recomendações do Departamento de Tireoide da Sociedade Brasileira de Endocrinologia e Metabologia. Arq Bras Endocrinol Metab, Porto Alegre, 2013;57(3):205-32.

TABELA 4.93 TIAMAZOL.

Mecanismo de ação	Indicações
• Inibe a produção de tireoglobulina, o precursor dos principais hormônios da tireoide T3 e T4 (tiroxina)	• Hipertireoisimo • Preparação da tireoidectomia subtotal ou terapia com iodo radioativo
Efeitos colaterais	
• Agranulocitose • Leucopenia • Trombocitopenia • Anemia aplástica • Hepatite • Disfunção da medula óssea • Hipoprotrombinemia • Hemorragias	• Hepatotoxicidade • Erupção cutânea • Síndrome insulina autoimune (hipoglicemia) • Reações alérgicas • Artralgias • Urticária • Mialgia
Observações	
• Pertence à classe das tionamidas • Apresenta rápida absorção no trato gastrintestinal • Rápido metabolismo hepático • Exige administração mais frequente • Excreção renal • Atravessa a barreira placentária • Transferido para o leite materno • Tem atividade antivitamina K	• Aumenta a atividade dos anticoagulantes • Aumenta os níveis séricos de glicosídeos cardíacos • É necessária a monitoração regular dos níveis hormonais, para ajuste de dose • Deve-se evitar a gestação durante o tratamento, pois pode provocar abortos espontâneos

(continua)

TABELA 4.93 *(Continuação)* **TIAMAZOL.**

Ações de enfermagem	
Cuidados gerais	**Monitoração dos efeitos colaterais**
• Informar a gestante de que este medicamento só deverá ser consumido com orientação médica, em virtude dos riscos para o feto • Atentar para a contraindicação na amamentação • Administrar exclusivamente VO • Monitorar os resultados dos exames dos hormônios tireoidianos	• Orientar o paciente sobre os efeitos colaterais frequentes, como dor de garganta, erupções cutâneas, febre, dor de cabeça ou mal-estar geral • Monitorar o aparecimento de dores articulares • Monitorar periodicamente enzimas hepáticas, leucograma e hemograma, coagulograma, com atenção ao tempo de protrombina • Monitorar a função da medula óssea • Monitorar glicemia • Avaliar a função hepática quando aparecerem sintomas sugestivos de disfunção hepática, como anorexia, prurido e dor no quadrante superior direito • Monitorar e controlar a ocorrência de sangramento • Atentar para a interação medicamentosa, pois potencializa a atividade dos anticoagulantes pela ação antivitamina K. Pode aumentar os níveis séricos de digitálicos, quando pacientes hipertireóideos em um regime estável de glicosídeos digitálicos tornam-se eutireoideos
Cuidados cutâneos	
• Atentar para o aparecimento de dermatite esfoliativa, urticária, alterações na pigmentação da pele	

Controle de dosagem	
Adultos	**Idosos**
• Dose VO: 15 mg (hipertireoidismo leve); 30 a 40 mg (hipertireoidismo moderado) e 60 mg (hipertireoidismo grave)	• Com doença cardíaca grave, recebe agentes antitireoidianos e/ou medicamentos bloqueadores beta-adrenérgicos, por 4 a 6 semanas antes do tratamento com radioiodo, para ajudar a reduzir possível exacerbação da doença cardíaca, pela tireoidite induzida pela radiação
Crianças	
• Dose VO: 0,4 mg/kg • Tiamazol é administrado VO, em dose única diária ou em 3 doses iguais a intervalos de, aproximadamente, 8 h	
Forma farmacêutica	**Nome comercial**
• Comprimido (5 e 10 mg)	• Danantizol® • Tapazol®

Saiba mais em: Carvalho GA de, Perez CLS, Ward LS. Utilização dos testes de função tireoidiana na prática clínica. Arq Bras Endocrinol Metab. 2013;57(3):193-204.

Fármacos fibrinolíticos

Fibrinólise é a degradação da fibrina (proteína essencial à formação do coágulo) mediada pela plasmina, que favorece a dissolução de coágulos.

O sistema plasminogênio/plasmina é composto por diversas proteínas (proteases séricas e inibidores) cuja função é regular a geração de plasmina, uma enzima ativa produzida a partir do plasminogênio, que tem por função degradar a fibrina. O plasminogênio é depositado nas fibrinas que estão dentro do trombo. Os ativadores de plasminogênio o clivam para liberar a plasmina, que, por sua vez, digere a fibrina (coágulo).

O sistema fibrinolítico faz a destruição dos coágulos intravasculares ou intracardíacos, protegendo o organismo dos riscos de uma trombose ou embolia que poderiam obstruir uma artéria, causando, por exemplo, infarto agudo do miocárdio, embolia pulmonar e acidente vascular encefálico, todos geradores de condições de alto risco de vida.

A cascata fibrinolítica é iniciada simultaneamente à da coagulação. Fármacos que atuam nesse sistema são chamados fibrinolíticos. Os principais são estreptoquinase, tenecteplase e alteplase. Quanto mais cedo forem administrados, melhor o resultado.

As Tabelas 4.94 a 4.96 apresentam os principais fármacos fibrinolíticos.

TABELA 4.94 ALTEPLASE (ATIVADOR TECIDUAL DO PLASMINOGÊNIO).

Mecanismo de ação	Indicações	Efeitos colaterais
• Glicoproteína que ativa o plasminogênio diretamente para plasmina, que tem uma alta afinidade com a fibrina. Ao ligar-se à fibrina, a substância é ativada, induzindo a conversão de plasminogênio em plasmina que, por sua vez, promove a dissolução da fibrina do coágulo • É mais seletivo para o coágulo, por ser mais ativo sobre o plasminogênio ligado à fibrina do que ao plasmático	• Tratamento trombolítico do AVC isquêmico agudo • Tratamento fibrinolítico do infarto agudo do miocárdio • Tratamento trombolítico da embolia pulmonar aguda maciça com instabilidade hemodinâmica	• Hemorragias • Reação anafilática (a alteplase, a gentamicina, o uso de inibidores de enzima conversora de agiotensina e pelo lacre do frasco de látex) • Arritmia de reperfusão • Tromboembolismo • Hemorragia em trato gastrintestinal e respiratório • Hipotensão • Dor torácica
Observações		
• Produzido por tecnologia de DNA recombinante, é essencialmente igual ao ativador do plasminogênio (t-PA) humano • Meia-vida plasmática de 4 a 5 min • Metabolização hepática • Não deve ser administrado em pacientes com hipersensibilidade conhecida ao princípio ativo, à gentamicina (resíduo do processo de fabricação)	• Não altera os níveis de fibrinogênio • Não há formação de anticorpos contra alteplase, portanto não é antigênico • Não se sabe se é transferido para o leite materno • Não é considerado teratogênico • Todo paciente deverá ter sido medicado com AAS antes • Evitar manipulações desnecessárias do paciente, bem como procedimentos invasivos	

(continua)

TABELA 4.94 *(Continuação)* ALTEPLASE (ATIVADOR TECIDUAL DO PLASMINOGÊNIO).

Ações de enfermagem	
Cuidados gerais	**Monitoração dos efeitos colaterais**
• Dissolver com água estéril: 10 mg em 10 mℓ; 20 mg em 20 mℓ; e 50 mg em 50 mℓ, a fim de ficar 1 mg/1 mℓ • Evitar agitação vigorosa para conter a formação de espuma • Diluir em SF 0,9% (9 mg/mℓ) • Infundir concomitante com heparina não fracionada IV, com o objetivo de manter o TTPA entre 50 e 70 s • Atentar para não administrar concomitantemente a outros fármacos, exceto a heparina • Atentar para a contraindicação do uso em crianças, em idosos acima de 80 anos e em pacientes com alto risco de sangramento	• Observar e comunicar se houver sangramento • Orientar o paciente a realizar escovação dos dentes com maior atenção, pelo risco de sangramento • A interação medicamentosa com outros anticoagulantes pode ter sua ação antagonizada ou antagonizar as ações de agentes antifibrinolíticos • Monitorar resultados de plaquetas

Controle de dosagem	
Adultos	**Crianças**

• Dose IV:
  • 100 mg durante 3 h
  • 100 mg em *bolus* em 1 a 2 min
  • 50 mg durante 60 min
  • 40 mg durante 120 min
• Obs.: há uma variação de dosagem para o tratamento de IAM, AVC isquêmico e embolia pulmonar
	• Dose: não recomendada

Formas farmacêuticas	**Nome comercial**
• Solução injetável (10 mg/10 mℓ, 20 mg/20 mℓ e 50 mg/50 mℓ)	• Actilyse®

TABELA 4.95 ESTREPTOQUINASE.

Mecanismo de ação	Indicações
• Liga-se ao plasminogênio e forma um complexo (estreptoquinase-plasminogênio) que induz a clivagem do plasminogênio, formando plasmina, uma potente enzima fibrinolítica, que dissolve a fibrina contida na estrutura do trombo	• Infarto agudo do miocárdio • AVC • Desobstrução de cânulas venosas obstruídas • Tromboembolismo arterial • Embolia pulmonar • Trombose venosa profunda

Efeitos colaterais		
• Reação alérgica • Sangramentos • Hemorragia gastrintestinal • Hipotensão • Febre e calafrios	• Dispneia e broncoespasmo • Cefaleia • Epistaxe • Melena • Hematêmese	• Dor abdominal • Arritmias ventriculares • Anafilaxia • Choque

(continua)

TABELA 4.95 (Continuação) ESTREPTOQUINASE.

Observações

- Foi o primeiro agente fibrinolítico largamente utilizado
- Extraída de cultura de estreptococos beta-hemolíticos do grupo C de Lancefield
- Outras proteínas, como o fibrinogênio, e outros fatores coagulantes também podem ser degradados pela plasmina
- Os produtos resultantes da fibrina degradada mostram efeitos antitrombóticos adicionais
- Isso faz com que seu efeito sobre o sistema fibrinolítico permaneça por várias horas após a infusão do fármaco e os efeitos anticoagulantes, entre 12 e 24 h
- É um fraco antígeno estreptocócico e quando administrada via IV, é, inicialmente, neutralizada pelos anticorpos circulantes. Somente quando os níveis séricos de estreptoquinase superam os níveis de anticorpos circulantes é que se desencadeia o estado fibrinolítico
- Sua ação é bloqueada por esses anticorpos, que podem aparecer a partir do 4º dia de administração, motivo pelo qual se deve esperar 1 ano para nova administração
- Pode ser reconstituída com SF 0,9% ou SG 5%
- Evitar agitar para não formar espuma
- Meia-vida de ação é entre 10 e 30 min
- O efeito máximo é alcançado entre 20 min e 2 h
- A maior parte da estreptoquinase é degradada a peptídeos e eliminada pelo intestino e pelos rins
- Ao final do tratamento com estreptoquinase, deve-se iniciar heparina IV
- Antigênica
- Não se sabe se é excretada no leite materno
- Deve-se avaliar o risco/benefício durante a gestação
- Não deve ser utilizada em casos de hipertensão não controlada, aneurisma cerebral, AVC, aneurisma dissecante, úlcera gástrica ou duodenal, distúrbios de coagulação
- O tratamento deve ser iniciado o mais precocemente possível, após os primeiros sintomas clínicos, porque a resistência à lise aumenta com a idade do trombo
- É incompatível com dobutamina
- Tem importante interação com anticoagulantes e com antiagregantes plaquetários
- O tempo de protrombina volta ao normal em cerca de 4 h após a infusão, podendo estender-se em até 24 h do término da medicação
- Pode ser necessária dose de corticosteroide profilático

Ações de enfermagem

Cuidados gerais

- Atentar que a solução reconstituída pode ser armazenada sob refrigeração até 24 h, pois não contém conservantes e a solução diluída, por 8 h apenas
- Evitar qualquer procedimento invasivo, inclusive injeções IM, coleta de gasometria arterial, sondagem vesical, intubação traqueal etc.
- Administrar, exclusivamente, via IV, com diluição em 100 mℓ de SF 0,9% ou SG 5%
- Administrar lentamente no início da infusão
- Administrar em 1 h em casos de IAM
- Administrar em até 60 min doses inferiores a 250.000 UI e, de 24 a 72 h, doses superiores a 250.000 UI, em bomba de infusão
- Realizar a reconstituição imediatamente antes do uso. Após a reconstituição, a solução pode ser usada dentro de 8 h, se for armazenada em uma temperatura entre 2 e 8ºC
- Atentar para a recomendação de não administrar com outra medicação
- Avaliar os resultados do tempo de trombina basal, tempo de protrombina, hemograma e plaquetas antes de iniciar o tratamento
- Atentar para a contraindicação do uso em crianças

Monitoração dos efeitos colaterais

- Observar e comunicar ocorrência de febre, reação alérgica e sangramento, que são os efeitos mais comuns
- Atentar para a interação medicamentosa com outros anticoagulantes: pode ter sua ação antagonizada ou antagonizar as ações de agentes antifibrinolíticos
- Monitorar resultados de plaquetas
- Atentar ao maior risco de hemorragia cerebral em idosos

(continua)

TABELA 4.95 *(Continuação)* **ESTREPTOQUINASE.**

Controle de dosagem	
Adultos	**Crianças**
• Dose IV: 1.500.000 UI (tratamento) e 250.000 UI em 2 m*l* de solução, lentamente no ramo ocluído da cânula (clampear a cânula por 2 h; depois aspirá-la e lavá-la com solução salina; e, a seguir, reconectá-la)	• Dose: não há recomendação
Forma farmacêutica	**Nomes comerciais**
• Solução injetável (ampola de 250.000 UI, 750.000 UI, 1.500.000 UI)	• Streptokin® • Solustrep® • Streptase®

 TABELA 4.96 TENECTEPLASE.

Mecanismo de ação	Indicação
• É um ativador recombinante do plasminogênio específico da fibrina que deriva do t-PA natural por meio da modificação de três locais da estrutura da proteína • Liga-se ao componente fibrínico do trombo e converte seletivamente o plasminogênio ligado ao trombo em plasmina, que degrada a matriz de fibrina do trombo	• Tratamento trombolítico em casos de IAM
Efeitos colaterais	
• Sangramentos • Arritmia cardíaca (bradicardia e taquicardia ventricular) • Tromboembolismo • Hemorragias do trato digestivo • Equimose	• Epistaxe • Hematúria • AVC • Hipotensão • Reação anafilática
Observações	
• O tenecteplase tem uma elevada especificidade para a fibrina e uma enorme resistência à inativação pelo seu inibidor do ativador do plasminogênio (PAI-1) • Similar à alteplase, mas com uma meia-vida mais prolongada • A dose a ser administrada é dependente do peso do paciente • Bom para uso extra-hospitalar • Risco de sangramento; deve ser usado AAS e heparina, concomitantemente • É contraindicado na insuficiência hepática • Não é teratogênico	• Pode aumentar a chance de sangramentos com o uso de AAS, dobutamina, heparinas, clopidrogrel, lidocaína, nitroglicerina, entre outros • Não se sabe se passa para o leite materno • Não forma anticorpos contra a tenecteplase • Maior atenção deve ser dada ao administrar em pacientes idosos, pelo maior risco de sangramentos • O principal órgão no qual o tenecteplase se distribui é o fígado • Não é conhecido se há ligação às proteínas plasmáticas • Não exige ajuste de dose na insuficiência renal

(continua)

TABELA 4.96 *(Continuação)* **TENECTEPLASE.**

Ações de enfermagem	
Cuidados gerais	**Monitoração dos efeitos colaterais**
• Atentar para a dose máxima: 50 mg • Reconstituir com diluente próprio • Administrar em *bolus* e rapidamente (5 s), podendo ser em acesso preexistente • Manter, após reconstituição, em refrigeração por no máximo 24 h • Atentar para incompatibilidade com glicose, portanto, não deve ser usado com soro glicosado simultaneamente • Administrar imediatamente após a reconstituição • Atentar para não agitar, pois pode formar bolhas • Manter a solução reconstituída sob refrigeração por 24 h e em temperatura ambiente por 8 h • Atentar para contraindicação do uso em crianças	• Orientar o paciente sobre o risco de sangramento • Monitorar resultados de plaquetas • Observar e comunicar ocorrência de sangramento
Controle de dosagem	
Adultos	**Crianças**
• Dose de acordo com o peso corpóreo (dose máxima é de 10.000 unidades, que equivale a 50 mg de tenecteplase)	• Dose: não recomendada
Forma farmacêutica	**Nome comercial**
• Solução injetável (ampola 40 mg (8.000 UI) + seringa com 8 mℓ de diluente ou ampola 50 mg (10.000 UI) + seringa com 10 mℓ de diluente)	• Metalyse®

Saiba mais em: Piegas LS et al. V Diretriz da Sociedade Brasileira de Cardiologia sobre tratamento do IAM com supradesnível do segmento ST. Arq Bras Cardiol, São Paulo, 2015;105(2):1-121.

Fármacos na doença óssea

O esqueleto humano é constantemente renovado pela ação conjunta dos osteoclastos e osteoblastos, tipos celulares especializados que se originam de progenitores da medula óssea. Os osteoblastos são responsáveis pela formação dos ossos e os osteoclastos pela reabsorção óssea.

Osteoporose é a redução da massa óssea com alteração na microarquitetura; a redução do conteúdo mineral chama-se osteopenia. Isso favorece a fragilidade óssea com a ocorrência de fraturas, inclusive nos mínimos traumas. As causas mais comuns que provocam osteoporose são:

- Deficiência de estrógeno na pós-menopausa. Os estrógenos inibem as citocinas que captam osteoclastos e impedem a reabsorção óssea
- Deterioração da homeostasia óssea, principalmente no avançar da idade.

O metabolismo ósseo e a mineralização envolvem a ação do paratormônio (PTH), a família da vitamina D, a calcitonina e várias citocinas, entre elas, fator de crescimento semelhante à insulina (IGF), fator de transformação do crescimento beta (TGF-β) e interleucinas.

A osteoporose também pode ser provocada secundariamente por outras causas, como administração de glicocorticoides, excesso de tiroxina e artrite reumatoide.

Na juventude, a formação dos ossos excede a reabsorção óssea, mas, a partir da 3ª década de vida, há uma perda gradual de massa óssea.

Os fármacos que tratam a osteoporose são anticatabólicos (p. ex., bisfosfonatos e raloxifeno) ou anabólicos, que estimulam a formação óssea (p. ex., PTH e teriparatida).

As Tabelas 4.97 a 4.100 apresentam os principais fármacos que tratam as doenças ósseas.

 TABELA 4.97 BIFOSFONATOS (ALENDRONATO SÓDICO, PAMIDRONATO DISSÓDICO, RISEDRONATO).

Mecanismo de ação	Indicações
• Inibem a reabsorção óssea, por meio da remodelação dos ossos • Ligam-se ao cálcio nos cristais de hidroxiapatita encontrada no osso • Os compostos simples são muito semelhantes ao pirofosfato. Não são nitrogenados e incorporam-se aos análogos do ATP que se acumulam nos osteoclastos, promovendo sua apoptose. São eles: etidronato, tiludronato e clodronato • Os compostos potentes contêm nitrogênio (bifosfonatos nitrogenados ou aminobifosfonatos) e interferem na formação das bordas escavadas no local de ligação das células-alvo, prevenindo, assim, a reabsorção óssea	• Doença de Paget do osso • Hipercalcemia originada por doença maligna • Prevenção e tratamento da osteoporose (por glicocorticoide ou pós-menopausa)
Efeitos colaterais	
• Distúrbios gastrintestinais • Dor óssea, muscular e articular • Úlceras pépticas • Esofagite ou úlcera de esôfago • Osteonecrose do maxilar • Reações alérgicas	• Toxicidade renal • Fibrilação atrial • Hipocalcemia • Cefaleia • Edema periférico • Mialgia
Observações	
• São análogos sintéticos do pirofosfato enzima-resistentes, que inibem a reabsorção do cálcio • Ligam-se a minerais ósseos e são liberados lentamente, enquanto o osso é reabsorvido pelos osteoclastos, levando-os junto no processo de reabsorção do osso • Seus alvos são os osteoclastos • São fármacos de primeira escolha • Geralmente, são de ingestão VO e pouco absorvidos • Biodisponibilidade mínima • Pico plasmático ocorre em 1 h • Não são metabolizados • Em casos de neoplasia, podem ser administrados IV	• Metade da dose administrada se acumula em locais de mineralização óssea, onde permanece por meses, até que ocorra a reabsorção óssea • Excreção renal • A absorção torna-se prejudicada com alimentos, principalmente com leite • Meia-vida variável no esqueleto, podendo ser de até 10 anos • A ingestão de cálcio e de vitamina D sempre é necessária • Aumenta a densidade mineral óssea, reduzindo o índice de fraturas ósseas • A administração com café ou suco de laranja reduz a biodisponibilidade em, aproximadamente, 60%

(continua)

TABELA 4.97 (Continuação) BIFOSFONATOS (ALENDRONATO SÓDICO, PAMIDRONATO DISSÓDICO, RISEDRONATO).

Ações de enfermagem	
Cuidados gerais	**Monitoração dos efeitos colaterais**
• Orientar o paciente a ingerir o fármaco, pela manhã, em jejum e com água filtrada, cerca de 200 mℓ, 30 min antes da primeira refeição • Orientar o paciente a deambular ou ficar em pé ou na posição sentada por pelo menos 30 min após a ingestão do fármaco • Orientar que a ingestão do fármaco poderá ser prescrita como diária, semanal ou mensal • Orientar o paciente de que o medicamento não deve ser ingerido à noite • Atentar para a contraindicação do uso durante a gestação e na amamentação • Atentar para a contraindicação do uso em crianças • Monitorar resultado de cálcio sérico	• Orientar o paciente sobre os efeitos colaterais • Orientar sobre o cuidado ao dirigir e manipular máquinas • Observar e comunicar os efeitos mais comuns, como dor abdominal e nas costas (alendronato sódico), hipocalemia e hipofosfatemia, edema, reações alérgicas (pamidronato dissódico) e hipertensão, dor nas costas e nas articulações, bem como sintomas de resfriado (risedronato) • Atentar para as interações medicamentosas com antiácidos contendo cálcio, anti-inflamatório, ácido acetilsalicílico e outros medicamentos nefrotóxicos
Controle de dosagem	
Adultos	**Crianças**

• Alendronato sódico
  • Dose VO: 10 mg (dose única diária ou 70 mg 1 ×/semana)
• Risedronato
  • Dose VO: 5 mg (dose única diária ou 35 mg 1 ×/semana)
• Pamidronato dissódico
  • Dose IV: 60 mg entre 4 e 24 h
	• Dose: não há recomendação

Formas farmacêuticas	**Nomes comerciais**

• Comprimidos:
  • Alendronato sódico (10 e 70 mg)
  • Risedronato (5 e 35 mg)
• Solução injetável:
  • Pamidronato dissódico (15, 30, 60 e 90 mg)
	• Alendronato sódico:
	  • Fosamax®
	  • Terost®
	  • Endronax®
	• Risedronato:
	  • Riasedross®
	  • Actonel®
	• Pamidronato dissódico:
	  • Aredia®
	  • Fauldpami®

Saiba mais em: Sampaio FC, Veloso HHP, Barbosa DN. Mecanismo de ação dos bifosfonatos e sua influência no tratamento endodôntico. Revista da Faculdade de Odontologia de Porto Alegre. 2010;1(51):31-8.

TABELA 4.98 CALCITRIOL (PREPARAÇÕES DE VITAMINA D).

Mecanismo de ação	Indicações
• Atua na absorção intestinal do cálcio alimentar e na reabsorção tubular renal do cálcio urinário • Reduz os níveis de PTH e estimula a osteogênese pelos osteoblastos	• Osteoporose • Hipoparatireoidismo • Osteodistrofia renal • Raquitismo dependente de vitamina D
Efeitos colaterais	
• Hipercalcemia • Fraqueza • Polidipsia • Perda de peso • Constipação • Fadiga • Urticária • Sonolência • Depressão • Poliúria • Cefaleia	

(continua)

TABELA 4.98 *(Continuação)* **CALCITRIOL (PREPARAÇÕES DE VITAMINA D).**

Observações	
• Forma ativa de vitamina D • Sua produção é estimulada por baixos níveis de cálcio e do hormônio da paratireoide • As principais preparações de vitamina D são o ergocalciferol e o calcitriol, sendo este um dos principais metabólitos da vitamina D_3 • Boa absorção VO • São lipossolúveis • Necessitam de sais biliares para a absorção • Meia-vida plasmática de, aproximadamente, 22 h • Pico de concentração entre 3 e 6 h	• Meia-vida de eliminação de, aproximadamente, 10 h • Excreção nas fezes • O calatriol em conjunto com o paratormônio estimula a absorção do cálcio; nos rins, aumenta a reabsorção tubular de cálcio • Este eleva a concentração de cálcio, mobilizando-o do osso, aumentando a sua absorção no intestino e diminuindo a eliminação renal • Atravessa a barreira placentária e o leite materno

Ações de enfermagem	
Cuidados gerais	**Monitoração dos efeitos colaterais**
• Monitorar o cálcio e a creatinina • Atentar para a contraindicação de uso durante a gestação e na amamentação	• Orientar o paciente sobre os efeitos colaterais • Monitorar débito urinário • Controlar peso • Observar e comunicar os efeitos colaterais mais comuns: cefaleia, dor abdominal, infecção urinária e hipercalcemia • Atentar para interação medicamentosa com a vitamina D para prevenir hipercalcemia

Controle de dosagem	
Adultos	**Crianças**

• Dose VO: 0,25 mcg 2 ×/dia
• Dose IV: 1 a 2 mcg 3 ×/semana
	• Dose:
	  ▫ 0,5 a 2 mcg/dia (raquitismo carencial)
	  ▫ 0,01 a 0,05 mcg/kg/dose 3 ×/semana (osteodistrofia da insuficiência renal crônica)

Formas farmacêuticas	Nomes comerciais
• Comprimido (0,25 mcg) • Ampola 1 mcg/mℓ	• Rocaltrol® • Ostriol® • Calcijex®

TABELA 4.99 MODULADORES SELETIVOS DE RECEPTORES DE ESTRÓGENOS DE SEGUNDA GERAÇÃO.

Mecanismo de ação	Indicações
• Agentes não hormonais com atividade agonista ao estrógeno no osso e no sistema cardiovascular, e atividade antagonista no tecido mamário e no útero • Apresentam ação antirreabsortiva no osso, reduzem o colesterol e têm ação antiproliferativa na mama • Apresentam afinidade pelo receptor de estrógeno semelhante ao 17b-estradiol	• Prevenção e tratamento da osteoporose

Efeitos colaterais			
• Ondas de calor • Cãibras	• Tromboembolismo venoso	• Sintomas de gripe • Edema periférico	• Tromboflebite superficial • Tontura

(continua)

TABELA 4.99 *(Continuação)* **MODULADORES SELETIVOS DE RECEPTORES DE ESTRÓGENOS DE SEGUNDA GERAÇÃO.**

Observações	
• São bem absorvidos no trato digestivo • Produzem aumento da atividade osteoblástica e redução da atividade osteoclástica • Sofrem importante metabolismo de primeira passagem • A colestiramina administrada com o raloxifeno reduz o ciclo êntero-hepático em até 60% • A biodisponibilidade é de cerca de 2% • Grandemente distribuídos nos tecidos • Têm conversão em metabólito ativo no fígado, nos pulmões, nos ossos, no baço, no útero e nos rins • Meia-vida de, aproximadamente, 32 h	• Excreção nas fezes • São tão eficientes quanto o estrógeno em preservar a densidade mineral óssea na coluna lombar, no fêmur distal e na tíbia proximal • Não devem ser usados em pacientes com histórico de trombose • Cuidados devem ser tomados na vigência de insuficiência hepática e renal • Podem causar *doping*
Ações de enfermagem	
Cuidados gerais	**Monitoração dos efeitos colaterais**
• Atentar para a contraindicação de uso em homens e em crianças, bem como para pacientes com histórico de câncer de mama, com risco de trombose e mulheres em pré-menopausa • Atentar para a contraindicação de uso durante a gestação e na amamentação • Administrar, com cautela, em pacientes intolerantes à lactose	• Orientar os pacientes sobre os efeitos colaterais • Atentar para interação medicamentosa com colestiramina e ampicilina • Observar e comunicar os efeitos colaterais mais comuns, como fogachos e sinais de gripe
Controle de dosagem	
Adultos	**Crianças**
• Dose VO: 60 mg/dia	• Dose: não recomendada
Forma farmacêutica	**Nomes comerciais**
• Comprimidos revestidos de 60 mg	• Evista® • Raloxifeno®

Saiba mais em: Marques Neto JF, Kayath MJ, Bracco OL. Ação do raloxifeno no tecido ósseo e sua eficácia na redução do risco de fraturas. Revista Brasileira de Medicina. 2010;1(1):47-52.

 TABELA 4.100 TERIPARATIDA (PARATORMÔNIO – PTH).

Mecanismo de ação	Indicação
• Agente anabolizante, sintético, análogo do PTH • PTH e fragmentos deles estimulam a atividade dos osteoblastos e aceleram a formação óssea • Liga-se ao receptor de PTH da proteína G e estimula a formação e a ação dos osteoblastos • Estimula a mobilização óssea • Promove o crescimento do osso novo	• Osteoporose
Efeitos colaterais			
• Hipotensão • Tontura • Taquicardia	• Cãibras • Náuseas • Reações alérgicas	• Cefaleia • Anemia • Sudorese	• Mialgia • Artralgia • Eritema no local da injeção

(continua)

TABELA 4.100 *(Continuação)* **TERIPARATIDA (PARATORMÔNIO – PTH).**

Observações	
• Em resposta ao baixo nível de cálcio sérico, o PTH é secretado pelas glândulas paratireoides e atua aumentando a concentração de cálcio no soro por meio da mobilização de cálcio do osso • Quando administrado em baixas doses e de maneira intermitente, o PTH tem efeitos predominantemente anabolizantes nos osteoblastos • Administração SC, atinge o pico de ação em 30 min	• Meia-vida de aproximadamente 1 h quando a administração é SC • Pode provocar hipercalcemia, hiperuricemia e calciúria • Não é necessário ajuste de dose em idosos • Maior atenção deve ser dada ao uso em hepatopatas e com insuficiência renal • Provável metabolismo hepático e renal • Eliminação hepática e extra-hepática • Não precisa de ajuste de dose baseado na idade
Ações de enfermagem	
Cuidados gerais	**Monitoração dos efeitos colaterais**
• Monitorar resultado de cálcio sérico • Atentar para contraindicação durante a gestação e na amamentação • Atentar para contraindicação em crianças ou em adultos em crescimento • Manter entre 2 e 8°C	• Orientar o paciente sobre os efeitos colaterais • Observar e comunicar os efeitos colaterais mais comuns: cãibras e náuseas
Controle de dosagem	
Adultos	**Crianças**
• Dose SC: 20 mcg/dia	• Dose SC: não recomendada
Forma farmacêutica	**Nomes comerciais**
• Solução injetável SC (250 mcg/ml) – caneta injetora	• Forsteo® • Fortéo®

Saiba mais em: Khjuria DK. Medicamentos para tratamento da osteoporose: revisão. Revista Brasileira de Reumatologia. 2011;4(51):365-82.

Fármacos que alteram a motilidade uterina

Os fármacos estimulantes do miométrio são os ocitócitos e os que provocam relaxamento, os tocolíticos.

Entre os estimulantes, pode-se citar: atosibana, ergometrina e ocitocina (Tabelas 4.101 a 4.103). Já entre os inibidores da contração uterina, citam-se salbutamol e terbutalina (Tabela 4.104), antagonistas intracelulares de cálcio (sulfato de magnésio), bloqueadores de canais de cálcio e anti-inflamatórios não esteroidais (AINE).

 TABELA 4.101 ATOSIBANA.

Mecanismo de ação	Indicação
• Antagonista competitivo dos receptores de ocitocina humana • Liga-se ao receptor de vasopressina, inibindo seu efeito	• Retardar o trabalho de parto prematuro
Efeitos colaterais		
• Náuseas e vômitos • Hiperglicemia • Tontura	• Cefaleia • Taquicardia • Hipotensão	• Reação no local da injeção • Reação alérgica • Insônia

(continua)

TABELA 4.101 *(Continuação)* **ATOSIBANA.**

Observações	
• Antagoniza as contrações uterinas e induz a latência uterina • Início de ação rápido • Estado de equilíbrio atingido dentro de 1 h após a infusão • Ligação proteica em torno de 45% • Atravessa a barreira placentária	• Metabolização promove metabólito com menor capacidade de redução das contrações uterinas • São encontradas pequenas quantidades na urina • Não inibe enzimas do citocromo P450, que metabolizam fármacos

Ações de enfermagem	
Cuidados gerais	**Monitoração dos efeitos colaterais**
• Atentar para a recomendação do uso quando a gestação estiver entre 24 e 33 semanas completas e no hospital • Administrar em bomba de infusão com adequada supervisão médica e de enfermagem, após a administração inicial em *bolus* • Diluir em SF 0,9%, SG a 5% e solução Ringer lactato • Atentar que, após 3 h de infusão, geralmente, há redução do gotejamento; não deverá ultrapassar 48 h de administração • Observar que, ao cessarem as contrações, a infusão poderá ser suspensa	• Orientar a paciente sobre os efeitos colaterais • Monitorar glicemia • Observar e comunicar a ocorrência de alterações gastrintestinais, cardiovasculares, dermatológicas e no padrão do sono • Monitorar PA e FC • Controlar o sangramento pós-parto, pelo seu efeito facilitador do relaxamento uterino

Controle de dosagem	
Adultos	**Crianças**
• Dose IV: 1 ampola 7,5 mg/mℓ (fase 1), 300 mcg/min (fase 2) e 100 mcg/min (fase 3)	• Dose IV: não recomendada
Forma farmacêutica	**Nome comercial**
• Solução injetável (ampola 6,75 mg/0,9 mℓ e frasco 37,5 mg/5 mℓ)	• Tractocile®

 TABELA 4.102 ERGOMETRINA.

Mecanismo de ação	Indicações
• Ocitócito obtido do esporão do centeio • Estimulante potente da contração do miométrio • Efeito alfa-adrenérgico	• Prevenção e tratamento de hemorragia pós-parto e pós-aborto

Efeitos colaterais		
• Vômito • Hipertensão • Náuseas • Visão turva	• Cefaleia • Vasoespasmo de coronárias, podendo provocar angina	• Ergotismo (vasoconstrição grave) • Alergia

(continua)

TABELA 4.102 *(Continuação)* **ERGOMETRINA.**

Observações	
• É princípio ocitócico do ergot (esporão do centeio) • A contração uterina depende do estado contrátil do útero. Se estiver relaxado, inicia contração forte, reduzindo o sangramento • Tem ação vasoconstritora	• Pode ser utilizada VO ou IV • Início de ação é rápido e com duração de 3 a 6 h • Deve ter ajuste na insuficiência renal e hepática • Hipocalcemia pode prejudicar a sua ação
Ações de enfermagem	
Cuidados gerais	**Monitoração dos efeitos colaterais**
• Atentar para a não recomendação de uso em crianças • Atentar para a contraindicação de uso durante a gestação e a amamentação • Não usar antes da expulsão da placenta • Monitorar eletrólitos, especificamente o cálcio	• Orientar o paciente sobre os efeitos colaterais • Monitorar PA e nível de hemorragia • Atentar para sinais de reação alérgica • Observar e comunicar alterações visuais, gastrintestinais, dermatológicas e vasculares • Atentar para as interações medicamentosas: quando associada ao halotano, pode diminuir o seu efeito; se associada à bromocriptina, pode provocar alterações cardiovasculares; quando associada aos nitratos ou outros agentes antianginosos, pode diminuir o efeito destes
Controle de dosagem	
Adultos	**Crianças**
• Dose IV: 0,2 mg • Dose VO: 1 a 2 comprimidos de 2 a 4 ×/dia	• Dose IV e VO: não há recomendação
Formas farmacêuticas	**Nome comercial**
• Comprimidos (0,2 mg/mℓ) • Solução injetável (0,2 mg/mℓ)	• Ergotrate®

TABELA 4.103 OCITOCINA.

Mecanismo de ação	Indicações
• Estimula os receptores de ocitocina no endométrio, que são acoplados à proteína G • Provoca a liberação de cálcio dos estoques intracelulares, levando à contração miometrial	• Indução e aumento do trabalho de parto • Hemorragia pós-parto • Terapia auxiliar no abortamento incompleto, retido ou inevitável • Prevenção e tratamento da atonia uterina no pós-parto
Efeitos colaterais	
• Hipotensão • Taquicardia reflexa • Bradicardia • Retenção hídrica • Hiponatremia	• Rubor facial • Cefaleia • Náuseas e vômitos • Arritmia cardíaca

(continua)

TABELA 4.103 *(Continuação)* **OCITOCINA.**

Observações	
• É hormônio neuro-hipofisário que regula a atividade miometrial • Aperta o útero com contrações regulares • Contrai as células da glândula mamária, fazendo a expressão de leite pelos alvéolos e ductos • É liberada por meio da estimulação provocada pela dilatação cervical e pela sucção • Como medicamento, é preparada sinteticamente de maneira idêntica ao hormônio natural • É usada para induzir ou aumentar o trabalho de parto quando o músculo uterino não está contraindo adequadamente • As contrações são dose-dependentes • É inativada pelo fígado e pela ocitocinase placentária circulante • Meia-vida entre 1 e 6 min	• Estimula o músculo liso do útero com maior potência no final da gravidez, durante o trabalho de parto e imediatamente após o parto, quando os receptores de ocitocina no miométrio estão aumentados • Não contém vasopressina • Tem uma fraca atividade antidiurética intrínseca • Exposição prolongada dessensibiliza os receptores de ocitocina • Baixa ligação proteica • Atravessa a placenta em ambas as direções • A ocitocinase é uma enzima presente na gestação que degrada a ocitocina • Metabolização hepática • Excreção renal • Adequação de dose na vigência de insuficiência renal • Não causa efeitos nocivos em neonatos • É potencialmente arritmogênica em pacientes suscetíveis

Ações de enfermagem	
Cuidados gerais	**Monitoração dos efeitos colaterais**
• Administrar por infusão IV, preferencialmente, em bomba de infusão, ou IM • Atentar para o fato de que a resposta uterina com a infusão IV aparece entre 20 e 40 min e, por via IM, a resposta uterina começa em cerca de 4 min, mantendo-se por aproximadamente 60 min • Administrar em ambiente hospitalar • Lembrar que a forma farmacêutica de *spray* é indicada para estímulo à ejeção do leite materno e deve ser conservada em refrigeração	• Orientar o paciente sobre os efeitos colaterais • Monitorar FC, ECG e PA • Avaliar nível ou melhora da hemorragia • Observar e comunicar náuseas, vômitos e cefaleia • Monitorar resultado de eletrólitos (Na) • Atentar para interação medicamentosa com as prostaglandinas, que potencializam as contrações uterinas

Controle de dosagem	
Adultos	**Crianças**
• Dose IV: variável dependendo da indicação; para indução do parto, 5 UI diluídas em 500 mℓ de SF 0,9% • Dose IM: 5 UI	• Dose IV: sem recomendação

Formas farmacêuticas	Nomes comerciais
• Solução injetável (5 UI/mℓ) • *Spray* nasal (frasco de 5 mℓ com 40 UI/mℓ)	• Syntocinon® • Pitocin® • Oxiton®

TABELA 4.104 TERBURALINA E SALBUTAMOL, BETA-AGONISTAS.

Mecanismo de ação	Indicação
• Agonista beta-2 adrenérgico	• Trabalho de parto prematuro

Efeitos colaterais

• Taquicardia (estimula os receptores beta-1 cardíacos) • Dispneia • Cardiotoxicidade • Hiperglicemia	• Hipocalemia (estimula a glicogenólise e o K^+ é transportado com a glicose para dentro da célula) • Tremores • Cefaleia • Tontura	• Cãibras • Reações alérgicas • Íleo • Edema pulmonar • Isquemia miocárdica • Hiperinsulinemia

Observações

• Ultrapassam a barreira placentária • Metabolização hepática e efeito de primeira passagem • Excreção renal • Biodisponibilidade de 10%, aproximadamente • Devem ser ingeridas com estômago vazio • Início de ação em 30 min • Não afetam a capacidade de dirigir veículos e de operar máquinas • Passam para o leite materno, mas não afetam o bebê quando usado em doses terapêuticas • Podem causar *doping*	• Inibem as contrações espontâneas e as induzidas pela ocitocina no útero gravídico • Podem retardar o parto em 48 h; nesse período, pode-se dar glicocorticoides para a mãe ou para maturar os pulmões do bebê e providenciar o parto em um estabelecimento com cuidados intensivos neonatais • Em pacientes diabéticas, deve-se monitorar a glicemia e o potássio sérico • Usar com cuidado no 1º trimestre da gestação e em pacientes com hipertireoidismo • Não usar com betabloqueadores não seletivos (propranolol)

Ações de enfermagem

Cuidados gerais	Monitoração dos efeitos colaterais
• Recomenda-se a diluição em SG 5% e deve-se evitar solução salina • Trocar o frasco de soro a cada 12 h • A terbutalina não deve ser diluída com soluções básicas • Utilizar com cautela em diabéticos, pois contém açúcar	• Orientar o paciente sobre os efeitos colaterais • Monitorar resultado de eletrólitos, principalmente, do K e glicose • Monitorar FC • Observar e comunicar alterações neurológicas, respiratórias, cardíacas e dermatológicas • Atentar para interação medicamentosa do salbutamol com propanolol e IMAO • A solução injetável de sulfato de terbutalina não deve ser misturada com soluções alcalinas (pH > 7,0)

Controle de dosagem

Adultos		Crianças

• Salbutamol
  · Dose VO: 4 mg 3 a 4 x/dia
  · Dose IV: 100 a 250 mcg
	• Terbutalina
	  · Dose IV: devem ser doses individualizadas, de acordo com a clínica da gestante
		• Salbutamol e terbutalina
		  · Dose VO e IV: não recomendados para essa finalidade

Formas farmacêuticas

	Nomes comerciais

• Terbutalina
  · Solução injetável (0,5 mg/mℓ)
• Salbutamol
  · Solução injetável (1 mℓ/500 mcg)
	• *Spray* e xarope (2 mg/5 mℓ)
	• Comprimidos (4 mg)

	• Terbutalina: Terbutil®, Brycanil® • Salbutamol: Aerolin®

Saiba mais em: Bittar RE, Zugai M. Tratamento do trabalho de parto prematuro. Rev Bras Ginecol Obstet. 2009;31(8):415-22.

Tocolíticos

Prostaglandinas

O endométrio e o miométrio têm capacidade de gerar prostaglandinas, principalmente na segunda fase do ciclo menstrual. A PGF2α é pouco vasodilatadora; já a PGE2 e a PGI2 são bastante vasodilatadoras e também produzidas no útero. As prostaglandinas E e F contraem o útero gravídico e o não gravídico e a sensibilidade a elas aumenta durante a gestação. Ao mesmo tempo, promovem relaxamento da cérvix. São responsáveis pelo abortamento no início da gestação.

São exemplos:

- Dinoprostona (PGE2)
- Carboprosta (PGF)
- Misoprostol (análogo da PG1).

Os principais efeitos colaterais são dor uterina, náuseas e vômitos. Eventualmente, são usados para encerrar a gravidez.

Os inibidores de prostaglandinas atuam inibindo a enzima cicloxigenase necessária à conversão de ácido araquidônico em prostaglandinas, e, aparentemente, são eficazes como uterolíticos, além de serem bem tolerados e de fácil administração. No entanto, são pouco utilizados em virtude dos efeitos colaterais perinatais.

Sulfato de magnésio

Age como antagonista do cálcio na fibra muscular. Trata-se de uma alternativa para determinadas situações clínicas em que o beta-agonista não possa ser utilizado. Pode ser empregado na dose de 4 g diluído em SG 10% em infusão contínua. A paciente deve ser cuidadosamente monitorada em relação a diurese, frequência respiratória e reflexos patelares. Além disso, deve-se avaliar a magnesemia materna a cada 6 h.

Glicosídeos cardíacos (inotrópicos positivos)

Os glicosídeos cardíacos aumentam a força de contração do miocárdio e diminuem a velocidade de condução pelo nó atrioventricular.

Esses efeitos são alcançados por meio da inibição da bomba de Na^+/K^+ e do aumento da atividade vagal.

A digoxina tornou-se o glicosídeo cardíaco mais prescrito, por sua farmacologia convincente, suas vias alternativas de administração e sua disponibilidade de técnicas de mensuração do nível sérico.

São usados no tratamento da insuficiência cardíaca em pacientes que continuam sintomáticos, apesar da efetividade dos tratamentos anteriores, e para diminuir a frequência em fibrilação atrial rápida persistente.

A Tabela 4.105 apresenta os principais glicosídeos cardíacos.

TABELA 4.105 DIGOXINA.

Mecanismo de ação	Indicações
• Inibe a bomba de sódio e de potássio: inibição da atividade enzimática das proteínas de membrana Na^+/K^+ ATPase, com a qual o Na^+ intracelular aumenta, inibindo o gradiente de concentração que guia o mecanismo de troca de Na^+ por Ca^{++}; este Ca^{++} pode, então, ser usado direta ou indiretamente no mecanismo de excitação-contração, prolongando a contração das fibras miocárdicas • Promove aumento da atividade vagal, retardando a condução atrioventricular • Aumenta a força de contração miocárdica, ou seja, é inotrópico positivo e altera a frequência e o ritmo cardíaco	• Insuficiência cardíaca, fibrilação atrial e TSV (lentifica a condução AV)

Efeitos colaterais			
• Bloqueio atrioventricular • Náuseas • Vômitos	• Diarreia • Confusão mental • Arritmias cardíacas • Vertigem	• *Rash* cutâneo • Depressão • Hipocalemia • Anorexia	• Cefaleia • Fraqueza • Visão turva

Observações	
• Fármaco de baixo índice terapêutico (margem estreita entre a eficácia e a toxicidade) • Os digitálicos podem produzir efeitos tóxicos, que podem ser graves • Se houver hipocalemia, há potencialização dos efeitos cardíacos e, portanto, risco aumentado de arritmias • Administração VO ou IV (em situações de urgência) • Eliminação renal envolvendo a glicoproteína P • Podem ocorrer interações farmacológicas com fármacos para tratamento da insuficiência cardíaca, como espironolactona, verapamil e amiodarona • Meia-vida de eliminação de 36 h • Exige ajuste de dose quando houver insuficiência renal e em pacientes idosos • A digoxina administrada VO tem uma biodisponibilidade de, aproximadamente, 75% • A DL50 da digoxina é de 10 a 15 mg para adultos, e de 6 a 10 mg para crianças • Determinar a concentração sérica de digoxina é útil para manter a eficácia e evitar a toxicidade. Não há diretrizes rígidas quanto à faixa de concentração sérica mais eficaz, mas a maioria dos pacientes apresentará bons resultados, com baixo risco de desenvolver sinais e sintomas de intoxicação quando as concentrações de digoxina no sangue estiverem entre 0,8 ng/mℓ (1,02 nmol/ℓ) e 2,0 ng/mℓ (2,56 nmol/ℓ)	• A dose terapêutica é muito próxima da dose tóxica e a sensibilidade individual é muito variável: de 10 a 20% apresentam sinal de intoxicação • Em recém-nascidos, particularmente em crianças prematuras, o *clearance* renal de digoxina é menor, logo deverão ser consideradas reduções nas doses recomendadas • É inotrópico positivo e cronotrópico negativo • Crianças maiores de 10 anos requerem doses de adultos • Os esquemas de dosagem do medicamento são indicados por diretrizes e precisam sofrer criteriosa avaliação clínica, devendo ser os níveis séricos de digoxina monitorados • Não é contraindicada durante a amamentação • Necessita de ajuste de dose em insuficiência renal • Sua eliminação é diminuída quando se usam amiodarona, verapamil e espironolactona • Compatível com SF 0,9%, SG 5%, água destilada e SG 10% • Em doses menores (≤ 0,25 mg/dia), exerce efeitos neuro-hormonais e tem pouca atividade inotrópica (reduz os níveis séricos de norepinefrina) por aumento do barorreflexo de receptores, que está deprimido na insuficiência cardíaca • A intoxicação pela Digoxina® pode precipitar arritmias, algumas delas podendo ser parecidas com as arritmias para as quais o fármaco é indicado • Tem alto potencial de interações medicamentosas

(continua)

TABELA 4.105 *(Continuação)* **DIGOXINA.**

Ações de enfermagem	
Cuidados gerais	**Controle das arritmias**
• Não administrar IM • Após diluída, usar imediatamente • Observar regressão da sintomatologia da insuficiência cardíaca • Mensurar FC antes da administração do fármaco e analisar sua administração • Alimentos com fibras podem interferir na absorção do medicamento	• Monitorar FC, principalmente quanto à bradicardia e à detecção de distúrbios do ritmo cardíaco • Não administrar o fármaco quando há bradicardia e avisar o médico
Monitoração dos eletrólitos	**Monitoração dos efeitos colaterais**
• Monitorar nível de potássio sérico, principalmente quando em uso de diuréticos concomitantemente, pois a hipocalemia pode precipitar arritmias cardíacas • Monitorar exames de função renal, principalmente ureia e creatinina • Atentar para o aparecimento de sinais e sintomas de intoxicação digitálica	• Orientar o paciente sobre os efeitos colaterais • Atentar para interação medicamentosa • Observar aparecimento dos efeitos colaterais pertinentes o fármaco
Controle de dosagem	
Adultos	**Crianças**
• Dose digitalização: 10 a 15 mcg/kg de 12/12h • Dose manutenção: 0,125 a 0,25 mg 1 ×/dia	• Dose digitalização: 20 a 40 mcg/kg de 12/12h • Dose manutenção: 10 mcg/kg/dia divididos em 2 doses • Dose IV: 60 a 75% da dose oral
Formas farmacêuticas	**Nomes comerciais**
• Comprimidos (0,25 mg) • Injetável (25 mcg/mℓ) • Elixir (0,05 mg/mℓ)	• Digoxina® • Neo Digoxin® • Cardcor® • Lanoxin®

Saiba mais em: Mangini S et al. Insuficiência cardíaca descompensada. Einstein, São Paulo, 2013;3(11):383-91.

Hipoglicemiantes injetáveis

A insulina é o principal hormônio de controle do metabolismo intermediário, tendo ações sobre o fígado, o músculo e a gordura. É um hormônio anabólico, cujo efeito é conservar combustível energético, facilitando a captação e o armazenamento da glicose, dos aminoácidos e das gorduras após as refeições. Seu efeito é reduzir o nível de glicose sanguínea. Portanto, se ela diminuir, ocorre aumento da glicemia.

As ilhotas de Langerhans secretam insulina a partir das células beta. O principal fator que estimula a secreção de insulina é a glicose sanguínea. O diabetes é o distúrbio crônico no qual ocorre hiperglicemia e está subdividido em dois tipos:

- Diabetes tipo 1 (insulinodependente): há deficiência absoluta de insulina
- Diabetes tipo 2 (não insulinodependente): a deficiência de insulina é relativa, associada a uma redução da sensibilidade à sua ação.

As insulinas produzidas exogenamente são caracterizadas quanto ao seu tempo de ação, início, pico e duração da ação em horas.

As Tabelas 4.106 a 4.109 apresentam os principais hipoglicemiantes injetáveis.

TABELA 4.106 INSULINA REGULAR HUMANA BIOSSINTÉTICA, INSULINA REGULAR SUÍNA E INSULINA REGULAR BOVINA/SUÍNA.

Mecanismo de ação	Indicações
• A absorção facilitada de glicose ocorre após a ligação da insulina aos receptores nos músculos, nas células gordurosas e da simultânea inibição da produção de glicose pelo fígado	• Diabetes melito • Hiperglicemias de outras origens (cirurgia, infecção, uso de corticosteroides, diabetes gestacional etc.) • Cetoacidose diabética • Tratamento de emergência da hipercalemia

Efeitos colaterais		
• Hipoglicemia • Aumento de peso • Hipersensibilidade cutânea	• Reação local (lipodistrofia) • Resistência à insulina	• Alterações da visão • Hipocalemia

Observações	
• Tem pH neutro (7,4) • É destruída no trato digestivo • Pode ser administrada vias IV, SC e IM • Pico máximo de ação: entre 2 e 3 h • Duração de ação: entre 6 e 8 h • Na via IV, tem ação máxima em 30 min • É transparente • Biotransformação hepática • Excreção renal • Insuficiência renal reduz as necessidades de insulina	• A absorção depende da dose, da via e do local de administração • Medicamentos que alteram a necessidade de insulina: IMAO, betabloqueadores, inibidores de ECA, AAS, glicocorticoides, hormônios da tireoide, simpatomiméticos, anticoncepcionais, álcool, entre outros • Exige ajuste da dose quando há insuficiência hepática • Pode causar *doping*

(continua)

TABELA 4.106 *(Continuação)* INSULINA REGULAR HUMANA BIOSSINTÉTICA, INSULINA REGULAR SUÍNA E INSULINA REGULAR BOVINA/SUÍNA.

Ações de enfermagem	
Cuidados gerais	**Monitoração dos efeitos colaterais**
• Utilizada com as refeições ou 30 min antes • Orientar o paciente sobre nutrição equilibrada e saudável, prática de atividades físicas e manutenção de boa higiene, evitando infecção • Controlar o peso do paciente • Manter a medicação na geladeira e não utilizá-la congelada; retirá-la um pouco antes da aplicação • Transportar o frasco da medicação em caixa de isopor • Trocar equipo e solução a cada 24 h, pela adsorção do medicamento à superfície da embalagem plástica ou mudar o material de infusão, como frasco de vidro • Pode ser utilizada durante a gestação e na amamentação, mas exige ajuste de dose • Orientar o paciente quanto à técnica de administração da insulina, de acordo com os recursos materiais disponíveis • Orientar o paciente a não fumar 30 min antes da administração da insulina • Orientar o paciente quanto à técnica da administração de 2 tipos de insulina na mesma seringa, colocando sempre, em primeiro lugar, a insulina regular	• Orientar o paciente quanto à necessidade de maior atenção ao dirigir, operar máquinas ou ferramentas perigosas, pelo risco de hipoglicemia • Monitorar, com frequência, a glicemia capilar para adequação da dosagem da insulina • Orientar o paciente sobre os efeitos colaterais, como as manifestações clínicas da hipo e da hiperglicemia • Monitorar o nível sérico de potássio • Orientar o paciente a realizar rodízio dos locais de aplicação SC, evitando a lipodistrofia • Orientar o paciente a não ingerir bebida alcoólica durante o tratamento

Controle de dosagem	
Adultos	**Crianças**
• Doses SC, IM ou IV são individualizadas; o paciente deve seguir as instruções do médico	• Doses SC, IM ou IV são individualizadas; o paciente deve seguir as instruções do médico
Forma farmacêutica	**Nomes comerciais**
• Solução injetável (frasco de 100 UI/mℓ)	• Biohulin R® • Insuman R® • Novolin R® • Humalin R® • Neosulin R® • Iolin R® • Insuman infusat®

Saiba mais em: Lopes VP et al. Farmacologia do diabetes mellitus tipo 2: antidiabéticos orais, insulina e inovações terapêuticas. Revista Eletrônica de Farmácia, Bahia, 2012;9(3):69-90.

 TABELA 4.107 INSULINA HUMANA RECOMBINANTE NPH, INSULINA SUÍNA NPH E INSULINA BOVINA/SUÍNA NPH.

Mecanismo de ação	Indicações	Efeitos colaterais
• Estimula a captação da glicose periférica, especialmente pelo músculo esquelético, pelo tecido adiposo e pela inibição da produção da glicose hepática • Inibe a lipólise no adipócito • Inibe a proteólise e aumenta a síntese proteica	• Diabetes melito tipos 1 e 2	• Hipoglicemia • Hipocalemia • Lipodistrofia • Ganho de peso • Formação de anticorpos contra insulina

(continua)

TABELA 4.107 *(Continuação)* INSULINA HUMANA RECOMBINANTE NPH, INSULINA SUÍNA NPH E INSULINA BOVINA/SUÍNA NPH.

Observações	
• Tem uma molécula de protamina, que prolonga o efeito e tem absorção lenta • Produzida por tecnologia de DNA recombinante • pH: 7,4 • Suspensão uniforme branca e leitosa • O início de ação ocorre em, aproximadamente, 1 h quando utilizada via SC • O pico de ação está entre 4 e 6 h • Duração de ação entre 12 e 20 h • Exige ajuste de dose se houver atividade física ou alteração da dieta • Quando há insuficiência hepática ou renal, faz-se necessário ajuste de dose • Não atravessa a barreira placentária	• Uso durante a gestação exige controle glicêmico rigoroso • Pode ser usada durante a amamentação, mas com ajuste de dose geralmente menor • Os agentes betabloqueadores podem mascarar os sintomas da hipoglicemia e o álcool pode intensificar e prolongar o efeito hipoglicêmico da insulina • Normalmente, é utilizada em associação à insulina de ação rápida • Não deve ser utilizada em situações de emergência • Não há necessidade de ajustes relacionados com a idade • Não tem alta ligação proteica • Estabilidade: 30 dias

Ações de enfermagem	
Cuidados gerais	**Monitoração dos efeitos colaterais**
• Orientar o paciente sobre nutrição equilibrada e saudável, práticas de atividade física e manutenção de boa higiene, evitando infecção • Controlar o peso do paciente • Manter medicação na geladeira e não usar congelada; retirá-la um pouco antes da aplicação • Transportar o frasco da medicação em caixa de isopor • Pode ser utilizada durante a gestação e na amamentação, mas exige ajuste de dose • Orientar o paciente quanto à técnica de administração da insulina, de acordo com os recursos materiais disponíveis • Atentar para administração exclusivamente SC	• Orientar o paciente quanto à necessidade de maior atenção ao dirigir, operar máquinas ou ferramentas perigosas, pelo risco de hipoglicemia • Monitorar, com frequência, a glicemia capilar para adequação da dosagem da insulina • Orientar o paciente sobre os efeitos colaterais, como as manifestações clínicas da hipo e da hiperglicemia • Monitorar o nível sérico de potássio • Orientar o paciente a realizar rodízio dos locais de aplicação SC, evitando a lipodistrofia • Orientar o paciente a não ingerir bebida alcoólica durante o tratamento

Controle de dosagem	
Adultos	**Crianças**
• Doses SC e IM são individualizadas; o paciente deve seguir as instruções do médico	• Doses SC e IM são individualizadas; o paciente deve seguir as instruções do médico
Forma farmacêutica	**Nomes comerciais**
• Solução injetável (100 UI/mℓ)	• Novolin N® • Biohulin N® • Humulin N® • Iolin N®

TABELA 4.108 INSULINA LISPRO – AÇÃO E DURAÇÃO RÁPIDA.

Observações	
• Análoga da insulina humana desenvolvida por engenharia genética pela inversão dos aminoácidos prolina e lisina nas posições 28 e 29 da cadeia beta, resultando em uma insulina com sequência Lis(B28) Pro(B29) • Consiste de cristais de insulina zíncica lispro dissolvidos em um líquido claro • Tem menor tendência para autoagregação no local de aplicação SC, sendo absorvida mais rapidamente que a insulina humana regular • Tem início de ação (15 min) e pico (1 h) mais rápidos e duração mais curta da atividade hipoglicemiante (4 h) que a insulina regular	• Apresenta biodisponibilidade entre 55 e 77% • Quando há insuficiência renal ou hepática, diminui-se a dose necessária • Deve ser administrada imediatamente ou, se necessário, após a refeição, mantendo ação eficaz • Durante a gestação e na amamentação, deve-se fazer controle mais acurado da dose • Deve ser armazenada e transportada em temperaturas entre 2 a 8ºC, e nunca congelada • Não há mudanças de doses por idade
Ações de enfermagem	**Forma farmacêutica e apresentação**
• As mesmas da insulina humana recombinante	• Solução injetável (100 UI/mℓ), frasco 3 mℓ, 1,5 mℓ e 10 mℓ

 TABELA 4.109 INSULINA GLARGINA.

Observações	
• É insulina humana análoga de longa duração, produzida a partir da tecnologia de DNA-recombinante, utilizando *Escherichia coli* (cepa K12) como organismo produtor • É desenhada para ter baixa solubilidade em pH neutro. Em pH 4, é completamente solúvel • Fornece uma quantidade basal constante de insulina e simula a secreção basal fisiológica pós-absortiva de insulina • É uma solução límpida, que forma um precipitado no pH do tecido subcutâneo, prolongando a absorção • Pode ser usada em conjunto com insulina de ação curta	• Após ser injetada no tecido subcutâneo, a solução ácida é neutralizada, levando à formação de microprecipitados, dos quais pequenas quantidades de insulina glargina são liberadas continuamente, levando a um perfil de concentração/tempo previsível, sem pico, com duração de ação prolongada • Tempo médio de ação: 24 h • Não deve ser administrada via IV, pois pode causar hipoglicemia grave • Deve ter ajuste de dose na ocorrência de insuficiência renal, hepática e em pacientes idosos • Pode ser usada durante a gestação e na amamentação, desde que realizados os ajustes e a monitoração necessários • Uso indicado após os 6 anos de idade
Ações de enfermagem	**Forma farmacêutica e apresentação**
• As mesmas da insulina regular humana	• Solução injetável – embalagem com um frasco-ampola de 10 mℓ e embalagem com 1 e 5 refis de 3 mℓ, para utilização com a caneta Optipen®

Hipoglicemiantes orais

Utilizados no diabetes tipo 2, são representados pelos seguintes grupos:

- Biguanidas (p. ex., metformina)
- Sulfonilureias (p. ex., glibenclamida, tolbutamida)
- Tiazolidinadionas (p. ex., rosiglitazona)
- Inibidores da α-glicosidase (p. ex., acarbose).

A secreção reduzida, ou ausente, de insulina promove o diabetes tipo 1, e a resistência à insulina é um importante componente da patogênese do diabetes tipo 2 e implica excesso de mortalidade cardiovascular que acompanha a "síndrome metabólica" comum.

As Tabelas 4.110 a 4.114 apresentam os principais hipoglicemiantes orais.

TABELA 4.110 ARCABOSE – INIBIDORES DE A-GLICOSIDASE.

Mecanismo de ação	Indicação	Efeitos colaterais
• Diminui a absorção de carboidratos, reduzindo o aumento pós-prandial da glicemia • É inibidor da alfaglicosidase não absorvível, que bloqueia a absorção do amido, da sacarose e da maltose	• Diabetes tipo 2	• Flatulência • Diarreia • Dor • Distensão abdominal

Observações	
• A alfaglicosidase está presente no revestimento do intestino delgado e, quando bloqueada parcialmente por esses medicamentos, é absorvida mais lentamente; parte dela pode não ser absorvida, mas digerida por bactérias encontradas no intestino • Geralmente utilizada quando a glicemia não está adequadamente controlada com dieta ou com outros agentes • Pode ser útil nos pacientes obesos	• Pode ser coadministrada com metformina • Não deve ser utilizada em gestantes e pacientes com distúrbios gastrintestinais, com úlceras de intestino e com diabetes tipo 1 • Reduz os picos glicêmicos pós-prandiais • Evita hiperinsulinemia • Não deve ser usada na insuficiência renal

Ações de enfermagem	
Cuidados gerais	**Monitoração dos efeitos colaterais**
• Administrar antes ou no início das refeições • Atentar para a contraindicação de ingestão do medicamento entre as refeições • Atentar para a contraindicação durante a gestação e na amamentação • Monitorar periodicamente a glicemia capilar	• Orientar o paciente sobre os efeitos colaterais mais frequentes: distúrbios gastrintestinais (flatulência e diarreia) • Atentar para sinais de hipoglicemia; nesse caso, recomenda-se a ingestão de dextrose

Controle de dosagem	
Adultos	**Crianças**
• Dose VO: 25 a 50 mg	• Eficácia e segurança não estabelecidas até os 18 anos
Forma farmacêutica	**Nomes comerciais**
• Comprimido (50 e 100 mg)	• Aglucose® • Gliset® • Glucobay®

Saiba mais em: Schwerz L. Tratamento medicamentoso da hiperglicemia no diabetes tipo 2. Rev HCPA. 2010;4(30):372-81.

TABELA 4.111 GLIBENCLAMIDA – SULFONILUREIAS DE SEGUNDA GERAÇÃO.

Mecanismo de ação	Indicação
• Estimula a secreção de insulina nas células beta • Receptores de alta afinidade para sulfonilureias estão presentes nos canais KATP nas membranas plasmáticas das células beta e a ligação de várias sulfonilureias é paralela à sua potência em estimular a liberação de insulina • Secretagogo de insulina • Aumenta a sensibilidade das células beta à insulina • Diminui os níveis séricos de glucagon	• Diabetes tipo 2

Efeitos colaterais	
• Hipoglicemia grave e prolongada • Distúrbios gastrintestinais • Cefaleia • Eritema, prurido e urticária • Aumento de peso	• Distúrbios hepáticos • Reações de hipersensibilidade • Alterações hematológicas (anemia, leucopenia e trombocitopenia)

Observações	
• Rápida absorção VO • Alta ligação proteica (90%) • Metabolização hepática. O metabólito ativo se acumula na insuficiência renal • Excreção biliar (50%) e renal • Início de ação em 30 min • Pico de ação de 2 a 3 h • Meia-vida de 5 a 10 h • O efeito persiste por 24 h	• Interações medicamentosas: quinolonas, AINE, IMAO, fenobarbital, varfarina, ciclosporina, betabloqueador, etanol, benzofibrato, biguanidas • Eficaz somente se as células beta estiverem funcionais • Provoca taquifilaxia, por isso o tratamento a longo prazo não é eficaz

Ações de enfermagem	
Cuidados gerais	**Monitoração dos efeitos colaterais**
• Alertar para o paciente não duplicar a dose • Orientar o paciente sobre a importância da dieta saudável e balanceada, além dos exercícios físicos durante o tratamento • Controlar a glicemia capilar rotineiramente • Atentar para a contraindicação de uso durante a gestação e a amamentação • Atentar para a contraindicação de uso para crianças • Ajustar a dose em idosos • Observar que não há recomendação do uso em pacientes com disfunção renal e hepática	• Orientar o paciente a não ingerir álcool • Orientar o paciente a identificar os sinais de hipoglicemia • Orientar o paciente sobre os efeitos colaterais mais frequentes: distúrbios gastrintestinais e alterações cutâneas • Atentar para interação medicamentosa, podendo aumentar a ação associada a anticoagulantes, cimetidina, ranitidina; além disso, pode necessitar de ajuste de dose quando associada aos fármacos que aumentam e diminuem a glicose no sangue • Orientar o paciente a evitar dirigir, pelo risco de hipoglicemia • Orientar o paciente a manter uma dieta balanceada, pelo estímulo ao apetite e ganho de peso

(continua)

TABELA 4.111 *(Continuação)* **GLIBENCLAMIDA – SULFONILUREIAS DE SEGUNDA GERAÇÃO.**

Controle de dosagem	
Adultos	**Crianças**
• Dose VO: 2,5 a 5 mg/dia com a primeira refeição do dia	• Dose VO: não há indicação
Forma farmacêutica	**Nomes comerciais**
• Comprimidos (5 mg)	• Daonil® • Gliben® • Diamicron® • Glicamin® • Glionil® • Amaryl® • Diabinese® • Minidiab®

 TABELA 4.112 GLINIDAS, REPAGLINIDA.

Mecanismo de ação	Indicação	Efeitos colaterais	Observações
• Estimulam as células beta do pâncreas a secretar insulina	• Diabetes tipo 2	• Hipoglicemia • Diarreia • Dor articular • Gripe/resfriado • Erupções cutâneas	• São semelhantes às sulfonilureias, porém com ação mais curta
Ações de enfermagem			
Cuidados gerais		**Monitoração dos efeitos colaterais**	
• Administrar 15 a 30 min antes das refeições • Atentar para a contraindicação durante a amamentação • Monitorar, periodicamente, a glicemia capilar		• Orientar o paciente sobre os efeitos colaterais mais frequentes: infecção de vias respiratórias superiores, hipoglicemia, diarreia, dor nas costas e articulações, náuseas e cefaleia • Atentar para interações medicamentosas: pode ter sua ação aumentada quando associadas a betabloqueadores ou diminuída o for a eritromicina, miconazol e cetoconazol • Monitorar, periodicamente, glicemia sanguínea e hemoglobina glicosilada • Orientar o paciente a evitar a ingestão de bebida alcoólica	
Controle de dosagem			
Adultos		**Crianças**	
• Dose VO: 1 ou 2 mg antes das refeições		• Eficácia e segurança não estabelecidas até os 18 anos	

(continua)

TABELA 4.112 *(Continuação)* **GLINIDAS, REPAGLINIDA.**

Forma farmacêutica	Nomes comerciais
• Comprimido (0,5, 1, 2, 60 e 120 mg)	• Starlix® • Novonorm® • Gluconorm®

 TABELA 4.113 METFORMINA – BIGUANIDAS.

Mecanismo de ação	Indicações
• Mecanismo complexo e não totalmente elucidado • Aumenta a captação de glicose e a utilização no músculo esquelético (reduz a resistência à insulina) • Reduz a produção hepática de glicose (gliconeogênese) • Estimula a glicólise nos tecidos • Redução da absorção de glicose no trato digestivo • Sensibilizador de insulina	• Reduzir os sintomas do diabetes melito tipo 2

Efeitos colaterais			
• Distúrbios gastrintestinais, geralmente relacionados com a dose • Diarreia	• Náuseas • Anorexia • Acidose lática • Vômitos • Flatulência	• Dor abdominal • Alteração do paladar • Alterações hepáticas	• Redução da vitamina B_{12} sanguínea • Eritema • Prurido

Observações	
• Fármaco de primeira escolha no diabetes tipo 2 em pacientes obesos em que a dieta não surtiu efeito • É um derivado da guanidina, composto ativo da *Galega officinalis*, planta medicinal, tendo como sinonímia popular o Lilac francês, usada por séculos na Europa, como tratamento do diabetes desde a época medieval • Administração VO e absorção intestinal • Biodisponibilidade entre 50 e 60% • Não é metabolizada, circulando na forma livre • Baixa ligação proteica • Excreção renal • Meia-vida de, aproximadamente, 6 h	• Pico de ação entre 1 e 3 h • É dialisável • Não atua diretamente sobre a secreção de insulina • Não deve ser utilizada na insuficiência renal ou hepática, doença pulmonar hipóxica ou insuficiência cardíaca • Se utilizada por longo período, pode interferir na absorção da vitamina B_{12} • Tem ações periféricas complexas quando há insulina residual • Aumenta a captação de glicose no músculo estriado • Inibe a saída de glicose hepática e a absorção intestinal • Incentiva a perda de peso • Não induz hipoglicemia • Pode ser combinada às sulfonilureias • Não interfere na habilidade de dirigir ou operar máquinas

Efeitos colaterais	
Cuidados gerais	Monitoração dos efeitos colaterais
• Controlar a glicemia capilar rotineiramente • Estimular a ingesta hídrica do paciente	• Orientar o paciente a tomar a medicação após a refeição, para redução dos efeitos gastrintestinais • Orientar o paciente sobre os efeitos gastrintestinais esperados, como diarreia, distensão abdominal, flatulência, náuseas e vômitos

(continua)

TABELA 4.113 *(Continuação)* **METFORMINA – BIGUANIDAS.**

Efeitos colaterais	
Cuidados gerais	**Monitoração dos efeitos colaterais**
• Atentar para a contraindicação de uso para crianças menores de 10 anos • Atentar para a contraindicação de uso durante a gestação e na amamentação	• Orientar o paciente a não ingerir bebida alcoólica, pelos riscos de aumentar a hipoglicemia • Orientar o paciente a manter uma dieta equilibrada e a realizar atividade física regularmente • Orientar o paciente sobre os sinais de acidose lática, diarreia, hiperventilação, dores ou cãibras musculares, sonolência e cansaço • Encaminhar para o serviço hospitalar paciente que apresente acidose lática • Orientar o paciente a identificar os sinais de hipoglicemia • Atentar para interação medicamentosa com cimetidina e furosemida, que aumentam a sua ação e alterações quando associada a betabloqueadores, contrastes iodados, quinolonas, enalapril, IMAO, topiramato

Controle de dosagem		
Adultos	**Idosos**	**Crianças**
• Dose VO: 500 mg 2 x/dia ou 850 mg após refeição da manhã	• Podem ser mais sensíveis às doses usuais e necessitam de doses mais baixas	• Eficácia e segurança não estabelecidas
Forma farmacêutica	**Nomes comerciais**	
• Comprimidos revestidos (500 mg, 850 mg e 1.000 mg)	• Glifage®, Glucoformin®, Diaformin®, Dimefor®	

Saiba mais em: Rodrigues Neto EM, Marques LARV, Ferreira MAD, Lobo PLD, Girão Junior FJ, Camarão GC, Moraes MEA de. Metformina: uma revisão de literatura. Revista Saúde e Pesquisa. 2015;2(8):355-362.

 TABELA 4.114 ROSIGLITAZONA, GLITAZONAS, TIOZOLIDINADIONAS E PIOGLITAZONA.

Mecanismo de ação	Indicação	Efeitos colaterais
• Diminuem a gliconeogênese hepática • Aumentam a sensibilidade dos receptores de insulina • Ligam-se a um receptor nuclear (receptor γ) ativado por proliferadores de peroxissomos (PPARγ). Isso ocorre principalmente no tecido adiposo, mas também no músculo e no fígado	• Diabetes tipo 2	• Ganho de peso • Retenção hídrica • Cefaleia • Cansaço • Distúrbios gastrintestinais • Anemia • Hepatotoxicidade • Elevação do colesterol

(continua)

TABELA 4.114 *(Continuação)* ROSIGLITAZONA, GLITAZONAS, TIOZOLIDINADIONAS E PIOGLITAZONA.

Observações	
• Causam diferenciação de adipócitos, o que contribui para o ganho de peso • Não promovem aumento da liberação de insulina • Têm início lento, atingindo o efeito máximo sobre a glicemia entre 1 e 2 meses • Reduzem a quantidade de insulina exógena necessária para manter o nível glicêmico ao redor de 30% • Reduzem ácidos graxos livres circulantes • Reduzem triglicerídios • Causam retenção hídrica • Promovem reabsorção de sódio sensível à amilorida nos ductos coletores renais • Provocam aumento do líquido extravascular e de gordura subcutânea • Promovem a transcrição de vários genes, com produtos importantes na sinalização de insulina: lipase lipoproteica, proteína transportadora de ácidos graxos, glut 4, fosfoenolpiruvato carboxiquinase etc.	• Sua concentração plasmática máxima após a absorção acontece em 2 h • Alta ligação proteica • Metabolismo hepático • Meia-vida de eliminação curta, porém longa para os seus metabólitos • Excreção renal e biliar • Podem piorar a insuficiência cardíaca, pela retenção hídrica que promovem • Não devem ser utilizadas na insuficiência renal e hepática • Podem causar retorno à ovulação em mulheres que estejam anovulatórias • São aditivas a outros hipoglicemiantes orais • Podem reduzir a hemoglobina glicada entre 1 e 2% • Atualmente, são comercializadas rosiglitazona e pioglitazona • Pioglitazona pode diminuir os níveis de contraceptivos orais

Ações de enfermagem	
Cuidados gerais	**Monitoração dos efeitos colaterais**
• Ingerir com ou sem alimento • Atentar para a contraindicação de uso durante a gestação • Monitorar rotineiramente a glicemia capilar	• Orientar o paciente sobre os efeitos colaterais mais frequentes: hiper e hipoglicemia, diarreia, cefaleia, dor nas costas, fadiga, edema, infecção de vias respiratórias superiores e lesão acidental • Monitorar, periodicamente, a glicemia sanguínea e a hemoglobina glicosilada • Orientar o paciente para evitar o uso de bebida alcoólica • Monitorar a função hepática, pelo risco de hepatotoxicidade • Monitorar, periodicamente, o nível de colesterol

Controle de dosagem	
Adultos	**Crianças**
• Dose VO: 4 mg/dia no início do tratamento	• Eficácia e segurança não estabelecidas até os 18 anos

Formas farmacêuticas	Nomes comerciais
• Rosiglitazona: 　· Comprimidos (2, 4 e 8 mg) • Pioglitazona: 　· Comprimidos (15, 30 e 45 mg)	• Avandia® • Pioglit® • Actos®

Opioides

O controle da dor é uma das mais importantes atitudes na terapêutica assistencial, e analgésicos opioides são fármacos indicados para tratar dores de intensidades moderadas a intensas. São substâncias endógenas ou sintéticas que produzem efeitos semelhantes aos da morfina, mas que também são bloqueadas por antagonistas, como o naloxona.

Ópio é o extrato do suco da papoula, *Papaver somniferum*, cujo efeito é produzir euforia, sono, analgesia, supressão da tosse e impedir a diarreia. Nesse sentido, tem uso medicinal e também social, ganhando destaque como medicamento de abuso. Esses fármacos causam dependência e tolerância e podem provocar depressão respiratória e liberação histamínica importante.

As Tabelas 4.115 a 4.118 apresentam os principais analgésicos opioides.

 TABELA 4.115 CITRATO DE FENTANILA.

Mecanismo de ação	Indicações	Efeitos colaterais
• Analgésico opioide sintético, potente, agonista predominantemente do receptor µ-opioide, que está ligado pela proteína G para inibição da adenilciclase • Facilita a abertura de canais de potássio, causando hiperpolarização celular, e inibe os canais de cálcio, inibindo a liberação de neurotransmissor de impulsos nociceptivos	• Analgesia de curta duração durante o período anestésico (pré-medicação, indução e manutenção) • Componente analgésico da anestesia geral e suplemento da regional • Analgesia potente (dores agudas e crônicas) • Agente anestésico único, com oxigênio em pacientes de alto risco	• Prurido • Constipação intestinal • Retenção urinária • Reação histamínica • Náuseas e vômitos • Sonolência • Depressão respiratória • Hipotensão • Laringoespasmo • Rigidez muscular • Abalos musculares • Tolerância e dependência
Observações		
• Vias de administração: endovenosa, intratecal e transdérmica • Quando usado via peridural, produz analgesia sem causar bloqueio motor ou simpático • Atravessa a barreira placentária • Lipossolúvel • Apresenta rápido início de analgesia e curta duração de ação	• Meia-vida de 1 a 2 h, alta ligação proteica • Pequeno risco de depressão respiratória • A incidência de efeitos indesejáveis é menor quando comparado à morfina • Biotransformação hepática em metabólitos inativos • Depuração reduzida em idosos e aumentada em neonatos • Tem antagonista: naloxona	
Ações de enfermagem		
Cuidados gerais	**Monitoração dos efeitos colaterais**	
• Aplicar o medicamento transdérmico somente em adolescentes e em adultos • Atentar à recomendação de doses menores para idosos e para pacientes debilitados	• Orientar o paciente sobre os possíveis efeitos colaterais • Injeção muito rápida pode causar rigidez torácica e muscular, com insuficiência respiratória grave de difícil tratamento • Observar sinais de reação histamínica	

(continua)

TABELA 4.115 *(Continuação)* CITRATO DE FENTANILA.

Ações de enfermagem	
Cuidados gerais	**Monitoração dos efeitos colaterais**
• Posicionar o paciente deitado ou sentado enquanto recebe o medicamento • Observar o primeiro sinal de tolerância ao medicamento, bem como diminuição da duração do seu efeito • Descartar as sobras dos frascos. A solução diluída tem estabilidade de 48 h em temperatura ambiente • Atentar para a não recomendação do uso de ampolas com conservantes nas administrações de injeção peridural ou espinal • Atentar para a contraindicação do uso em pacientes em crise asmática e hipertensão intracraniana, politraumatizados com hipovolemia	• Atentar para sinais de tolerância farmacológica • Observar e registrar sinais de flebite nos casos de infusão em acesso venoso periférico • Orientar o paciente a não ingerir álcool ou medicamentos depressores do sistema nervoso central, pelo risco de aumento da depressão respiratória • Atentar para interação medicamentosa, pois pode aumentar problemas respiratórios, quando associado a outros anestésicos; efeitos hipotensivos, quando associado aos anti-hipertensivos; ação dos bloqueadores neuromusculares e diuréticos e riscos de bradicardia, quando associado aos betabloqueadores • Pode ter sua ação aumentada quando associado aos benzodiazepínicos e inibidores de enzima do fígado. Sua eliminação pode ser diminuída quando associado à cimetidina e eritromicina • Avaliar interações medicamentosas com anestésicos gerais, fenotiazídicos, tranquilizantes, anti-histamínicos, antidepressivos tricíclicos • Acompanhar e registrar os sinais de dependência do tipo morfínico • Avaliar constipação • Monitorar os efeitos adversos por 24 h após retirada do adesivo
Controle da dor	
• Aplicar a escala de avaliação de dor antes e após a administração do fármaco • Monitorar PA, FC e FR	
Controle de retenção urinária	**Controle da sedação**
• Orientar o paciente a comunicar a equipe caso tenha dificuldade em iniciar o jato da micção • Observar sinais de distensão vesical	• Observar alterações do nível de consciência • Observar e comunicar hipotensão e bradicardia • Observar padrão respiratório, náuseas, vômitos e diâmetro pupilar • Manter material de ressuscitação cardiorrespiratória próximo e pronto para uso • Manter fármaco antagonista em fácil localização para pronto uso se necessário
Controle de dosagem	
Adultos	**Crianças**
• Dose IV: 0,5 a 1 mcg/kg/dose ou 25 a 50 mcg/dose em intervalos de 30 min a 1 h ou infusão contínua na mesma dose	• Dose IV: 1 a 2 mcg/kg/hora (*bolus*) a cada 1 h e de 1 a 3 mcg/kg/hora até 5 h (infusão contínua) • Sedação: ◦ Dose IV: 2 a 5 mcg/kg
Formas farmacêuticas	**Nomes comerciais**
• Solução injetável: ampolas de 2, 5 e 10 mℓ • Transdérmico: 25 a 100 mcg	• Fentanil® • Drogesic® • Fentanest® • Nilperidol®

Saiba mais em: Nascimento LA, Santos MR, Aroni P, Martins MB, Kreling MCGD. Manejo da dor e dificuldades relatadas pela equipe de enfermagem na administração de opioides. Revista Eletrônica de Enfermagem. 2011;4(13):714-20.

TABELA 4.116 CLORIDRATO DE TRAMADOL.

Mecanismo de ação	Indicações
• Analgésico opioide fraco de ação central • Agonista puro não seletivo dos receptores opioides μ, δ (delta) e κ (kappa), com afinidade maior pelo receptor μ • Outros mecanismos que contribuem para o seu efeito analgésico são a inibição da recaptação neuronal de norepinefrina e aumento da liberação de serotonina, além da inibição das vias descendentes nociceptivas	• Dores de intensidades moderadas a graves, agudas ou crônicas

Efeitos colaterais		
• Tontura • Cefaleia • Sonolência • Confusão mental e irritação	• Náuseas • Vômitos • Boca seca • Constipação intestinal	• Prurido • Convulsões (nas hiperdosagens) • Hipotensão • Sudorese

Observações	
• Doses usuais não apresentam depressão respiratória • Não altera a motilidade gastrintestinal de forma importante • Sua potência em relação à morfina chega a 1/10 • Tem alta biodisponibilidade em qualquer via de administração • Baixa ligação proteica	• Metabolização hepática e metabólito ativo: O-desmetiltramadol • Atravessa a barreira placentária e hematoencefálica e chega ao leite materno • Baixo potencial de provocar dependência • Meia-vida de eliminação de 4 a 6 h • Uso único sem ajuste da dose para insuficiência renal e hepática • Em caso de uso prolongado, é necessário ajuste da dose

Ações de enfermagem	
Cuidados gerais	**Monitoração dos efeitos colaterais**
• Orientar os pacientes diabéticos de que a solução oral contém sacarose • Nos pacientes diabéticos, fazer controle de glicemia capilar • Administração IV deve ser diluída em SF 0,9% (no mínimo, 100 mℓ) e administração entre 30 e 60 min • Aplicar a escala de avaliação de dor antes e após a administração do fármaco • Observar e registrar se houve redução da dor • Usar somente no período necessário de analgesia • Atentar para não recomendação na amamentação	• Atentar para interação medicamentosa. Não deve ser associado a IMAO, ISRS, substâncias depressoras do SNC e indutores enzimáticos • Orientar o paciente sobre os efeitos colaterais • Atentar a náuseas e vômitos • Orientar o paciente sobre os riscos de dirigir veículos ou de executar tarefas que exijam atenção durante o tratamento • Mensurar PA a cada 4 h • Observar alterações de nível de consciência • Atentar para possíveis interações medicamentosas, que aumentam o efeito sedativo, como o álcool • Antagonista: naloxona

(continua)

TABELA 4.116 *(Continuação)* **CLORIDRATO DE TRAMADOL.**

Controle de dosagem		
Idosos	Adultos	Crianças
• Dose: pode requerer doses menores em razão da condição renal	• Dose VO: 50 a 100 mg 2 ×/dia • Dose retal: 50 a 100 mg/dose	• Doses VO e IV: 1 a 1,5 mg/kg/dose a cada 8 h
Formas farmacêuticas	**Nomes comerciais**	
• Comprimidos (100 mg) • Cápsulas (50 mg) • Solução oral (100 mg/mℓ) • Solução injetável (50 e 100 mg)	• Tramal® • Tramadol® • Sylador® • Tramdon® • Timasen®	• Dorless® • Trabilin® • Sensitran® • Anangor®

 TABELA 4.117 FOSFATO DE CODEÍNA.

Mecanismo de ação	Indicações	
• Opioide natural, um dos principais alcaloides derivados do ópio • Apresenta baixa afinidade com receptores opioides, mas tem efeito predominante nos receptores µ	• Analgésico VO para dores de intensidade leve a moderada • Geralmente é combinado com paracetamol • Tem efeito antitussígeno e antidiarreico	
Efeitos colaterais		

• Constipação intestinal
• Desorientação
• Ansiedade
• Sedação
	• Em crianças:
	  • Dependência
	  • Depressão respiratória e do sistema nervoso central
	  • Euforia
		• Miose
		• Palpitação
		• Bradicardia
		• Náuseas e vômitos
		• Espasmo do trato urinário

Observações		
• Absorção oral mais confiável que a morfina • Tem cerca de 20% da potência analgésica da morfina • O efeito analgésico não aumenta com doses elevadas • Em adultos, não causa euforia, dependência, tolerância e depressão respiratória	• Biodisponibilidade oral de aproximadamente 50% • Cerca de 10% é metabolizado em morfina pelo citocromo P450 e o restante em metabólitos inativos • Não é recomendado para prematuros e crianças menores de 2 anos • O uso IV provoca grande liberação de histamina	
Ações de enfermagem		
Cuidados gerais	**Monitoração dos efeitos colaterais**	
• Administrar VO ou IM • Atentar para a contraindicação de uso durante a gestação e a amamentação • Usar no menor tempo possível • Avaliar redução de dor	• Orientar o paciente sobre a possibilidade de constipação intestinal • Incentivar a ingestão de alimentos com fibras • Observar nível de consciência, sedação e padrão respiratório	

(continua)

TABELA 4.117 *(Continuação)* **FOSFATO DE CODEÍNA.**

Ações de enfermagem	
Cuidados gerais	**Monitoração dos efeitos colaterais**
• Não utilizar para tosses persistentes, como a causada por cigarro, asma ou enfisema	• Coletar dados no histórico de enfermagem sobre alterações intestinais prévias, estreitamento da uretra, hipertrofia prostática, insuficiência renal ou hepática, alterações neurológicas, como trauma, e aumento da pressão intracraniana • Atentar para interação medicamentosa, pois sua ação é diminuída quando associado à buprenorfina; pode apresentar reações adversas importantes se associado a inibidor da monoamina-oxidase • Antagonista: nalaxone • Orientar o paciente a não ingerir álcool ou medicamentos depressores do SNC, pelo risco de aumento da depressão respiratória

Controle de dosagem	
Adultos	**Crianças**

• Dose VO: 30 a 60 mg/dose 4 a 6 vezes/dia
• Dose IM: 15 a 30 mg a cada 2 ou 4 h
	• De 2 a 6 anos:
	  · Dose VO: 0,5 a 1 mg/kg/dose 4 a 6 vezes/dia
	• 6 anos ou mais:
	  · Dose VO: 5 a 10 mg/kg/dia 4 a 6 vezes/dia

Formas farmacêuticas	Nomes comerciais	
• Comprimidos (7,5 e 30 mg) • Comprimidos com paracetamol (500 mg + 7,5 ou 30 mg) • Solução injetável (15 mg/ml) • Solução oral (3 mg/ml)	• Tylex® • Codex® • Vicodil®	• Paco® • Codein® • Codaten®

 TABELA 4.118 MORFINA.

Mecanismo de ação	Indicações
• Analgésico opioide, agonista dos receptores μ • Exerce, primariamente, seus efeitos sobre o SNC e os órgãos com musculatura lisa • Atua como agonista interagindo com locais receptores estereoespecíficos e ligações saturadas no cérebro, na medula espinal e em outros tecidos, alterando processos que afetam tanto a percepção da dor quanto a resposta emocional a ela	• Dores de intensidades moderadas a graves de característica aguda ou crônica • Adjuvantes na anestesia

Efeitos colaterais		
• Palpitação • Hipotensão • Bradicardia • Retenção urinária • Anorexia • Tremores • Alterações visuais • Tontura • Cefaleia	• Sonolência • Sedação intensa (coma) • Náuseas • Vômitos • Boca seca • Constipação intestinal • Prurido • Depressão respiratória • Dispneia	• Euforia • Supressão da tosse • Miose • Redução da motilidade do trato digestivo • Liberação de histamina (broncoespasmo e hipotensão) • Supressão da tosse • Tolerância • Dependência

(continua)

TABELA 4.118 *(Continuação)* **MORFINA.**

Observações	
• Administração VO, IV, IM, SC e intratecal e peridural • Ampla distribuição no SNC • O efeito depressor respiratório associa-se à diminuição da sensibilidade do centro respiratório à PCO_2 • A supressão da tosse não tem mecanismo de ação bem explicado, mas, se houver substituição do grupo hidroxila fenólico na molécula, aumenta-se o efeito antitussígeno (p. ex., codeína) • A ocorrência de náuseas e vômitos decorre da estimulação da zona quimiorreceptora do gatilho (zona bulbar), onde estímulos químicos desencadeiam vômitos • A miose é gerada pela estimulação do núcleo oculomotor e intoxicação opioide provoca miose puntiforme	• A constipação intestinal ocorre pelo fato de sua ação aumentar o tônus e diminuir a motilidade no trato digesttivo (receptores μ e delta) • Provoca constrição do esfíncter biliar e da vesícula, motivo pelo qual não deve ser usada em casos de litíase biliar, pois aumenta a dor • Libera histamina dos mastócitos, causando urticária e prurido, broncoespasmo e hipotensão • A depressão respiratória é consequência da reduzida resposta do centro respiratório ao dióxido de carbono • A ocorrência de emese é resultado da estimulação direta do quimiorreceptor da zona do gatilho • Antagonista: naloxona

Ações de enfermagem	
Cuidados gerais	**Monitoração dos efeitos colaterais**
• Administrar IV com diluição em SF 0,9%, com volume para se obter a concentração de 0,1 a 1 mg/mℓ (solução decimal) • O medicamento pode mascarar ou piorar a dor na vesícula biliar • Aumentar a atenção do uso em idosos • Observar sinais de reação histamínica, que podem ser frequentes • Atentar para a contraindicação de uso durante a gestação, a lactação, no período neonatal e para pacientes asmáticos agudos • Administrar com restrição em pacientes com lesões cerebrais • Pode ser administrada vias peridural e intratecal, com solução isenta de conservantes • Administrar IV lentamente	• Orientar o paciente sobre os efeitos colaterais • Observar alterações de nível de consciência • Monitorar padrão respiratório (é comum aparecer broncoespasmo) • Incentivar ingestão de alimentos com fibras e líquido • Observar e comunicar os efeitos colaterais mais frequentes, como alterações neurológicas, cardiovasculares, respiratórias, gastrintestinais e dermatológicas • Mensurar PA e FC a cada 2 h • Orientar o paciente a aumentar a atenção nos movimentos que exijam equilíbrio • Atentar para possíveis interações medicamentosas, que aumentam o efeito sedativo, como o álcool e outros medicamentos depressores do SNC • Orientar o paciente sobre os riscos de dirigir veículos ou de executar tarefas que exijam atenção durante o tratamento • Antagonista: naloxona
Controle da dor	
• Aplicar a escala de avaliação de dor antes e após a administração do fármaco • Atentar para a redução da dor	

(continua)

TABELA 4.118 *(Continuação)* **MORFINA.**

Controle de dosagem	
Adultos	**Crianças**
• Dose IV: 2,5 a 1,5 mg lento (entre 4 e 5 min) • Dose VO: 10 a 30 mg/dose 6 ×/dia • Dose IM ou SL: 10 mg/70 kg • Dose retal: 10 a 20 mg cada 4 h	• Dose IV, IM e SC: 0,1 a 0,2 mg/kg/dose em intervalos de 2 a 4 h (*bolus*) • Dose IV infusão contínua: 20 mcg/kg/h • Dose VO: 0,3 a 0,6 mg/kg/dose
Formas farmacêuticas	**Nomes comerciais**
• Comprimido (10 a 30 mg) • Solução oral (10 mg/mℓ) • Cápsula (10 a 100 mg) • Solução injetável (0,2 e 10 mg/mℓ)	• Dimorf® • Dolo Moff® • Morfenil® • MST Continus®

Saiba mais em: Nascimento LA, Santos MR, Aroni P, Martins MB, Kreling MCGD. Manejo da dor e dificuldades relatadas pela equipe de enfermagem na administração de opioides. Revista Eletrônica de Enfermagem. 2011;4(13):714-20.
Krause LH. Aspectos práticos da prescrição de analgésicos na dor do câncer. Revista do Hospital Universitário Pedro Ernesto. 2012;11(2).

Protetores da mucosa gástrica (inibidores da secreção ácida)

O trato digestivo, cujas funções são a digestão e a absorção de alimentos, tem também função endócrina. Dispõe do sistema entérico, que constitui sua rede neuronal própria, cujo controle é feito por meio de mecanismos neuronais e humorais.

O ácido é secretado pelas células gástricas parietais por uma bomba de prótons chamada K+/H+ ATPase. Os principais estímulos que agem sobre essas células são:

- Gastrina: hormônio estimulador
- Acetilcolina: neurotransmissor estimulador
- Histamina: hormônio local estimulador
- Prostaglandinas E2 e I2: hormônios locais que inibem a secreção de ácido, estimulam a secreção de muco e de bicarbonato e dilatam os vasos sanguíneos da mucosa.

Os três secretagogos endógenos para ácido são a gastrina, a acetilcolina e a histamina. Desequilíbrios entre esses mecanismos secretores e protetores podem provocar esofagite, gastrite e úlcera. Além disso, infecções como a *Helicobacter pylori* podem ser geradoras desse processo.

A terapia para a diminuição da secreção de ácido é feita com antagonistas dos receptores H2 ou inibidores da bomba de prótons e/ou a neutralização do ácido secretado com antiácidos.

As Tabelas 4.119 e 4.120 apresentam os principais protetores da mucosa gástrica.

TABELA 4.119 CIMETIDINA, RANITIDINA.

Mecanismo de ação	Indicações
• Antagonistas competitivos dos receptores H2 de histamina	• Inibidoras da secreção de ácido gástrico • Úlcera péptica • Úlcera gástrica • Esofagite de refluxo
Efeitos colaterais	
• Diarreia • Tontura • Dores musculares • Alopecia • Rashes transitórios • Vertigem • Confusão mental • Hipergastrinemia • Ginecomastia em homens (cimetidina) • Diminuição da função sexual (rara)	• Inibição do citocromo P450 (retardam o metabolismo e potencializam a ação de vários fármacos) • Confusão mental em idosos • Bradicardia na infusão IV rápida • Trombocitopenia • Anemia aplásica • Neutropenia • Leucopenia • Aumento da creatinina • Hepatotoxicidade
Observações	
• Inibem a produção de ácido ao competirem reversivelmente com a histamina pela sua ligação aos receptores H2 na membrana basolateral das células parietais • Podem inibir a secreção de ácido induzida pela acetilcolina, pela histamina e pela gastrina • Diminuem também a secreção de ácido estimulada por alimentos • Levam ao fechamento de úlceras duodenais • Têm boa absorção VO, mas com apresentação injetável • Biodisponibilidade entre 60 e 80% • A posologia varia de acordo com a patologia que está sendo tratada • Afinidade pelos receptores androgênicos • A cimetidina potencializa a ação de anticoagulantes orais, de alguns anticonvulsivantes e de antidepressivos tricíclicos, pois inibe o citocromo P450. Isso, porém, não ocorre com a ranitidina	• O pico de concentração plasmática acontece entre 1 e 2 h • Duração de ação entre 4,5 e 7 h • A meia-vida de eliminação da cimetidina é de 2 a 3 h • Excreção renal • Atravessam a barreira placentária e passam para o leite materno • A ranitidina tem ação mais longa que a cimetidina • Têm baixa ligação proteica • O tratamento longo com ranitidina pode causar deficiência de vitamina B_{12} • Devem ser administradas com cautela em menores de 12 anos • Devem ter ajuste de dose na insuficiência renal e hepática
Ações de enfermagem	
Cuidados gerais	Monitoração dos efeitos colaterais
• Administrar IM em adultos, na região glútea, e em crianças, no vasto lateral (cimetidina dolorosa) • Diluir em SF 0,9% ou SG 5% solução injetável IV • Infundir lentamente (mínimo de 5 min) a solução IV direta • Infundir lentamente (de 15 a 20 min) a solução IV intermitente • Atentar para a fotossensibilidade do medicamento	• Orientar o paciente sobre os efeitos colaterais • Monitorar hemograma e creatinina • Atentar à bradicardia durante a infusão em *bolus* • Observar e registrar a ocorrência de prurido/queimação/dor no local da injeção e cefaleia • Atentar para interação medicamentosa: podem ter sua ação diminuída se associadas a antiácido e sucralfato; podem aumentar a ação de procainamida, sulfonilureia, varfarina, álcool, fenitoína, nifedipina e teofilina; podem diminuir a ação de cetoconazol e itraconazol; podem sofrer ou provocar aumento das reações adversas com depressores da medula óssea • Orientar o paciente a evitar fumar, consumir álcool, alimentos que irritem o aparelho digestivo, ácido acetilsalicílico e bebidas contendo cafeína • Monitorar função hepática em decorrência da toxicidade

(continua)

TABELA 4.119 (Continuação) CIMETIDINA, RANITIDINA.

Controle de dosagem	
Adultos	**Crianças**

• Ranitidina
  ∘ Dose VO: 150 a 300 mg 2 ×/dia
  ∘ Dose IM: de 50 mg a cada 6 ou 8 h
  ∘ Dose IV: 50 mg diluídos em 20 mℓ de solução IV, a cada 6 ou 8 h
• Cimetidina
  ∘ Dose VO: 200 a 600 mg/dose 4 ×/dia
  ∘ Doses IM e IV: 300 mg a cada 6 a 8 h
	• Ranitidina
	  ∘ Dose VO: 4 a 6 mg/kg/dia dividido entre 1 e 2 por 8 semanas
	  ∘ Dose IV: 2 a 4 mg/kg/dose 2 ×/dia (úlcera gástrica)
	  ∘ Dose IV: 2 a 8 mg/kg/dose 3 ×/dia (esofagite de refluxo)
	• Cimetidina
	  ∘ Doses VO, IM e IV: de 20 a 40 mg/kg/dia dividido por 4 doses

Formas farmacêuticas	**Nomes comerciais**

• Ranitidina:
  ∘ Comprimidos (150 e 300 mg)
  ∘ Comprimidos efervescentes (150 e 300 mg)
  ∘ Solução oral (75 mg/5 mℓ)
  ∘ Solução injetável (50 mg/2 mℓ)
• Cimetidina:
  ∘ Comprimidos (200, 400 e 800 mg)
  ∘ Solução oral (200 mg/5 mℓ)
  ∘ Solução injetável (300 mg/2 mℓ)
	• Ranitidina:
	  ∘ Antak®
	  ∘ Ranidin®
	  ∘ Raniclor®
	  ∘ Zillium®
	  ∘ Label®
	• Cimetidina:
	  ∘ Ulcimet®
	  ∘ Tagamet®
	  ∘ Cintidina®
	  ∘ Ulgastrin®
	  ∘ Ulcerase®
	  ∘ Cimetidan®
	  ∘ Stomet®

Saiba mais em: Anamarta SC. Manual de diluição de medicamentos injetáveis. Santa Maria: Hospital Universitário de Santa Maria; 2015.

 TABELA 4.120 OMEPRAZOL.

Mecanismo de ação	Indicações	Efeitos colaterais
• Inibidor irreversível da bomba de prótons (H^+/K^+ ATPase), que é responsável pela troca do K^+ por H^+ na formação do ácido clorídrico	• Úlcera péptica • Esofagite de refluxo • Síndrome de Zollinger-Ellison (causada por tumor secretor de gastrina) • Hipergastrinemia • Lesões gastrintestinais causadas por anti-inflamatórios não esteroidais • Dispepsias • Hiperacidez • No tratamento de erradicação do *H. pylori* em esquemas de terapia múltipla	• Cefaleia • Diarreia • *Rash* • Tontura • Flatulência • Sonolência • Confusão mental • Impotência • Ginecomastia • Dores musculares e articulares

(continua)

TABELA 4.120 *(Continuação)* OMEPRAZOL.

Observações	
• Promove redução da secreção gástrica basal e a estimulada por alimentos em 80 a 95% • É uma base fraca que se acumula nos canalículos da célula parietal, que é ambiente ácido, sendo então ativado • É um profármaco • Via de administração oral e injetável • Degrada-se em pH ácido, por isso sua apresentação é em cápsulas de revestimento entérico • Sofre absorção, passa para as células parietais e, só depois, para os canalículos • Meia-vida ao redor de 1 h • Biodisponibilidade entre 30 e 40% VO • Sofre metabolismo pré-sistêmico • A ligação proteica é de aproximadamente 95% • Uma dose pode afetar a secreção ácida por até 3 dias pelo acúmulo nos canalículos • Metabolismo hepático, com interação com o citocromo P450	• O uso deve ser cauteloso em hepatopatas e em gestantes • A supressão ácida pode alterar a flora bacteriana do trato gastrintestinal e levar a complicações, como má absorção, infecções entéricas e infecções fora do trato gastrintestinal • Deve ser administrado pelo menos 30 min antes das refeições porque há a necessidade de um pH ácido nos canalículos ácidos, fato que o alimento proporciona (produção de ácido) • Uso por longo prazo pode causar descalcificação óssea, aumentando o risco de osteoporose, osteopenia e fraturas ósseas • Pode afetar a absorção de ferro • Por conter açúcar, o uso em diabéticos deve ser acompanhado • Excreção renal • Incompatível com midazolam e vancomicina • Não é necessário ajuste na insuficiência renal • Se infusão contínua, diluir em SF ou SG 5%

Ações de enfermagem	
Cuidados gerais	**Monitoração dos efeitos colaterais**
• Orientar o paciente a engolir as cápsulas inteiras, 30 min antes das refeições • Utilizar diluente próprio na solução injetável • Infundir solução injetável entre 20 e 30 min • Orientar sobre a contraindicação de uso durante a amamentação	• Orientar o paciente sobre os efeitos colaterais • Atentar para a interação medicamentosa, podendo aumentar a ação do diazepam, fenitoína, anticoagulantes orais e varfarina • Monitorar o tempo de tratamento, pois períodos prolongados (> 8 semanas) de uso estão associados à alta incidência de tumores estomacais

Controle de dosagem	
Adultos	**Crianças**
• Dose VO: 20 mg/dia	• Dose VO: 20 mg/dia
Formas farmacêuticas	**Nomes comerciais**
• Cápsulas de liberação lenta (10, 20 e 40 mg) • Solução injetável (40 mg/10 mℓ)	• Losec® • Peprazol® • Victrix® • Gastrium® • Losaprol® • Omeprazim® • Losar® • Omeprazon®

Saiba mais em: Anamarta SC. Manual de diluição de medicamentos injetáveis. Santa Maria: Hospital Universitário de Santa Maria; 2015.
Menegassi VS, Czeczko LEA, Czeizko LSG, Ioshii SO, Pisani JC, Ramos Junior O. Prevalência de alterações proliferativas gástricas em pacientes com uso crônico de inibidores de bomba de prótons. Arquivo Brasileiro de Cirurgia Digestiva. 2010;(23):145-9.

Bibliografia

Amazonas. Secretaria Municipal de Saúde. Guia farmacoterapêutico. Manaus; 2013.

AME. Dicionário de Administração de Medicamentos na Enfermagem. 9. ed. Rio de Janeiro; 2013.

Brasil. Medicamentos genéricos, 2008. Disponível em: www.anvisa.gov.br. Acesso em: 17/11/2015.

Caetano N. Guia de remédios. 13. ed. São Paulo: Escala; 2016.

Craig CR, Stitzel RE. Farmacologia moderna. 6. ed. Rio de Janeiro: Guanabara Koogan; 2005.

Delucia R, Oliveira-Filho RM, Planeta CS, Gallaci M, Avellar MCW. Farmacologia integrada. 3. ed. Rio de Janeiro: Revinter; 2007.

Lira ACO de. Guia farmacêutico – medicamentos padronizados do Hospital Sírio Libanês. São Paulo: HSL; 2014.

McCloskey JC. Classificação das intervenções de enfermagem. 3. ed. Porto Alegre: Artmed; 2011.

Goodman LSG, Hardman JG, Limbird LE. As bases farmacológicas da terapêutica. 11. ed. Rio de Janeiro: McGraw-Hill; 2010.

Golan DE, Tashjian Jr AH, Armstrong EJ, Armstrong AW. Princípios de farmacologia: a base fisiopatológica da farmacoterapia. 2. ed. Rio de Janeiro: Guanabara Koogan; 2009.

Katzung BG. Farmacologia: básica & clínica. 9. ed. Rio de Janeiro: Guanabara Koogan; 2006.

Ministério da Saúde. Formulário terapêutico nacional. 2. ed. Brasília; 2010.

Penildon S. Farmacologia. 8. ed. Rio de Janeiro: Guanabara Koogan; 2010.

Rang HP, Dale MM. Farmacologia. 6. ed. Rio de Janeiro: Elsevier; 2007.

Santos L, Torriani MS, Barros E. Medicamentos de A a Z: enfermagem. Porto Alegre: Artmed; 2011.

Índice Alfabético

A

Acibioanclomax®, 128
Aciclomed®, 128
Aciclor®, 128
Aciclovan®, 128
Aciclovir, 127
Aciclovir®, 128
Aciveral®, 128
Acivirax®, 128
Actilyse®, 158
Actonel®, 163
Actos®, 183
Adalat®, 98
Adalex®, 98
Adenosina, 46
Aerodine®, 142
Aerojet®, 142
Aerolin ®, 170
Aerolin®, 142
Aglucose®, 178
Akineton®, 113
Albendazol, 52
Aldactone®, 146
Aldazida®, 146
Aldomet®, 100
Aldosterin®, 146
Aldotensin®, 100
Alenia®, 137
Alergaliv®, 106
Alfainterferona 2B®, 130
Alois®, 41
Alteplase, 157
Alvos farmacológicos, 24
Amantandina, 111
Amaryl®, 180
Amicacina, 53
Amicalin®, 54
Amicilion®, 54
Amicilon®, 54
Amikin®, 54
Amilopil®, 98
Aminofilina®, 140
Amlocor®, 98
Amloprax®, 98
Amoflux®, 56
Amoxacilina, 54
Amoxibron®, 56
Amoxidil®, 56
Amoxifar®, 56
Amoxil®, 56
Amoximed®, 56
Amoxina®, 56
Amoxi-Ped®, 56
Amoxipen®, 56
Amoxitan®, 56
Amox-sem®, 56
Ampicilina, 57
Amplamox®, 56
Amplictil ®, 121
Amplospec®, 64
Anangor®, 187
Anestésicos
- gerais, 27
-- inalatórios, 31
- locais, 33
Anforicin®, 59
Anfotericina B®, 59
Anfotericina, 58
Angimet®, 100
Angiolong®, 98
Anlo®, 98
Anlodipino, 97
Anlovasc®, 98
Ansetron®, 85
Ansiolíticos, 35
Antak®, 192
Anti-Alzheimer, 38
Antianginosos, 42
Antiarrítmicos, 45
Antibióticos, 52
Anticoagulantes, 80
Antieméticos, 84
Antiepilépticos, 88
Anti-hipertensivos, 97
Anti-histamínicos, 103
Antilipêmicos, 106
Antiparkinsonianos, 111

Antipsicóticos, 119
Antitensin®, 51
Antivirais, 126
Antivirax®, 128
Aradois®, 101
Arcabose, 178
Arecamin®
Aredia®, 163
Ares®, 139
Aricilina®, 75
Ariproxina®, 56
Asmaliv®, 142
Asmapen®, 140
Astro®, 60
Atens®, 99
Atorvastatina, 109
Atosibana, 166
Atrovent®, 139
Avandia®, 183
Aviral®, 128
Azactam®, 61
Azidromic®, 60
Azimix®, 60
Azinostill®, 60
Azitrax®, 60
Azitrix®, 60
Azitromicil®, 60
Azitromicina, 59
Azitron®, 60
Azitronax®, 60
Azitroxil®, 60
Aztreonam, 60

B

Bactocilin®, 72
Bactomax®, 78
Bactomicin®, 54
Balcor®, 98
Barbitron®, 94
Beclosol 250®, 134
Benzetacil®, 73
Berotec®, 136
Betaclav-BD®, 55
Biamotil®, 67
Bifosfonatos, 162
Biguanidas, 181
Biohulin N®, 175
Biohulin R®, 177
Biotransformação, 22
Bioteral®, 64
Biperineno, 112
Blauferon B®, 130
Brofentec®, 136
Bromazepam, 36
Bromifen®, 136
Bromocriptina, 113
Bromotec®, 136

Broncodilatadores
Brycanil®, 170
Budesonida, 133

C

Calcijex®, 164
Calcitriol, 163
Calzem®, 98
Camoxin®, 56
Capoten®, 99
Capotril®, 99
Captopril, 99
Carbamazepina, 88
Carbidopa + levodopa, 115
Carbital®, 94
Cardalin®, 98
Cardcor®, 173
Cardizem®, 98
Carmazin®, 90
Catoprol®, 99
Cedur Retard®, 109
Cedur®, 109
Cefalin®, 62
Cefalin®, 62
Cefalium®, 88
Cefalium®, 88
Cefalotil®, 62
Cefalotina, 61
Cefariston®, 62
Ceflen®, 62
Cefocsin®, 63
Cefoxitina, 62
Cefton®, 63
Ceftriax®, 64
Ceftriaxona, 64
Celitriaxon®, 64
Celovan®, 79
Cetamina, 28
Cetirizina, 105
Cetoconazol, 65
Cibramox®, 56
Ciclavix®, 128
Cicloviral®, 128
Ciflox®, 67
Cimetidan®, 192
Cimetidina, 191
Cincordil®, 43
Cinetol®, 113
Cinoflax®, 67
Cinoflax®, 67
Cintidina®, 192
Ciprobiot®, 67
Ciprocilin®, 67
Ciprodine®, 67
Ciprofar®, 67
Ciprofloxacin, 66
Ciprofloxil®, 67

Índice Alfabético

Ciprolip®, 109
Cirpoflonax®, 67
Citalor®, 110
Citrato de fentanila, 184
Citroplus®, 88
Citroplus®, 88
Clabiosin®, 68
Clamicin®, 68
Clarineo®, 68
Clariton®, 68
Claritromax®, 68
Claritromicina, 67
Clatorin®, 68
Clav-air®, 55
Clavoxil®, 55
Clavoxil-BID®, 55
Clavulin®, 55
Clavulin-BD®, 55
Clavulin-IV®, 55
Clenil F®, 134
Clexane®, 82
Clomenac®, 41
Clonazepam, 36
Clonidina, 100
Clorana®, 144
Clorana®, 144
Clordilon®, 144
Cloridrato de
- amiodarona, 48
- ondansetrona, 85
- procainamida, 50
- tramadol, 186
Clorizin®, 144
Clorpromaz®, 121
Clorpromazina, 119
Clortil®, 144
Clovir®, 128
Clozapina, 121
Codaten®, 188
Codein®, 188
Codex®, 188
Colestiramina, 107
Convulsan®, 90
Cordarex®, 98
Cordilat®, 98
Cordipina®, 98
Coronar®, 43
Cortalil®, 144
Corus®, 101
Coumadin® , 84
Cozaar®, 101
Crestor®, 110
Criproflan®, 67
Cristalpen®, 75
Cronomet®, 116
Cymevene®, 129

D

Dalmadorm®, 37
Dalteparina, 82
Danantizol®, 156
Dantalin®, 93
Daonil®, 180
Decan Haloper®, 123
Depakon®, 96
Depakote®, 96
Desalex®, 106
Diabinese®, 180
Diaformin®, 182
Diagrin®, 88
Diagrin®, 88
Diamicron®, 180
Diazepam, 36
Diazepam, 90
Difusão
- passiva
-- fármacos hidrossolúveis, 20
-- fármacos hidrossolúveis, 20
Digeplus®, 88
Digeplus®, 88
Digoxina, 172
Digoxina , 173
Dilacor®, 98
Dilacoron®, 98
Dilaflux®, 98
Diltiacor®, 98
Diltiazem, 97
Diltipress®, 98
Diltizen®, 98
Diltor®, 98
Dimefor®, 182
Dimenidrin®, 86
Dimenidrinato, 86
Dimorf®, 190
Dinitrato de isossorbida, 42
Dipinal®,98
Diprivan®, 31
Diureflux®, 144
Diuréticos tiazídicos, 143
Diurezin®, 144
Diurit®, 147
Diurix®, 144
Dobtan®, 149
Dobutal®, 149
Dobutamina, 148
Dobutil®, 149
Dobutrex®, 149
Dolo Moff®, 190
Donepezila, 38
Dopabane®, 150
Dopacris®, 150
Dopametil®, 100
Dopamina, 149
Dorless®, 187

Dormonid®, 37
Dramavit B6®, 86
Dramavit®, 86, 88
Dramin B6®, 86
Dramin®, 86
Drenalin®, 151
Drogesic®, 185
Ductomet®, 100
Ductovirax®, 128
Duzimicin®, 56

E

Ebix®, 41
Ecapril®, 99
Edhanol®, 94
Efeito terapêutico, 18
Efrinalin®, 151
Emebrid®, 86
Emetic®, 88
Emetrol®, 88
Emisgenta®, 54
EMS-Max®, 60
Enalapril, 99
Endronax®, 163
Enoxaparina, 82
Epelin®, 93
Epez®, 39
Epifrin®, 151
Epilenil®, 96
Epinefrina, 150
Epivir®, 131
Eránz®, 39
Ergometrina, 167
Ergotrate®, 168
Espironolactona, 145
Essen®, 88
Essen®, 88
Estac®, 88
Estreptoquinase, 158
Etildopanan®, 100
Etomidato, 29
Etosuximida, 91
Eupressin®, 99
Euthyrox®, 155
Evista®, 165
Exavir®, 128
Excreção de fármacos, 23
Exelon Patch®, 42
Exelon®, 42
Ezopen®, 128

F

Fármacos
- de ação na tireóide, 153
- fibrinolíticos, 157
- na doença óssea, 161
- vasoativos, 147

Farmacocinética, 18, 19
Farmacodinâmica, 18
Farmacoterapia, 17
Fauldpami®, 163
Faxiparina TX®, 82
Faxiparina®, 82
Fenergan®, 104
Fenitoína, 92
Fenitoina®, 93
Feniton®, 93
Fenobarbital, 93
Fenocris®, 94
Fenoterol, 135
Fenozen®, 136
Fentanest®, 185
Fentanil®, 185
Fibratos, 108
Filtração glomerular, 23
Flagyl®, 71
Flixotide®, 134
Floxen®, 67
Fluir®, 137
Flunitec®, 134
Fluticasona, 133
Fluxil®, 147
Foradil®, 137
Formare®, 137
Formulação farmacêutica, 17
Formoterol, 136
Forsteo®, 166
Forteo®, 166
Fosamax®, 163
Fosfato de codeína, 187
Fragmin®, 82
Frone®, 130
Frontal®, 37
Frutenzima®, 88
Frutenzima®, 88
Fungizon®, 59
Furosan®, 147
Furosemida, 146
Furosemin®, 147
Furosetron®, 147
Furozix®, 147

G

Gamacef®, 63
Ganciclotrat®, 129
Ganciclovir, 128
Ganvirax®, 129
Gardenal®, 94
Gastrium®, 193
Gastroxina B6®, 88
Gliben®, 180
Glibenclamida, 179
Glicamin®, 180
Glicocef®, 64

Índice Alfabético

Glicosídeos cardíacos
Glifage®, 182
Glinidas, 180
Glionil®, 180
Gliset®, 178
Glitazonas, 182
Glucobay®, 178
Glucoformin®, 182
Gluconorm®, 181

H

Haldol Decanoato®, 123
Haldol®, 123
Halo Decanoato®, 123
Halo®, 123
Haloper®, 123
Haloperidol, 122
Heimer®, 41
Helmizol®, 71
Hepamax®, 81
Heparina, 80
Herin®, 81
Herpesil®, 128
Hervirax®, 128
Hexal®, 106
Hibutan®, 149
Hidantal®, 93
Hidrofall®, 144
Hidroflux®, 144
Hidromed®, 144
Higroton®, 144
Hipernolol®, 5
Hipoglicemiantes
- injetáveis, 173
- orais, 177
Hipnóticos, 35
Hpvir®, 128
Humalin R®, 177
Humulin N®, 175
Hyfilina®, 140
Hypnomidate®, 29
Hypocaína®, 35
Hyponor®, 152

I

Incoril AP®, 98
Inderal®, 51
Inotropisa®, 150
Insulina
- bovina/suína NPH, 174
- glargina, 174
- humana recombinante NPH, 174
- lispro, 176
- regular
-- bovina/suína, 176
-- humana biossintética, 176
-- suína, 176
- suína NPH, 174

Insuman infusat®, 177
Insuman R®, 177
Interferon alfa, 129, 130
Iolin N®, 175
Iolin R®, 177
Iprabon®, 139
Ipraneo®, 139
Ipratrópio, 138
Isocord®, 43
Isordil®, 43

K

Karitril®, 68
Kefalotin®, 62
Keflin®
Kefox®, 63
Keftron®, 64
Ketamin®, 28
Klaricid®, 68

L

Label®, 192
Lábrea®, 39
Lamitor®, 95
Lamivudina, 131
Lamotrigina, 95
Lanoxin®, 173
Lanzacor®, 101
Lasilactona®, 146
Lasix®, 147
Leponex®, 122
Levodopadopa + benserazida, 115
Levoid®, 155
Levophed®, 152
Levotiroxina sódica, 153
Lexotan®, 37
Licilon®, 56
Lidocaína, 33
Lidoston®, 35
Lipanon®, 109
Lipidil®, 109
Lipitor®, 110
Lipless®, 109
Lipril®, 99
Liquemine®, 81
Lisinopril, 99
Longacilin®, 73
Longacilin®, 73
Longactil®, 121
Lopid®, 109
Loratadina, 105
Lorax®, 37
Lorsacor®, 101
Losacoron®, 101
Losaprol®, 193
Losar®, 193
Losartano, 101

Losartec®, 101
Losec®, 193
Lovastatina, 109

M

Mac-Azi®, 60
Maleato de dexclorfeniramina, 103
Mantidan®, 112
Marcoumar®, 84
Marevan®, 84
Medpress®, 100
Melovit®, 88
Memantina, 40
Meronem®, 69
Meropeném, 69
Metalyse®, 161
Metilbio®,100
Metilpress®, 100
Metilxantina, 139
Metoclopramida, 87, 88
Metronidazol, 70
Mevacor®, 110
Mevalotin®, 110
Midazolam, 36
Minidiab®, 180
Monocordil®, 43
Mononitrato de isossorbida, 42
Morfenil®, 190
Morfina, 188
MST Continus®, 190
Multigel®, 100
Multiprod®, 100

N

Nadroparina, 82
Nausedron®, 85
Nausicalm®, 86
Nausilon b6®, 86
Neo Digoxin®, 173
Neo fedipina®, 98
Neo Hidroclor®, 144
Neo Metrodazol®, 71
Neo Moxilin®, 56
Neoclodil®, 100
Neodrin®, 86
Neosemid®, 147
Neosulin R®, 177
Nicord®, 98
Nifadil®, 98
Nifedipina, 97
Nifedipress®, 98
Nifehexal®, 98
Nilperidol®, 185
Nipride®, 103
Nitradisc®, 45
Nitroderm®, 45
Nitroglicerina, 44

Nitroprus®, 103
Nitroprussiato de sódio, 102
Nizoral®, 66
Norepine®, 152
Norepinefrina, 152
Norvasc®, 98
Novamin®, 54
Novamox®, 55
Novatrex®, 60
Novoclin®, 56
Novolin N®, 175
Novolin R®, 177
Novonorm®, 181
Novoxil®, 56

O

Ocitocina, 168
Olcadil®, 37
Omeprazim®, 193
Omeprazol, 192
Omeprazon®, 193
Ontrax®, 85
Opioides
Oroxadin®, 109
Ostriol®, 164
Oxacil®, 72
Oxacilina, 71
Oxanon®, 72
Oxapen®, 72
Oxcord®, 98
Oxiton®, 169

P

Paco®, 188
Parkidopa®, 116
Parlodel®, 114
Pencil-B®, 73
Penicilina G
- benzatina, 72
- cristalina, 74
- potássica®, 75
Penretard®, 73
Penvicilin®, 56
Peprazol®, 193
Pinazan®, 122
Pinocitose, 21
Pioglit®, 183
Pioglitazona, 182
Piperacilina, 75
Pitocin®, 169
Plagex®, 88
Plasil enzimático®, 88
Plasil®, 88
Plasonil®, 88
Plavom®, 88
Polaramine®, 104
Policlavumoxil®, 55

Polimixina B®, 77
Polimixina, 76
Polimoxil®, 56
Pramipexol, 116
Pranolal®, 51
Pravacol®, 110
Pravastatina sódica, 109
Pressat®, 98
Pressomet®, 100
Pressotec®, 99
Prinivil®, 99
Prodopina®, 98
Prodoxacilina®, 72
Prodoxin®, 64
Prometazina, 103
Propark®, 113
Propofol, 30
Propoten®, 63
Propovan®, 31
Propranol®, 51
Propranolol Ayerst®, 51
Propranolol, 51
Protetores da mucosa gástrica, 190
Pulmocort®, 134
Pulmoflux®, 142
Puran T4®, 155

Q

Querok®, 124
Queropax®, 124
Questran Light®, 108
Quetiapina, 123
Quiflox®, 67

R

Raloxifeno®, 165
Raniclor®, 192
Ranidin®, 192
Ranitidina, 191
Reabsorção tubular passiva, 23
Rebaten LA®, 51
Renitec®, 99
Repaglinida, 180
Responsabilidade
- civil, 12
- ética, 9
- legal, 9
- penal, 13
Revimine®, 150
Revivan®, 150
Riasedross®, 163
Ribav®, 132
Ribavirin®, 132
Ribavirina, 132
Risperdal®, 125
Risperidon®, 125
Risperidona, 124

Rivastigmina, 41
Rivotril®, 37
Rocaltrol®, 164
Rocefin®, 64
Roferon A®, 130
Rohypnol®, 37
Rosiglitazona, 182
Rosuvastatina, 109
Roxflan®, 98
Roxflan®, 98

S

Salbutamol, 141
Salbutamol, 170
Salmeterol, 136
Secreção tubular ativa, 23
Selegilina, 117
Selegina®, 118
Sensitran®, 187
Serevent®, 137
Seroquel XRO®, 124
Seroquel®, 124
Sevoflurano, 32
Sevorane®, 33
Sifrol®, 117
Sigma-Clav BD®, 55
Sinemet®, 116
Sintozima®, 88
Sinvastatina, 109
Solustrep®, 160
Spiroctan®, 146
Staficilin-N®, 72
Stalevo®, 116
Starlix®, 181
Stomet®, 192
Streptase®, 160
Streptokin®, 160
Sulbacter®, 58
Sylador®, 187
Syntocinon®, 169
Syntroid®, 155

T

Tagamet®, 192
Tapazol®, 156
Targocid®, 78
Tazocin®, 76
Tazoxil®, 76
Tazpen®, 76
Tegretard®, 90
Tegretol®, 90
Tegrex®, 90
Tegrezin®, 90
Teicoplanina, 78
Telconin®, 78
Tenecteplase, 159
Tensidipin®, 98

Tensiliv®, 98
Tensioval®, 100
Tensodin®, 98
Teoston®, 140
Terburalina, 170
Terbutil®, 170
Terconazol®, 71
Teriparatida, 165
Terost®, 163
Tiamazol, 155
Tildomet®, 100
Timasen®, 187
Tiozolidinadionas, 182
Torlos®, 101
Trabilin®, 187
Tractocile®, 167
Tramadol®, 187
Tramal®, 187
Tramdon®, 187
Transporte
- ativo, 20
- facilitado, 20
Triaxton®, 64
Tridil®, 45
Trioxina®, 64
Tromix®, 60
Tylex®, 188

U

Ulcerase®, 192
Ulcimet®, 192
Ulgastrin®, 192
Unasyn®, 58
Uni Amox®, 56
Uni Vir®, 128

V

Vacoson®, 79
Valium®, 37
Valpakine®, 96
Valproato, 95
Vanclomin®, 79
Vancoabbott®, 79
Vancocid®, 79
Vancocin®, 79
Vancomicina, 79
Vanconorth®, 79

Vancotrat®, 79
Varfarina, 83
Vasomine®, 150
Vasopril®, 99
Vastigmina®, 42
Vaston®, 98
Velamox®, 56
Veracoron®, 98
Veramil®, 98
Verapamil, 97
Veraval®, 98
Vexel®, 43
Vicodil®, 188
Victrix®, 193
Virazole®, 132
Virotin®, 128
Viverdal®, 125
Vominil®, 88
Vomix®, 88
Vonau®, 85
Vonil®, 88
Vopax®, 88

X

Xilestesin®, 35
Xilocaína®, 35

Z

Zaarpres®, 101
Zarontin®, 91
Zentel®, 53
Zestril®, 99
Ziclovir®, 128
Zider®, 41
Ziledon®, 39
Zillium®, 192
Zitrac®, 60
Zitromax®, 60
Zitromil®, 60
Zocor®, 100
Zofran®, 85
Zolben®, 53
Zovirax®, 128
Zynvir®, 128